내 마음을 치유하는
# PT 에너지명상

# 내 마음을 치유하는 PT 에너지명상

발행일    2024년 5월 31일

지은이    남일회
펴낸이    손형국
펴낸곳    (주)북랩
편집인    선일영                          편집    김은수, 배진용, 김현아, 김다빈, 김부경
디자인    이현수, 김민하, 임진형, 안유경        제작    박기성, 구성우, 이창영, 배상진
마케팅    김회란, 박진관
출판등록   2004. 12. 1(제2012-000051호)
주소      서울특별시 금천구 가산디지털 1로 168, 우림라이온스밸리 B동 B113~115호, C동 B101호
홈페이지   www.book.co.kr
전화번호   (02)2026-5777                   팩스    (02)3159-9637

ISBN     979-11-7224-136-0 03510 (종이책)     979-11-7224-137-7 05510 (전자책)

---

**(주)북랩** 성공출판의 파트너

북랩 홈페이지와 패밀리 사이트에서 다양한 출판 솔루션을 만나 보세요!

**홈페이지** book.co.kr   •   **블로그** blog.naver.com/essaybook   •   **출판문의** book@book.co.kr

---

**작가 연락처 문의 ▸ ask.book.co.kr**

작가 연락처는 개인정보이므로 북랩에서 알려드릴 수 없습니다.

내 마음을 치유하는

# PT 에너지명상

나와 우주의 에너지로 마음을 치유하고 대행복을 찾아가다

남일희 지음

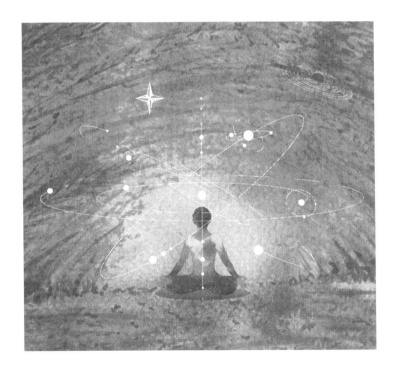

북랩

인류의 역사는 발전의 역사입니다. 이를 통해 인류는 찬란한 번영을 이룩할 수 있었습니다. 그리고 최근에는 디지털혁명의 시대에 접어들고 있습니다. 이는 인공지능(AI), 클라우드, 사물인터넷(IoT), 로봇기술, 가상현실, 자율주행차 등으로 대표됩니다. 그래서 이제는 상상하면 상상한 대로 이루어지는 상상력의 시대에 도달하고 있습니다. 최근에 발표된 '뉴럴링크'라는 말이 있습니다. 이는 인간의 뇌에 미세한 전극을 심어, 뇌에서 발생되는 전자기 신호를 컴퓨터로 보내는 것입니다. 그러면 컴퓨터는 사람이 인식한 영상을 시각화해서 이를 출력할 수 있도록 합니다.

이렇게 에너지인 전자기를 이용해서 사람의 마음을 읽을 수도 있으며, 이를 외부로 출력할 수도 있게 됩니다. 이것은 인간의 몸과 마음이 에너지로 이루어졌기 때문에 가능한 것입니다. 그래서 앞으로의 세상에서는 에너지의 활용이 무궁무진하게 이루어질 것이며, 이를 활용해서 인간의 심신도 치유할 수 있게 될 것입니다. 이것이 미래의학인 에너지의학이며, 양자의학입니다.

우리는 "우리의 몸과 마음이 내 명령을 따르지 않는다."라는 것을 잘 알고 있습니다. 또한 심신은 내 의지와는 상관없이 수시로 일어나고, 변하며, 사라진다는 것도 잘 알고 있습니다. 만약 몸과 마음의 주인이 나라면 "마음에는 괴로움이 일어나지 말아라!", "심신은 건강하게 영생하라!"라고, 명령을 내릴 것입니다. 그러면 심신은 이를 수행해야 합니다. 그러나 병들고, 죽게 되며, 괴로움이 일어나는 것을 우리 마음대로 조정할 수는 없습니다. 그것이 인간으로 태어난 우리의 운명이기 때문입니다. 그래서 인류는 괴로움에서 벗어나고, 마음에 행복을 얻기 위해 수없이 많은 마음치유 방법들을 계발해왔습니다.

그러나 이렇게 마음치유 방법이 많다는 것은 그만큼 마음치유가 어려우며, 모든 이에게 단박에 효용이 있는 마음치유 방법이 없다는 말이기도 합니다. 그래서 오랜 기간에 걸쳐 검증되고, 효과가 있는 마음치유 방법이 좋은 것입니다. 그래서 본서에서는 마음챙김 명상의 유사 이래로 2,600여 년의 세월을 거치면서 수많은 명상자들로부터 검증된 마음치유 방법인 차크라명상과 위빠사나 통찰명상 방법 등을 활용합니다. 그리고 여기에 현대적인 양자의학과 에너지의학에서 다루는 양자에너지 개념과 실용적인 방법 등을 적용합니다. 이는 물리학의 공간 개념을 넘어서는 것이며, 양자물리학의 시공간 개념을 응용하는 것입니다.

우리가 살고 있는 우주는 생명에너지로 가득 차 있습니다. 인간은 이런 생명에너지로부터 탄생되었으며, 이의 원활한 순환을 통해 건강한 삶을 이어갈 수 있었습니다. 그러니 심신을 형성하고 있는 생체에너지의 순환이 원활하게 유지될 수 있도록 해야 합니다. 그래야 인간은 건강한 삶을 유지할 수 있습니다.

이처럼 최근에는 과학의 발전과 더불어 의학에서도 에너지의 활용에 대한 연구가 활발하게 진행되고 있습니다. 이를 통해 우주의 생명에너지와 심신의 생체에너지에 대한 중요성이 대두되고 있습니다. 그래서 마음의 안정과 평온을 유지하며, 괴로움에서 벗어나 행복한 삶을 유지하기 위해서는 심신의 에너지를 활용할 줄 알아야 합니다. 그리고 지금 이 순간 당신이 괴로움에서 벗어나길 바라며, 행복한 삶을 원한다면 에너지명상을 해야 합니다. 그리고 본서는 에너지를 활용해서 트라우마와 괴로움을 치유하는 자기 마음치유 계발서의 성격도 띠고 있습니다.

PT 에너지명상의 약칭인 PTEM은 'Powerful Technic Energy Meditation'의 약자입니다. 이는 역사적으로 정통하며, 기술적이고, 전문적이며, 과학적이고, 숙련된 기술들을 활용하는 에너지명상을 말합니다. 그래서 이를 '파워풀한 기술의 에너지명상'이라 합니다. 이를 통해 심신은 힘을 얻을 수 있게 될 것이며, 심신의 자연치유력은 활성화될 것입니다. 그러면 우리는 능히 세상의 괴로움을 이겨낼 수 있게 되며, 세상의 일원으로 당당하고 행복하게 살아갈 수 있을 것입니다.

끝으로 이 책을 집필하는 데 있어 끝까지 용기를 잃지 않도록 지도해주신 정준영 교수님께 감사의 인사를 올립니다. 그리고 아짠진용빤냐와로마하테로 삼장법사 스님, 우 소다나 스님, 홍정수 신부님, 안성오 교무님, 경북대의 임승택 교수님, 능인대의 백도수 교수님, 동국대의 이필원 교수님의 지도와 격려에도 감사를 드립니다. 그리고 선처에 계실 아버님과 어머님께 사랑한다는 말 전해주고 싶습니다. 특히 자애(慈愛)하는 향숙과 가형,

주형에게도 고맙고 사랑한다는 말 전합니다. 끝으로 부족한 점이 많음에도 불구하고 출판에 응해주신 북랩 관계자분들께 감사의 인사를 올립니다.

2024년 5월
남일희

## 제2장 ── 괴로운 마음

## 제3장 —— 마음의 치유

# II
# 에너지의 활용

# III
# PT 에너지명상의 실천

I

마음의
성장과 치유

인간의 심신은 초년기, 청소년기, 중년기, 장년기, 노년기를 거치면서 생·노·병·사하는 삶을 살고 있습니다. 특히 인생의 초년기에 형성된 인간의 마음은 인생의 나머지 기간에 중요한 영향을 미치게 됩니다. 그러니 인생의 초년기에 마음이 올바르게 형성될 수 있도록 마음을 잘 가꾸어놓아야 합니다. 그러나 인간의 마음에는 즐거운 종자만 들어 있는 것이 아닙니다. 여기에는 괴로움의 종자들도 들어 있습니다. 그래서 삶이 즐겁다가도 괴로울 수 있는 것이 인간의 마음입니다.

현시대의 의료기술은 심신의 치유를 위해 발전을 이어오고 있습니다. 그래서 인간이 겪고 있는 몸의 질병은 상당 부분 의료적인 수술로 치료할 수 있게 되었습니다. 그러나 마음에서 일어나는 괴로움은 의료적인 수술로 치료할 수 없었습니다. 그것은 괴로움의 원인을 만드는 것은 자신의 마음이며, 이로 인해 괴로움을 받는 것도 자신의 마음이기 때문입니다. 그래서 외부의 도움을 받을 수는 있지만 마음의 근본적인 치유는 자신이 직접 해야 합니다. 그러니 마음의 괴로움을 치유하기 위해서는 마음을 치유할 수 있는 방법을 배우고 익히며, 이를 활용할 줄 알아야 합니다. 그리고 이를 위해서는 우선 마음에 대해 알아야 합니다. 그래서 I부에서는 이렇게 성장하고, 치유되는 마음에 대해 살펴보도록 하겠습니다.

# 제1장

# 마음의 성장

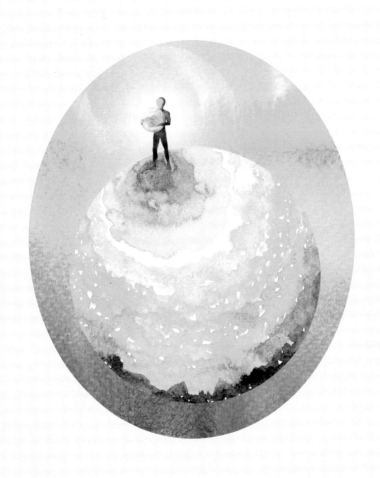

\*

    인간의 마음은 진화의 과정을 거치면서 하나의 완전체를 형성할 수 있었습니다. 그러나 마음에 탐·진·치의 장막이 형성되고, 이를 통해 마음에 있는 행복의 빛이 가려지게 되자, 마음에 괴로움이 자리잡게 됩니다. 그래서 인간의 마음은 괴로움과 마음치유를 반복하면서 성장을 이룩해왔습니다. 이를 통해 인간은 지구상에 있는 수많은 장애들과 싸워서 생존을 유지할 수 있었으며, 현시대의 번영을 이룩할 수도 있었습니다.

    이렇게 인간의 탄생이 운명이었다면 괴로움을 이겨내면서 번영을 이룩하고, 이를 유지해야 하는 것은 인간의 숙명이었습니다. 그러나 현시대에 들어서자 인간이 감당해내야 할 괴로움의 종류와 크기가 점차 다양해지고, 복잡해졌습니다. 그래서 본 장에서는 이렇게 다양성을 띠고 있는 인간의 마음에 대해 살펴보겠습니다. 그리고 이를 통해 마음을 치유하고, 괴로움에서 벗어날 수 있는 방법들을 제시해보고자 합니다.

# 1

# 인류가 탄생하며,
# 마음이 형성됩니다

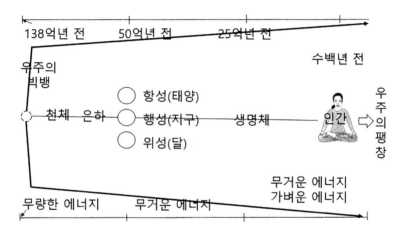

"우주는 어떻게 탄생되었나요?" 여기에는 여러 가지 가설이 있을 수 있습니다. 이 중에 하나가 빅뱅이론입니다. 이는 무량한 에너지를 가진 고도의 에너지가 급작스럽게 팽창하면서 우주가 탄생됐다는 것입니다. 이런 우주의 탄생은 지금으로부터 약 138억 년 전입니다. 이로부터 우주물질이 탄생되고, 은하와 항성이 형성됩니다. 그리고 약 50억 년 전에 지구가 탄생합니다.

이런 과정을 거치면서 무거운 에너지는 물질이 되고, 가벼운 에너지는 정신을 형성하게 됐습니다. 그리고 이런 물질에너지와 정신에너지의 무더기들이 화합하면서 우주에 생명체가 나타나기 시작합니다. 그리고 지금으로부터 약 25억 년 전에 지구상에 최초의 생명체가 출현하게 됩니다. 이후에 수많은 진화의 과정을 거치면서 인간이 탄생했으며, 이것이 불과 지금으로부터 수백만 년 전의 일입니다. 그래서 우주에 빅뱅이 없었다면, 그리고 지구가 태양계에 위치하지 않았다면 현재의 인류는 지금과는 전혀 다른 몸과 마음을 형성했을 것입니다.

이처럼 인간은 우주의 생명에너지인 초양자포텐셜이 화합하면서 형성된 우주의 결과물입니다. 이후에도 인간은 우주와 끊임없이 생명에너지를 주고받고 교감하면서 변화와 진화를 거듭하게 됩니다. 그리고 현재에 이르게 됩니다. 이렇게 존재의 삶을 유지하기 위해 진화의 과정을 가치면서 형성된 것이 인간입니다. 그리고 현재의 인간을 구성하고 있는 것은 몸과 마음, 그리고 이들을 연결시키는 마음작용입니다. 여기서 마음작용은 느낌·인식·생각(수·상·사)들을 말합니다. 그래서 우리는 마음작용을 통해 몸과 마음이 한 일을 인지하면서 지구인으로서의 삶을 이어가고 있습니다. 그것이 인간의 삶입니다.

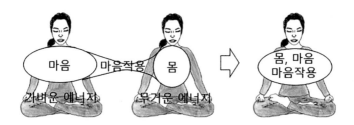

이처럼 우주의 무거운 에너지는 몸이 됐으며, 가벼운 에너지

는 마음이 되었고, 중간 에너지는 마음작용을 형성했습니다. 그리고 인간은 우주의 생명에너지를 받아들이고, 이를 순환시키면서 생명을 이어갈 수 있었습니다. 이를 통해 인간의 자연치유력은 향상되었으며, 인간은 하나의 완전체를 형성하게 됩니다. 이렇게 우주에서 하나의 완전체를 형성하게 된 인간이기에 우리들 각자는 소중하고, 존귀한 존재들입니다. 그러니 이렇게 소중한 나를 인정하며, 소중한 삶을 살아나갈 수 있어야 합니다.

# 2
## 어린 시절 만들어진
## 트라우마 기억이 있습니다

사람에게는 누구나 어린 시절 겪었던 수많은 기억들이 있습니다. 여기에는 즐거운 기억도 있고, 슬픈 기억도 있습니다. 그런데 어린 시절 겪었던 슬프고, 무섭고, 두려운 기억들은 기억의 창고에 트라우마로 저장됩니다. 그리고 이런 기억들은 내가 이후 하는 행동에 부정적인 영향을 미치게 됩니다.

특히 어린 시절 겪은, 충격적인 '트라우마 기억'은 이후의 행동에 커다란 영향을 미칩니다. 그래서 어린 시절에 했던 아이의 행동에 부모가 어떤 행동을 했느냐에 따라 아이의 향후 인생이 달라질 것입니다. 만약 아이가 우유를 흘렸을 때 부모가 인상을 찌푸렸다면 아이는 무엇가를 흘리는 것에 대해 상당히 부정적인 기억을 갖게 됩니다. 그래서 이런 부정적인 기억은 무언가를 흘릴 때마다 그를 이유 없이 불안하고 초조하게 만듭니다. 그러나 같은 상황에서도 부모가 다정하고 사랑스럽게 대했다면 그는 마음에 사랑과 행복이 충만한 삶을 살게 됩니다.

그런데 우리의 기억에는 3가지 패턴이 있습니다. '전생과 부모로부터 유전된 기억'이 있으며, '언어와 논리적 사고 이전의 기억'이 있고, '언어와 논리적 사고 이후의 기억'이 있습니다. 이런 기억 중에서 심신에 커다란 충격을 주는 것은 언어와 논리적 사고 이전에 형성된 '트라우마 기억'입니다. 이런 기억들은 논리적인 생각을 뛰어넘어 심신에 충격적인 반응을 일으킵니다. 이렇게 언어와 논리적 사고 이전에 갖게 되는 '트라우마 기억'은 통상 6살 전후로 형성됩니다.

이렇게 6세 전후에 형성된 충격적인 '트라우마 기억'은 인생에 대한 부정적인 믿음을 형성하게 하며, 나머지 인생인 90년의 기간에 걸쳐 마음에 부정적인 영향을 미치게 됩니다. 이것이 '트라우마 믿음'입니다. 그래서 당신이 무언가 중요한 행동을 하려 할 때마다 이는 당신의 행동에 부정적인 영향을 미칠 것입니다. 그러니 당신이 현재 하려는 행동이 부정적이라면 이는 현재에 있는 당신의 잘못이 아닙니다. 이는 과거에 형성된 부정적인 '트라우마 믿음'에 의해 발생된 것입니다.

저는 어렸을 때 소문난 개구쟁이였습니다. 제가 5살 무렵에 아버지가 운영하시는 세탁소의 세탁용으로 탁자 위의 술병에 휘발성 세탁제를 넣어두셨습니다. 그런데 집 안에서 아버지를 비롯한 어른들이 자주 모여 소주병에 있는 소주를 마시며 즐거워하는 모습을 보게 됩니다. 어린 마음에 '저것은 좋은 것이구나.', '얼마나 좋으면 저렇게 즐거워할까?'라는 생각을 합니다.

그리고 어느 날 소주병이 세탁소의 탁자 위에 있는 것을 보게 됩니다. 주위에 아무도 없는 것을 확인하고는 나는 즐거워지려는 마음에 앞뒤를 가리지 않고 휘발성 세탁제가 든 술병을 냅다 들이킵니다. 그리고는 이내 졸도하고 말았습니다.

나는 죽을 듯한 고통과 함께 며칠을 사경 속에서 헤매다가 다시 살아났습니다. 그리고 부모님에게 많이 혼났습니다. 그 뒤로는 술병에 대한 트라우마가 생겼습니다. 그리고 술 마시는 사람들을 극히 싫어하게 되는 마음을 갖게 됩니다. '술병은 죽음이고, 두려움이야!' 이것은 술병에 대한 나의 '트라우마 믿음'입니다. 이렇게 술병을 바라보는 나의 오류의 믿음은 두려움, 고통, 죽음으로 다가왔습니다. 이것이 어린 시절 만들어진, 술병에 대한 나의 '트라우마 믿음'입니다.

그리고 이런 '트라우마 믿음'은 이후에 이와 관련된 행동을 하려 할 때마다 나타나서는 나의 행동에 간섭합니다. 그런데 이것은 오류이며, 부정적인 믿음의 행동입니다. 그래서 이로 인해 하게 되는 행동은 삶을 힘들게 합니다. 이외에도 우리가 어렸을 때 마음속으로 하는, 비극적이며 좋지 않은 트라우마에는 '트라우마 믿음'을 통해 이어지는 '트라우마 서약'이 있습니다.

이에는 "나는 몸이 약해서 할 수 있는 일이 없어!", "나는 운이 나빠서 하는 일마다 실패할 거야!", "나는 못나서 다른 사람들이 나를 싫어할 거야!", "내가 완벽하지 못하면 다른 사람들이 나를 싫어할 거야!" 등이 있습니다. 이것은 자신이 자신을 옥죄게 하는 '트라우마 서약'입니다. 그런데 어린 시절의 나는 자신의 상황을 비관하며, 이와 같은 부정적인 서약을 많이 했습니다. 그리고 이들을 마음속에 차곡하게 저장했습니다. 그러면 이런 부정적인 서약들은 내가 무슨 행동을 하려 할 때마다 사사건건 마음에서 일어나서는 나의 행동에 태클을 걸며, 나에게 부정적인 마음을 갖도록 합니다. 그리고 "역시 너는 안돼!", "그럴 줄 알았어!"라고 하며, 나를 조롱하듯 비웃습니다.

이와 같이 인간의 마음에는 어린 시절 만들어진 '트라우마 기억'이 있습니다. 이는 '트라우마 믿음'과 '트라우마 서약'으로 이어지며, 우리의 인생을 힘들게 합니다. 그러니 마음을 따뜻하게 비춰주는 에너지명상을 통해 이들을 풀어낼 수 있어야 합니다.

# 3
# 트라우마 기억은
# 다른 어떤 기억보다 강력합니다

부모로부터 받은 학대, 친구로부터 받은 멸시, 선생님으로부터 받은 무시, 주위의 지인들로부터 받은 충격적인 언행 등은 마음속 깊은 곳에 트라우마를 형성하게 합니다. 그러면 이를 통해 트라우마를 겪고 있는 내면아이가 마음속에 만들어지게 됩니다. 그는 마음에 상처가 많은 나약한 어린아이이며, 마음속 깊은 곳의 어두운 곳에서 초라하게 숨죽이고 슬퍼하면서 쭈그리고 앉아 훌쩍이고 있는 불쌍한 아이입니다. 그는 평상시에는 모습을 드러내지 않고 있다가, 자신이 겪었던 상황과 비슷한 상황이 오면 슬그머니 나타나서는 현재의 삶에 어두운 장막을 드리우며, 슬퍼하면서 마음을 괴로움 속으로 빠트립니다.

그래서 어릴 때 천둥과 번개를 동반한 장마로 인해 집 안의 풍비박산을 겪었던 두려운 기억은 나에게 비에 대한 두려움을 평생 갖게 했습니다. 그리고 나도 모르는 사이에 물을 싫어하게 되고, 그때 주변에서 나를 조롱했던 사람들을 싫어하게 되었습니다. 그리고 이는 사회로부터 나를 고립시켰습니다. 이렇게 어린 시절에 겪었던 내면아이의 '트라우마 기억'은 과거의 기억인데도 현재를 지배했습니다. 그리고 이는 마음에 괴로움의 스위치를 작동시키면서 사람들을 두려워하게 만들고, 대인기피증과 공황장애를 일으키게 하면서 두려움과 공포 속으로 나를 밀어넣었습니다. 이를 통해 나는 힘든 나날을 보내야 했습니다.

그러나 '천둥, 번개, 장마를 두려워하는 것이 그토록 죄악이고, 못난 행동이며, 비난받을 만한 잘못이었는지?' 이처럼 이해되지는 않았지만 이런 조롱은 나에게 사람들을 두려워하게 만드는 오류의 기억을 갖게 했습니다.

또한 '트라우마 기억'은 합리적인 사고를 건너뛰게 하고, 상황에 즉흥적이며 충동적으로 반응하게 합니다. 그래서 이것이 생성될 때 주변에 푸른색 옷과 표지판이 있었습니다. 그래서 하루 중에서 푸른색을 볼 때마다 나는 알 수 없는 공포, 불안, 우울 등에 휩싸였습니다. 그런데 이런 '트라우마 기억'은 치유하기가 쉽지 않았습니다. 이는 언어와 논리적 사고 이전에 형성된 기억이기 때문입니다. 그래서 이런 기억은 치유받는 것을 무의식적으로 두려워했습니다. 나는 당시의 집안 분위기를 떠올리는 것이 두려웠으며, 이를 마음 밖으로 끄집어내는 것이 너무 무서웠습니다. 그것은 당시의 무섭고 두려운 감정으로 들어가는 것이 나의 생존에 도움이 되지 않는다며 무의식이 꾸준하게 나를 압박하고 거기에서 벗어나는 것을 막았기 때문입니다. 이렇게 '트라우마 기억'은 나의 인생을 통제하며, 어둡고 두려운 장막 속에 나를 가두고, 그곳에서 벗어나지 못하게 했습니다.

그리고 이는 마음에 '트라우마 믿음'을 저장하게 했습니다. 그것은 "천둥은 두려움, 고통, 죽음이야.", "내가 문제야.", "나는 못났어."라는 등의 오류의 믿음을 마음에 저장하게 했습니다. 그리고 이는 일생을 건 '트라우마 서약'으로 이어졌습니다. 그것은 "나는 물속에는 절대로 들어가지 않을 거야.", "사람들이 있는 장소에는 절대 가지 않을 거야."라며, 자신을 사회로부터 고립시키도록 했습니다. 그리고 이는 더 나아가 자신을 비난하는 '트라우마 서약'으로까지 확대됩니다. 그것은 "나는 사랑받지 못해!", "사람들은 나를 좋아하지 않을 거야!", "나는 언제나 실패할 거야!"입니다. 그러면서 마음에 대인공포증과 공황장애를 만들고, 키우게 합니다. 이렇게 '트라우마 서약'은 인생을 괴로움 속에서 외롭게 살도록 했습니다. 이와 같이 '트라우마 기억'은 오류인 '트라우마 믿음'과 '트라우마 서약'으로 이어지며, 마음속 깊은 곳에 괴로움의 종자를 저장했습니다. 그래서 나에게서 트라우마를 치유하는 것은 쉽지 않았습니다.

그래도 나는 이를 치유하고 싶었습니다. 그리고 세상의 일원이 되어 떳떳하고, 당당하게 살아가고 싶은 마음이 간절했습니다. 그래서 이의 치유를 위해 수많은 마음치유 계발을 경험하기도 했습니다. 그러나 마음속에 있는 트라우마를 억지로 치유하려고 하면 이는 오히려 극도의 불안과 두려움으로 변질됐습니다. 그래서 이들이 긍정적으로 바뀔 수 있도록 따뜻한 에너지를 내면아이에게 보내주는 '에너지명상'을 하게 됩니다.

이렇게 내면아이가 갖고 있는 트라우마와 괴로운 감정들을 치유해줄 수 있는 사람은 이 세상에 자기 자신밖에 없습니다. 그러니 얼어붙어 있는 그에게 따뜻한 마음의 에너지를 보내주며, 당신이 이제라도 직접 따뜻한 말로 얼어 있는 그의 마음을 풀어줘야 합니다. 그래서 "그것은 너의 잘못이 아니며, 네가 잘못한 것은 없다."라는 것을 알게 해줘야 합니다.

이렇게 나는 에너지명상을 통해 따뜻한 에너지로 마음을 따뜻하게 녹여줬습니다. 그러자 내 마음의 트라우마가 치유되기 시작했습니다. 그리고 나를 용서하고, 타인을 용서할 수 있게 되며, 평온한 마음을 갖게 됐습니다. 이제는 마음에서 분노, 적개심, 고통, 원한들이 사라지는 것을 느낍니다. 그리고 공황장애와 대인기피증이 사라지며, 나의 행동은 세상에 당당해지고, 인생의 주인공으로 살아갈 수 있게 됐습니다.

이처럼 '트라우마 기억'은 다른 어떤 기억보다 강력하게 마음을 통제합니다. 그러니 에너지명상을 통해 따뜻한 에너지를 마음에 보내주며, 마음에 있는 괴로움을 치유해줘야 합니다.

# 4
# 마음에는
# 특유의 속성이 있습니다

인간의 탄생은 몸이라는 육체와 마음이라는 정신의 화합으로부터 이루어졌습니다. 그러나 인류의 탄생 초기에 형성된 인간의 심신은 주변의 사납고 무서운 존재들과 대적하며 생존을 이어가기에는 무척 미약했습니다. 그래서 인간은 살아남기 위해 심신의 진화를 선택합니다. 이렇게 인간의 진화는 자연의 산물을 넘어서는, 생존을 위한 필연적인 선택이었습니다. 이를 통해 인간의 마음은 특유의 속성을 갖게 됐습니다.

우선 인간이 갖고 있는 가장 중요한 마음의 속성 중의 하나가 '생존본능'입니다. 인간은 수많은 생을 거치면서 마음의 최우선 목표를 생존에 두었습니다. 그래서 마음은 다른 어떤 속성보다도 생존을 최우선시합니다. 이를 위해 마음은 선한 마음뿐만이 아니라 탐·진·치도 받아들이고, 불안, 초조, 우울 등의 괴로운 감정들도 마음으로 받아들였습니다. 마음은 이들이 인간의 생존에 필요하다고 보았기 때문입니다. 그러나 현대사회가 다양화하고 복잡해지자, 이제는 이들이 머리를 돌려 인간의 생존을 위협하는 가장 큰 위험 요소가 되고 있습니다. 그러니 이를 바르게 알고, 선한 마음을 받아들이며, 괴로움에서 벗어나고, 평온하고 행복한 삶을 유지할 수 있도록 해야 합니다.

두 번째로, 마음은 수시로 변한다는 것입니다. 그래서 현재 일어난 마음이 영원히 지속되는 것은 아닙니다. 이를 알아보기 위해 우리 주변에서 일어나는 복권 당첨자들을 조사해보았습니다. 이들은 초기에는 다른 사람들보다 훨씬 행복하다고 느낍니다. 그러나 1년이 지나면 이들의 마음은 당첨 전의 마음으로 되돌아갑니다. 이들에게 당첨된 마음은 이미 지나간 과거입니다. 그래서 다시 분노하고, 슬퍼하면서 삶을 살아나가고 있습니다.

다음으로, 사고로 손가락이 불구가 된 사람들을 조사해보았습니다. 이들은 사고 초기에는 자신들이 불행하다고 느끼며 슬퍼합니다. 그러나 이들도 1년이 지나면 사고 이전의 마음으로 되돌아갑니다. 그래서 다시 즐거워하고 기뻐하면서 삶을 살아나가고 있습니다. 이렇게 이들이 행복하거나 불행하다고 느꼈던 마음들은 영원히 지속되는 마음들이 아닙니다. 이들은 시간이 지나면 변하고, 사라지며, 마음에는 다른 마음들이 들어서고, 나타납니다. 이렇듯 한번 일어난 마음이 영원히 지속되는 것은 아닙니다. 그래서 인간은 괴로움 속에서도 다시 기쁨과 행복을 만들어가며, 삶을 이어가고, 유지할 수 있는 것입니다.

세 번째로, 우리의 행동은 무의식의 통제를 받습니다. 우리의 마음은 표면의식과 무의식으로 나누어집니다. 표면의식은 겉으로 드러나는 마음이며, 무의식은 마음속 깊은 곳에 저장되어 있는 마음입니다. 그래서 표면의식이 하는 일은 인식할 수 있지만 무의식이 하는 일은 인식할 수 없습니다. 그런데 무의식의 힘이 표면의식의 힘보다는 수백만 배나 훨씬 강합니다. 그래서 우리는 눈·귀·코·혀·몸·정신을 통해 표면의식이 행동한다고 생각하지만 이는 이미 무의식의 통제를 받고 있는 행동입니다.

이렇게 우리의 선택은 무의식의 영향권 아래에 있으며, 무의식의 통제를 받고 있습니다. 그리고 무의식은 내가 인식하지 못하는 부분까지도 나에 대한 모든 것들을 속속들이 알고 있습니다. 그러니 내가 진정으로 원하는 것이 있다면 무의식에게 전달해서 무의식이 이를 수용할 수 있도록 해야 합니다.

네 번째로, 마음은 내가 어떤 행동을 계속하면 그쪽으로 마음의 길을 낸다는 것입니다. 그래서 몇 번이고, 그쪽으로 마음의 길을 내면 표면의식의 길이 바뀌고, 무의식의 길이 바뀝니다. 그러면 이렇게 형성된 마음의 길로 특별한 의도가 없어도 마음은 무의식적이며, 자동적으로 그것을 행하게 됩니다. 이렇게 우리의 표면의식과 무의식은 마음의 길이 난 쪽으로 자동적, 무의식적으로 행동을 하며 삶을 이어나가고 있습니다.

다섯 번째로, 마음의 가장 일반적인 임무 중의 하나는 내외부 대상에 대해 마음이 일어나며, 반응하는 것입니다. 이는 마음의 가장 기본적인 속성 중의 하나입니다. 그래서 마음은 1초에도 1,200번 이상 대상을 향해 마음을 일으키게 됩니다. 이렇게 무수히 많은 마음들이 무의식과 표면의식에 대기하고 있다가, 자기가 나올 차례가 되면 인식의 공간으로 나오게 되며, 그러면 표면의식은 이를 통해 행동을 하게 됩니다. 그러니 마음에는 선한 마음을 많이 심어놓아야 합니다. 그래야 그 길을 따라 선한 마음이 무의식적으로 자동으로 일어날 수 있습니다.

이처럼 우리가 마음을 치유하고 행복을 얻기 위해서는 이런 마음의 특유한 속성을 알고, 이를 활용할 줄 알아야 합니다. 그리고 이를 바탕으로 해서 평온하고, 행복한 삶이 되도록 에너지 명상을 할 수 있어야 합니다.

# 5
# 마음을 연결하는
# 연결통로가 있습니다

마음을 치유하기 위해서는 우선 마음의 문을 열어야 합니다. 그리고 그곳에 있는 부정적인 기억들을 행복한 기억들로 바꿔야 합니다. 그런데 이를 위해서는 우선 '마음의 문이 어디에 있는지?', 그리고 '어느 문을 열고 들어가야 하는지?'를 알 수 있어야 합니다. 그래야 마음의 문을 열고, 잘 들어설 수 있습니다.

우리의 마음에는 외부 대상과 마음, 그리고 표면의식과 무의식을 연결하는 마음의 연결통로가 있습니다. 그런데 이런 마음의 연결통로는 세포의 수만큼이나 많습니다. 각각의 세포에는 행동하는 표면의식과 잠재된 무의식이 세포기억에 내장되어 있기 때문입니다. 그러나 이 중에서도 마음에 가장 큰 영향을 미치면서 전체를 대변하는 11개의 마음 연결통로가 있으며, 이들이 마음의 문을 형성하게 됩니다. 이를 통해 마음들은 서로 연결되어 있으며, 서로 간에 밀접한 영향을 미치게 됩니다.

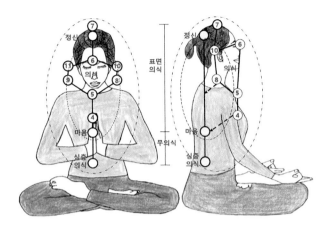

　이렇게 마음에는 마음의 연결통로가 있습니다. 그래서 이를 통해 마음으로 환한 에너지가 들어오면 마음의 에너지가 상승하게 되며, 마음은 즐거워집니다. 그러나 시간이 지나 즐거움이 사라지면 마음의 에너지는 다시 하강하게 되며, 마음은 균형 상태를 유지하게 됩니다. 이와는 반대로 외부 충격에 의해 마음으로 어두운 에너지가 들어오면 마음의 에너지가 하강하게 되며, 마음에는 슬픔, 불안, 초조 등이 찾아오게 됩니다. 그러나 시간이 지나 괴로움이 사라지면 마음의 에너지는 다시 상승하게 되며, 마음의 에너지는 균형 상태를 유지하게 됩니다.

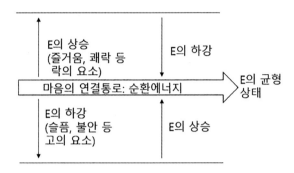

이렇게 연결통로를 따라 순환하는 에너지의 이동을 통해 마음은 균형의 상태를 유지하기도 하고, 즐거움이나 슬픔 등을 경험하기도 합니다. 이처럼 마음의 연결통로를 따라 에너지가 이동하면서 즐거움, 슬픔, 쾌락 및 불안 등의 감정들이 들고 나며, 마음에 좋고 나쁜 영향을 미치게 됩니다.

# 6
# 마음은 에너지의 형태로
# 나타납니다

우리의 마음에 느낌·인식·생각(수·상·사)이 일어나면 우리는 이를 보고 "이것은 나의 마음이다."라는 사실적인 느낌을 갖게 됩니다. 그러나 이런 마음들은 수시로 변하고 사라지는 에너지의 일종일 뿐입니다. 그래서 마음은 고정되어 있지 않으며, 항상 변하고 있습니다. 그리고 이들이 감정으로 나타날 때는 이미지인 에너지의 형태로 나타납니다. 그래서 이들의 형상이 검은색의 먹먹함으로 나타나 괴로움을 일으키기도 하고, 밝은색의 따뜻함으로 나타나 행복을 일으키기도 합니다. 이렇게 나타나는 감정의 이미지인 형상을 '괴로운 마음'과 '행복한 마음'으로 구분할 수 있습니다.

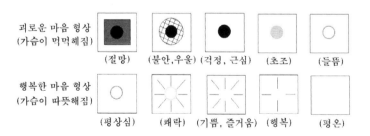

그리고 이를 다시 평상심, 괴로움심 및 행복심으로 구분할 수
도 있습니다. 이때는 사람마다 갖고 있는 개인의 특성에 따라 형
상과 형태가 다르게 나타나기도 합니다. 그래서 이때 나타나는
평상심은 안도하는 상태에 있는 투명한 색을 띠며, 홀가분한 마
음입니다. 그리고 행복심은 밝은 빛의 색을 띠며, 기쁘고 행복한
마음입니다. 그리고 괴로움심은 어두운 검은색을 띠며, 불편한
마음입니다. 이렇게 변화무상한 우리의 마음은 이미지인 에너
지의 형태로 나타나고, 유지되며, 변화하고, 사라집니다. 그러니
이렇게 생·주·이·멸하는 마음을 다스리기 위해서는 이들을 구분
할 줄 알아야 합니다.

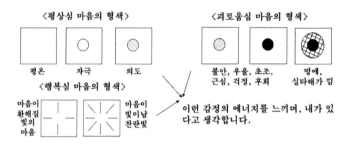

이렇게 우리의 마음에는 어두운 마음도 있고, 밝은 마음도 있
습니다. 그리고 이들이 뒤섞여 나타나는 마음도 있습니다. 그래
서 마음의 심지는 매번 다르게 나타납니다. 이처럼 인간의 마음
에는 평상심, 괴로움심 및 행복심이 있습니다. 그러니 에너지명
상을 통해 이들을 잘 활용할 줄 알아야 합니다.

# 7
# 내가 있다는 마음은
# 생존본능입니다

　나는 생각을 하고 있습니다. 이처럼 생각을 하며, 인식을 하다 보면 내 안에는 수없이 많은 내가 있다는 것을 알 수 있게 됩니다. 그래서 마음에는 분노하는 나, 욕심내는 나, 슬퍼하는 나 및 기뻐하는 나 등 수많은 나가 있습니다. 그리고 이렇게 많은 나들은 자신들이 맡은 바 일을 하려고 순번을 기다리며, 마음속에서 대기표를 받고서는 대기하고 있습니다. 그리고 호시탐탐 마음 밖으로 나올 기회를 엿보고 있습니다. 드디어 이들은 기회를 받아서 마음 밖으로 나올 수 있게 됩니다. 그러면 이들은 자신들이 맡은 바 일인 분노, 탐욕, 슬픔, 기쁨 및 즐거움 등 자신들이 갖고 있는 자신들의 일을 합니다. 그리고 자신들이 맡은 바 일을 다하고 나면 이들은 흔적도 없이 사라져버립니다.

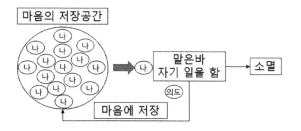

그런데 이때 일하고 나서 사라지는 마음에 의도가 있었다면 이때는 이야기가 달라집니다. 그래서 일어난 마음은 사라지지만 이들이 일으킨 의도는 마음의 저장공간에 저장되며, 더 많은 의도를 만들어낼 수 있게 됩니다. 이는 횃불의 홰와 같습니다.

그래서 의도는 여러 다른 의도로 전해지며, 더 많은 나를 생성시킬 수 있습니다. 이때 좋은 의도는 선한 나를 생성시키며, 나쁜 의도는 불선한 나를 생성시킵니다. 그리고 의도가 없었다면 자신은 소멸하면서 더 이상 다른 나를 생성시키지 않을 수도 있습니다. 이렇게 수많은 나를 생성시키는 것은 의도의 부산물이며, 이는 마음이 생존본능을 일으키고 있는 것입니다.

이처럼 내가 만든 의도는 무의식의 저장공간에 차곡차곡 쌓이며, 여러 다른 나를 생성하면서 존재로서의 생존을 이어가려고 합니다. 그래서 우리의 마음에는 비슷하지만 다른 수없이 많은 나들이 모여 있으며, 이들이 이번 생에서 삶을 살아나가는 '나[의도]'를 형성하게 됩니다. 그리고 이런 각기 다른 나들은 각기 다른 특성들을 갖게 됩니다. 그래서 만약 확실히 구분되는 나를 마음에 많이 갖게 된다면 그는 여러 성격을 가진 다중인격을 갖게 됩니다. 그러나 대부분의 사람들에게는 마음에 비슷한 나들이 많이 모여 있어, 이들의 차이를 확연히 구분하기는 어렵습니다. 이렇게 마음에 많은 나[의도]가 있다는 것은 앞으로의 생을 더 유지하려는 생존본능이 강하다는 것을 말합니다. 그러니 우리의 마음이 다양한 만큼 생존본능이 강하다는 것을 알아야 합니다. 이를 알아야 마음을 바로 세울 수 있습니다.

# 8
# 마음에는 인과법칙이
# 작용합니다

인간이라는 존재는 몸과 마음으로 구성됩니다. 여기서 몸은 물질이며, 마음은 정신입니다. 그리고 물질은 크기가 작든 크든 간에 자연법칙인 물리법칙을 따르며, 마음은 크기에 관계 없이 원인과 결과라는 인과법칙을 따르게 됩니다.

그래서 우리가 밥을 먹을 때 이를 '아는 나'가 있습니다. 그는 밥을 먹습니다. 그리고 이를 '관찰하는 나'도 있습니다. 그는 먹는 행위를 관찰합니다. 또한 이를 '지켜보는 나'도 있습니다. 이들은 먹는 행위를 감독합니다. 그리고 이들은 밥을 먹는 일을 다 하면 모두 사라지며, 다른 일을 하려는 다른 나가 마음에서 일어나게 됩니다. 이렇게 인연 따라 일어난 마음들은 인연이 다하면 사라집니다. 그래서 나라는 마음을 가진 존재들은 성·주·괴·공 하는 우주 속에서 '인연생기' 하는 작은 존재에 불과합니다.

이렇게 몸과 마음은 물리법칙과 인과법칙에 따라 생존을 이어가고 있습니다. 그런데 마음에 있는 어떤 나들은 생존을 위해서는 "쾌락을 추구하고, 고통은 회피해야 한다."라고 주장합니다. 이들은 "쾌락을 추구하고, 고통을 회피했더니 생존을 유지할 수 있었다."라고 주장합니다. 그리고 이들은 더욱 흥분하며 쾌락을 추구하려 합니다. 그러나 이런 법칙은 오류의 기억입니다. 그래서 이것이 어릴 때는 통했을지 모르지만 어른이 되어서는 통하지 않습니다. 그리고 그것은 얼마 못 가서 들통날 것입니다. 그래서 쾌락도 괴로움을 일으키는 원인이며, 이는 나의 삶을 역행시키고, 파괴하는 것이라는 점을 알게 됩니다. 이렇게 시행착오를 거치면서 삶의 올바른 방향과 진실을 알 수 있게 됩니다.

그리고 우리가 마음에 이미 심어놓은 괴로움의 종자를 원인으로 해서 일어나는 괴로움은 받아야 하는 것이며, 이를 받지 않을 방법이 없다는 것입니다. 그러니 우리가 행한 불선을 원인으로 인해 일어나는 결과인 괴로움은 회피하지 말고, 이를 인정하고, 받아들이며, 수용할 줄 알아야 합니다. 그래야 더 큰 괴로움으로 빠져들지 않게 됩니다. 그리고 우리가 선한 씨앗을 마음에 심었다면 행복이라는 과실을 얻을 수 있게 됩니다. 이렇게 마음치유의 길을 가면서 인과법칙의 진실을 알게 되며, 이를 통해 마음은 성장을 향해 나아가게 됩니다.

# 9
# 행동하는 표면의식과
# 이를 통제하는
# 무의식이 있습니다

   인간은 존재의 삶을 이어가기 위해 기억을 표면의식과 무의식으로 구분해서 상황에 맞게 저장해왔습니다. 그래서 표면의식을 통해 현생을 살아나가는 대리인 역할을 하도록 했다면 무의식에게는 표면의식을 통제하고, 존재의 삶이 이어지도록 하는 역할을 부여했습니다. 그리고 무의식을 다시 잠재의식, 심층의식, 최심층의식으로 구분했습니다. 이렇게 우리의 마음에는 행동하는 표면의식과 이를 통제하려는 무의식이 있습니다. 그런데 프로이트는 이를 의식, 전의식, 무의식으로 구분했습니다. 그래서 무의식은 전의식을 통해 의식과 연결되며, 의식을 통제합니다.

   그러면 표면의식이란 무엇인가요? 이는 마음의 최전선에서 삶과 직접 부딪치며, 활동하고 있는 최전방 의식을 말합니다. 이는 눈·귀·코·혀·몸·정신에 있는 의식을 말하며, 이를 통해 세상에서의 삶을 살아갈 수 있게 됩니다. 이런 표면의식을 작용하는 성향에 따라 다시 마음(S)·의식·정신으로 세부적으로 구분할 수 있으며, 이들은 각각 느낌·인식·생각(수·상·사) 등을 대변하면서 자신들의 의지를 표현하려고 합니다.

그리고 표면의식과 대변되는 무의식은 잠재의식, 심층의식 및 최심층의식으로 구분할 수 있습니다. 이 중에서 잠재의식은 현재 살고 있는 현생의 주인이 되며, 이는 표면의식을 직접 통제하고 있는 무의식입니다. 그리고 심층의식은 세대를 뛰어넘어 이어지면서 유전할 수 있게 하는 의식이며, 이는 윤회하는 여러 생의 주인이 됩니다. 또한 최심층의식은 무한이고, 불가견이며, 밝게 빛나는 의식을 말합니다. 그래서 우리는 이런 무의식의 지배를 받으며, 표면의식을 통해 행동할 수 있게 됩니다.

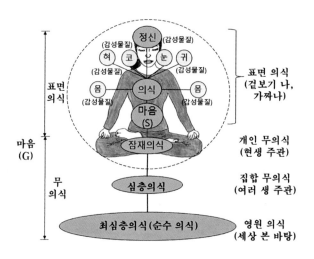

이런 의식의 세계에 대해 칼 융은 인간의 마음을 표면의식, 개인무의식, 집단무의식으로 구분하고 있습니다. 그래서 인식할 수 있는 의식과 인식할 수 없는 무의식의 세계로 마음을 구분하고 있습니다. 이를 수면 위와 수면 아래 공간으로 나누어 보면 인간은 수면 위에 있는 약 10% 정도의 표면의식으로 삶을 인식하며 살고 있는 것입니다. 그런데 이때는 수면 아래에 있는 90%의 무의식으로부터 통제를 받게 됩니다. 그렇기에 내 마음(G)이라고 하지만 내 마음(S)대로 할 수 없는 것이 내 마음(G)입니다. 이렇게 인간의 마음(G)에는 행동을 하고 있는 표면의식과 이를 통제하려는 무의식이 있습니다. 이를 통해 인간은 세대를 뛰어 넘으며, 유전하면서 존재의 삶을 이어갈 수 있게 됩니다.

# 10
# 무의식이 나의 인생을
# 좌우합니다

인간의 표면의식에는 마음(S)·의식·정신이 있습니다. 이를 통해 마음(S)으로 감정과 정서를 표현할 수 있었으며, 정신으로는 이성적인 판단을 할 수 있었고, 의식으로는 삶을 인식할 수 있었습니다. 이런 작용을 통해 인생길을 갈 수 있게 됩니다.

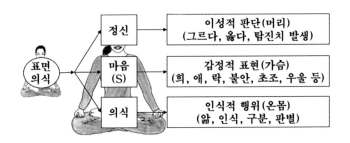

그리고 마음속 깊은 곳에는 무의식이 있습니다. 이는 인식의 공간 아래에 있기 때문에 우리는 평상시에는 이를 인식할 수 없습니다. 그래서 이들이 인식의 공간으로 올라와서 표면의식이 이들의 지침을 받아서 행동을 한 후에야, 우리는 무의식에 무엇이 있었는지를 알 수 있게 됩니다.

따라서 이번 생에서 내 마음을 통제하는 현생의 마음 주인은 밖으로 드러나는 표면의식이 아니라, 무의식에 있습니다. 그래서 내가 의도를 갖고, 선택하며, 행동을 했다고 믿고 있지만 실상은 그렇지 않습니다. 표면의식이 행동을 하기 전에 그렇게 하라고 무의식이 표면의식에게 이미 명령을 내린 것입니다.

그래서 내가 아무리 대인공포증을 없애달라고 내 마음(S)에 애원해도, 무의식은 자기들이 그것을 받아들이기 전까지는 자신들의 생존을 위해 대인공포증이 필요하다고 우기며, 이를 유지하라고 합니다. 그리고 도박하기 싫다고 하는데 도박하게 하고, 마약 하기 싫다고 하는데 마약을 하게 합니다. 그것은 무의식에 자리 잡고 있는 오류의 기억이, 그렇게 하는 것이 생존에 필요하다고 우기며 이런 오류인 명령을 시달하는 것입니다.

그런데 표면의식보다 무의식의 힘이 수백만 배는 더 셉니다. 그래서 표면의식은 무의식의 통제를 받으며, 무의식이 하라는 대로 행동을 할 수밖에 없습니다. 따라서 중독 등의 불선한 마음에서 벗어나기 위해서는 무의식을 향해 나의 진실성을 호소하고, 올바른 행동을 하면서 꾸준히 그를 실득해야 합니다. 그래서 표면의식은 마음챙김, 집중 및 통찰이라는 에너지명상의 기제를 활용해서 무의식에게 자신의 진실성을 꾸준하게 전달해야 합니다. 그래야 표면의식의 바람대로 무의식은 마음을 바꿀 것이며, 술, 마약, 도박 등의 중독이나 트라우마 등의 괴로운 감정으로부터 벗어날 수 있게 됩니다. 이렇게 현생의 인간 삶에서는 표면의식이 아닌 무의식이 나의 인생을 좌우하고 있습니다.

이렇게 인간의 탄생과 함께 마음은 진화하고, 성장하면서 지구상에서의 생존을 유지하고 있습니다. 그러니 삶의 괴로움에서 벗어나고, 행복을 향한 마음치유의 길을 가기 위해서는 이런 마음의 특성과 성장에 대해 바르게 알아야 합니다. 그러면 이를 통해 마음치유의 길을 잘 갈 수 있게 될 것입니다.

# 에필로그: 트라우마 내면아이

　대부분의 인간에게는 어린 시절 마음 내면의 깊숙한 곳에 형성된 '트라우마를 갖고 있는 내면아이'가 있습니다. 이는 상처 받았으며, 외로워하고, 슬퍼하는 아이입니다. 이 아이는 대부분 6세 전후의 초년기에 마음속에 형성되며, 청소년기와 성인의 과정을 거치면서 마음속 깊숙한 곳에 자리를 잡게 됩니다. 그런데 대부분의 내면아이는 성숙되지 못한 마음입니다. 그리고 한번 형성된 내면아이는 외로움, 슬픔 및 집착 등이 셉니다. 그래서 자신은 잘 바뀌려 하지 않습니다. 그리고 그는 마음속에 꼭꼭 숨어 있다가 자신이 나올 여건이 조성되면 마음에서 일어나서는 마음을 괴로움 속으로 빠트립니다.

　이렇게 우리의 마음에는 실제와는 다른 오류의 기억을 갖고 있는 트라우마 내면아이가 있습니다. 이는 나와 남의 기억이 다르기 때문에 발생하는 것입니다. 그런데 이들이 마음에서 일어나면 자신이 마치 마음의 주인인 것처럼 행세합니다. 그리고 이들이 형성될 당시의 상황 속으로 마음을 밀어넣습니다. 그러면 마음은 원인도 모른 채 괴로워하게 됩니다. 그러니 이제는 내면아이의 마음을 풀어주며, 그곳에서 벗어날 수 있도록 이들을 도와줘야 합니다. 그러면 마음은 치유될 것이며, 괴로움에서 벗어날 수 있게 됩니다. 이를 통해 마음은 성장하게 됩니다.

# 제2장

# 괴로운 마음

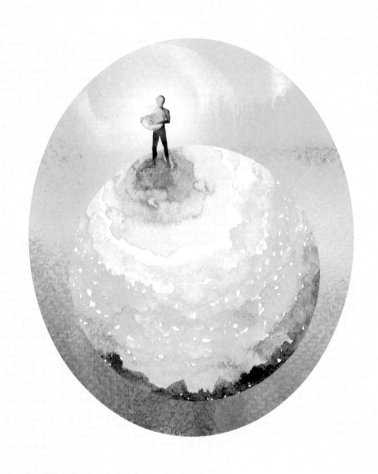

＊

　인간에게 괴로움을 일으키는 원인으로는 탐욕·분노·어리석음
(탐·진·치)이 있습니다. 그리고 이들로 인해 발생하는 괴로운 감
정에는 불안, 초조, 우울 및 두려움 등이 있습니다. 이렇게 괴로
움의 원인을 통해 괴로운 감정이 일어나면 이는 우리의 몸과 마
음을 불편하게 합니다. 그러면 이를 보고 우리는 "괴로움이 일어
났구나."라고 알게 됩니다. 만약 괴로운 감정이 일어났는데 이것
이 우리의 심신에 활기를 주고, 편안함을 준다면 우리는 이를 괴
로움이라고 하지 않았을 것입니다.

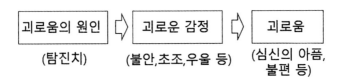

　이렇게 우리는 괴로움이 우리의 심신에 불편함을 준다는 것을
알고 있기 때문에 본능적으로 괴로움을 피하려고 합니다. 그리
고 선하게 살려고 합니다. 그런데 이를 위해서는 괴로움에 대한

실상을 바로 알고, 이에 대한 적절한 대응 방법을 선택하며, 이를 실천해나갈 수 있어야 합니다. 그래서 본 장에서는 이런 괴로움의 원인과 괴로운 감정들에 대해 살펴보겠습니다.

# 1
# 괴로움의
# 원인

인간에게 괴로움을 일으키는 원인으로 탐·진·치가 있습니다. 우리는 잘 먹으려는 식욕, 편히 자려는 수면욕, 자신을 드러내려는 명예욕, 세대를 이어 지속하려는 성욕, 물질을 쟁취하려는 물욕 등의 오욕을 갖고 세상을 살아가고 있습니다. 그리고 이것이 이루어지지 않으면 이를 갈망하고, 분노하면서 여기에 집착하는 삶을 살게 됩니다. 그러면 이는 괴로움으로 발전합니다. 이렇게 인간은 괴로움을 싫어하면서도 괴로움을 일으키는 원인인 탐·진·치에 지속적으로 접촉하는 삶을 살아가고 있습니다.

이와 같이 우리가 삶을 살아나가는 데 있어 발생하는 괴로움의 원인에는 탐·진·치가 있습니다. 그리고 이런 탐·진·치에는 '과도한 스트레스', '부정적 심상', '부정적 생각', '부정적 세포기억' 및 '에너지의 통로가 막히는 것' 등이 있습니다.

이때 부정적 심상으로는 '과거의 추억에 빠지는 것'과 '비교하는 마음을 갖는 것' 등이 있으며, 부정적 생각으로는 '자존심을 부리는 것'과 '나쁜 마음을 전이하는 것' 등이 있고, 부정적 세포기억에는 '몸의 질병으로 나약해지는 것'과 '과도한 성적 욕망을 갖는 것' 등이 있습니다. 그래서 본 장에서는 이들 괴로움의 원인에 대해 살펴보겠습니다.

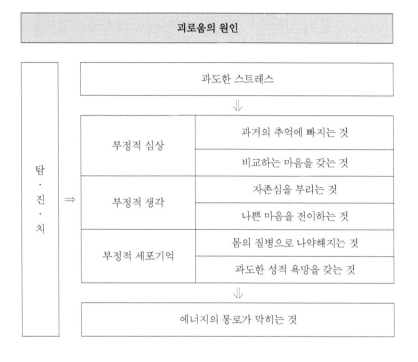

| 괴로움의 원인 | | |
| --- | --- | --- |

| 탐·진·치 ⇒ | 과도한 스트레스 | |
| | ⇓ | |
| | 부정적 심상 | 과거의 추억에 빠지는 것 |
| | | 비교하는 마음을 갖는 것 |
| | 부정적 생각 | 자존심을 부리는 것 |
| | | 나쁜 마음을 전이하는 것 |
| | 부정적 세포기억 | 몸의 질병으로 나약해지는 것 |
| | | 과도한 성적 욕망을 갖는 것 |
| | ⇓ | |
| | 에너지의 통로가 막히는 것 | |

## (1) 과도한 스트레스가 스며듭니다

모든 질병의 발생 원인은 95%가 스트레스에서 기인하며, 나머지 5%는 유전적인 요인에서 기인한다고 합니다. 그런데 유전적인 요인이라는 것도 결국은 유전 이전의 스트레스에 의한 것입니다. 그래서 질병의 발생 원인은 대부분 스트레스에서 기인한다고 볼 수 있습니다. 그런데 현시대를 살아가고 있는 사람들은 대부분 스트레스를 갖고 있습니다.

그래도 "나에게 스트레스는 없다."라고 말한다면 이는 둘 중의 하나일 것입니다. 이는 마음이 스트레스를 받지 않는 청정한 영역에 도달한 존재이거나, 다른 하나는 자신이 스트레스를 받고 있다는 것을 모르고 있는 사람입니다. 그래서 이를 모르는 사람은 자신이 인지하지 못하는 사이에 스트레스가 슬며시 다가와서는 자신의 심신을 쇠퇴시킨다는 것을 알아야 합니다.

그리고 심신을 통해 스트레스가 발생하고, 작용하는 것에는 약한 고리 법칙이 있습니다. 이는 심신이 이겨내지 못할 정도로 과도한 스트레스가 오면 심신에서 가장 약한 고리부터 심신의 연결고리가 먼저 끊어진다는 것입니다. 그래서 스트레스는 불안, 우울, 짜증, 분노, 고혈압, 심혈관계 질환, 심장병, 위궤양, 알레르기, 천식, 편두통, 불면증, 산만함 및 조기 노화 등의 현상 중에서 가장 약한 고리부터 심신의 연결고리가 끊어집니다. 이렇게 스트레스가 일어나면 이는 심신에 불편한 영향을 주게 되며, 마음에 괴로움을 일으키는 주요 요인으로 작용합니다.

그런데 스트레스를 받더라도 이로 인해 충격을 많이 받는 사람도 있지만 상대적으로 적게 받는 사람도 있습니다. 그래서 스트레스를 받는 모든 사람들에게서 심신의 연결고리가 끊어지는 것은 아닙니다. 따라서 스트레스가 작용하는 인간에게는 두 종류의 사람이 있습니다. 한 부류는 스트레스를 키우면서 성공을 추구하는 사람입니다. 그런데 그들은 성공을 추구한다고 하면서도 이로 인한 스트레스로 늘상 괴로워합니다. 이런 사람들을 전도몽상하는 사람이라고 하며, '어리석은 사람'이라고 합니다. 그들은 행복을 위해서는 성공해야 한다고 말하지만 인생의 대부분을 스트레스로 인한 괴로움 속에서 살고 있습니다.

그리고 다른 부류의 사람은 스트레스를 줄여가며, 평온함과 고요함 속에서 행복을 추구하는 사람입니다. 그들은 지금 하고 있는 그대로의 삶에서 행복을 누리려고 하는 사람입니다. 그래서 그를 '지혜로운 사람'이라고 합니다. 이렇게 스트레스를 키우며 성공을 추구하는 사람과 줄이면서 행복을 추구하는 사람 중에서 어떤 길을 선택할지는 사람마다 형성된 마음의 성향에 따라 다르게 됩니다. 그러나 이들의 종착지는 행복이라고 주장합니다. 그러니 스트레스에서 벗어나며, 행복을 추구하기 위해서는 행복과 괴로움의 실상에 대해 바르게 알아야 합니다. 그리고 이를 통해 마음을 치유할 수 있는 바른길을 가야 합니다.

이렇게 인간은 행복을 추구한다고 하면서 오히려 스트레스를 만들고, 긴장하면서 삶을 살아가고 있습니다. 그러나 과도한 스트레스가 심신으로 스며들면 이는 인간을 괴로움 속으로 빠트리는 원인이 됩니다. 그러니 과도한 스트레스가 일어나면 이를 에너지명상을 통해 다스릴 줄 알아야 합니다.


## (2) 부정적 심상이 침투합니다

서랍 안에 있는 모형 개미를 보고, 나는 미소를 지었습니다. 나는 긍정적인 마음으로 아이들이 개미와 함께 뛰며, 노는 모습을 상상했던 것입니다. 이런 생각을 하니, 나는 기분이 좋아졌습니다. 그리고 입가에는 미소가 지어집니다. 그러나 주변에 있는 다른 사람은 서랍 안의 모형 개미를 보고 기겁했습니다. 그는 모형 개미를 보고 부정적인 심상을 떠올리며, 끔찍하고 징그러운 상상을 했던 것입니다. 그리고 장미를 볼 때도 그렇습니다. 어떤 이들은 이를 아름다움으로 보며, 이로부터 사랑스러운 감정을 느끼며, 즐거워합니다. 그러나 어떤 이는 장미의 가시를 떠올리며, 흡사 죽음을 맞이하는 듯한 끔찍한 상상을 하기도 합니다. 이렇게 사람마다 마음에 어떤 심상이 입력되어 있느냐에 따라 같은 상황에서도 다른 마음이 일어납니다.

그래서 어둠이라는 것도 고정되어 있는 심상이 있는 것이 아닙니다. 다만 어둠은 빛이 없는 것입니다. 그래서 심상의 세상에서는 어둠이나 빛의 세계는 같은 세계일 뿐입니다. 그런데 이런 세계를 심상을 통해 표현하는 데는 사람마다 차이가 있습니다. 그래서 같은 대상일지라도 이에 대한 부정적인 심상이 마음에 형성되어 있으면 이를 공포나 두려움의 대상으로 여깁니다. 그리고 긍정적인 심상이 형성되어 있으면 이를 평온과 행복의 대상으로 여깁니다. 이는 수많은 존재의 삶을 거치면서 마음에 형성된 수많은 심상들로 인해 나타나는 마음입니다. 그래서 우리는 같은 대상을 보고 있지만 마음에 형성된 심상의 상태에 따라 각자 다른 마음이 일어날 수 있습니다.

그리고 마음에서 일어나는 심상은 이미지의 형태로 마음에 저장되고, 이미지의 형태로 나타납니다. 그래서 마음이 변한다는 것은 마음에 있는 심상인 이미지의 형태가 변하는 것입니다. 따라서 같은 대상을 보더라도 마음에서 어둡고 부정적인 심상이 나올 수 있으며, 밝고 긍정적인 심상이 나올 수도 있습니다.

그래서 마음으로 부정적인 심상이 침투하면 이는 마음의 밝음에 영향을 주게 되며, 마음을 괴롭게 만듭니다. 그리고 마음으로 빛나는 밝은 에너지가 침투하면 이는 긍정적인 심상을 만들게 되며, 이는 우리의 마음에 기쁨과 행복을 가져다줍니다. 그러니 에너지명상을 통해 마음의 에너지를 밝고, 맑게 만드는 것이 심신에 좋은 영향을 주게 됩니다. 그러나 부정적인 심상이 마음으로 침투하면 이는 괴로움을 발생시키는 원인이 됩니다.

## (3) 부정적 생각이 속삭입니다

우리의 삶에서 자녀, 직업, 인간관계 등으로 우리가 괴로움에 싸이는 것은 그다지 놀라운 일이 아닙니다. 우리는 90초 이상 불안, 초조 및 근심 등의 부정적인 생각 없이 지낸 적이 드물 것입니다. 그러니 그렇게 많은 부정적 생각 속에서도 거기에 굴하지 않고 꿋꿋하게 살아 있다는 것은 정말 대단한 일입니다.

이렇게 우리에게 일어나는 부정적인 생각들은 "탐·진·치는 즐거움이고 행복이니, 불선을 행하라." 하며, 끊임없이 우리에게 속삭이면서 우리의 마음을 흔들어놓고 있습니다. 그리고 우리가 부정적인 생각의 속삭임에 동조하면 그들은 우리의 삶에 파고들면서 우리의 삶을 어김없이 황폐화시킬 것입니다.

그런데 이런 생각들이 아무런 원인과 조건 없이 우리의 마음에 부정적인 속삭임을 주는 것이 아닙니다. 이런 부정적인 생각들은 내가 직접 마음에 저장한 기억의 밭에서 일어나는 것들입니다. 그리고 내가 이들이 일어날 상황과 조건을 만들었기 때문에 이들은 기억의 밭에서 자동적으로 떠오르는 것입니다.

그래서 대화를 하고 있는데도 대화의 주제와는 상관이 없는 어제의 일이 떠오르기도 합니다. 이는 경주용 말에게 먹이를 주면 먹이를 먹고, 힘이 세진 말이 먼저 앞으로 달려나오는 것과 같습니다. 그래서 생각도 우리가 먹이를 많이 주고 잘 키운 생각이 기억의 밭에서 먼저 떠오릅니다. 따라서 부정적인 생각에 먹이를 많이 주면 부정적인 생각이 마음에서 먼저 떠오릅니다.

이처럼 마음에서 일어나는 부정적인 생각들은 이미 마음에 심어진 종자들로부터 일어나는 것들입니다. 그리고 이들은 일어날 상황과 조건이 형성되면 마음에서 자동적으로 일어납니다. 그래서 우리는 이렇게 일어나는 부정적인 생각들을 멈추기 어렵습니다. 그러니 생각을 멈추라는 것이 아닙니다. 다만 부정적인 생각들이 꼬리를 물고 이어지는 것을 멈추라는 것입니다. 그리고 슬픔, 불안 및 초조 등의 괴로운 감정으로 이어지면서 마음을 괴롭게 만드는 것을 멈추라는 것입니다.

그러나 대부분의 사람들은 문제가 발생하면 부정적인 생각을 먼저 떠올리며, 이를 통해 과거는 후회하고, 미래는 미리 걱정하면서 불안해합니다. 그러나 문제에 대해 대비하고 올바로 처리하는 것과 불안해하면서 걱정하는 것은 다릅니다. 그래서 대비와 처리는 현재를 사는 것이며, 불안과 걱정은 미래를 부정하며 괴로움 속에서 사는 것입니다. 그러니 대비와 대책은 세워야 하지만, 걱정이나 후회를 하면서 미래를 부정하는 부정적인 생각의 이어짐은 멈추라는 것입니다.

또한 미리 걱정한다고 해서 일이 해결되는 것도 아닙니다. 그리고 걱정만 한다고 일이 해결된다면 모든 사람들은 걱정만 하고 있을 것입니다. 그러나 걱정은 오히려 마음에 괴로움을 낳게 하는 원인이 되며, 일을 그르치게 할 뿐입니다.

이렇게 생각은 마음이 자신의 일을 하는 것이며, 이는 마음의 구조상 자연스러운 일입니다. 그러나 여기에 탐·진·치를 덧붙이면서 부정적인 감정을 일으키는 것은 마음에 불을 지르고, 이와 함께 괴로움 속으로 뛰어드는 것과 같습니다. 그래도 마음에 있는 부정적인 생각들은 우리를 끊임없이 유혹할 것이며, 탐·진·치의 행이 바른 행이라고 우리를 부추기면서 우리에게 끊임없이 속삭일 것입니다. 그러니 에너지명상을 통해 이런 부정적인 생각을 긍정적인 생각으로 다스릴 줄 알아야 합니다.

## (4) 부정적 세포기억을 투영합니다

우주는 초고밀도 에너지의 팽창으로부터 탄생됐다고 합니다. 그래서 이들이 분열과 화합을 거듭하면서 수많은 세포들이 탄생하게 됐습니다. 그러자 세포들은 생존본능을 유지하면서 세대를 넘어 유전하기 위해 자신들의 세포에 기억을 장착하게 됩니다. 이를 통해 몸에 있는 세포들은 각자의 위치기억에 따라 심장이 되기도 하고, 뇌가 되기도 하며, 조직과 장기가 되기도 했습니다. 이렇게 인간은 세포기억을 삶에 투영하면서 삶을 이어갈 수 있었으며, 유전을 지속할 수도 있었습니다.

사우스웨스턴대 의료센터의 연구에 의하면 기억은 몸 전체의 세포에 저장되어 있다고 합니다. 그래서 몸에 발생하는 질병의 진짜 원인은 세포기억이며, 암은 나쁜 부정 세포의 기억으로 인해 발생하는 것입니다. 이렇게 저장된 세포의 기억에는 세대를 거치면서 저장된 기억들도 있습니다. 그리고 이런 기억들의

90% 이상은 무의식에 저장됩니다. 이를 통해 세포기억은 심신에 질병을 일으키기도 하고, 행복을 일으키게 하기도 합니다.

주변에 평범한 어린 시절을 보낸 사람이 있었습니다. 그의 삶은 지극히 평범한 삶입니다. 그러나 그는 자신감이 없었으며, 우울증과 피부병이 심했고, 건강 이상과 공황장애가 심했습니다. 그런데 그의 주변을 아무리 살펴봐도 현재 그를 압박하고 있는 이런 불편한 증상들은 그의 현재 삶에서 원인을 찾을 수는 없었습니다. 그는 성실하며, 평범한 사람입니다. 그리고 그는 건강에 신경 쓰며, 운동을 꾸준하게 했습니다. 그가 그렇게 심각한 건강 이상을 겪을 아무런 이유도 현재의 삶에서는 발견할 수 없었습니다. 현재의 삶에서 그가 행한 충실한 삶을 본다면 그는 오히려 건강하게 잘 살아야 합니다. 그러니 그가 그렇게 힘들게 사는 삶의 원인은 현생에서 이루어진 것이 아닙니다.

이는 몇 세대 전의 조상 때 받은 정신적인 트라우마가 세포에 기억으로 남아 후대에 전해진 것입니다. 그의 가족사를 보니 일제시대 때 그의 고조모는 남편과 두 명의 아들이 집에서 왜적에 의해 무참하게 살해당했습니다. 그리고 그녀의 집은 불타고, 화상을 입었으며, 엄청난 스트레스로 몸에 질병까지 얻게 됩니다. 그런데 이런 부정적인 기억들이 세포기억을 통해 후대로 전해진 것이며, 현생의 심신에 심각한 영향을 미친 것입니다.

이것이 부정적 세포기억의 투영입니다. 그러나 이런 부정적인 세포기억의 투영에도 불구하고, 대부분의 사람들은 인생을 사는 목표를 행복에 두고 있습니다. 그래서 행복이 있다고 여기는 방향으로 인생의 방향을 설정합니다. 그러나 우리는 이 길을 가는 도중에도 수없이 많은 부정적 유혹에 시달립니다. 그래서 설정한 방향에서 벗어나 험한 길로 들어서기도 합니다. 이것도 부정적 세포기억의 투영으로 인한 것입니다.

이런 투영은 그에게 행복이라는 인생의 목표를 얻기 위해서는 마켓에서 탐욕을 사야 된다며, 그를 부추깁니다.

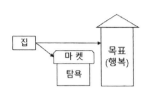

그러나 탐욕을 통해 얻는 즐거움은 오래가지 못합니다. 그리고 이내 탐욕으로부터 이어지는 괴로움에 빠져 몸부림치게 될 것입니다. 그러니 이는 영구적이지 못한 것이며, 거짓 행복이고, 괴로움의 원인이 되는 탐욕일 뿐입니다. 그러니 세포기억 안에 있는 부정적인 기억을 치유해야 합니다. 그래서 탐·진·치에서 벗어나며, 행복이라는 인생의 목표를 향해 나아가야 합니다.

이렇게 부정적 세포기억이 마음으로 투영되면 이는 괴로움의 원인이 되며, 심신에 문제를 발생시킵니다. 그러니 부정적 세포기억으로 인한 어둠의 장막을 에너지명상을 통해 제거하며, 밝음을 향해 나아갈 수 있어야 합니다. 그래야 마음의 괴로움을 소멸시키며, 행복의 길로 잘 갈 수 있게 됩니다.


### ⑸ 과거의 추억에 빠집니다

우리는 때때로 지나간 과거의 추억 속으로 빠집니다. 이때 떠올리는 즐거운 추억은 삶에 위로와 위안을 줍니다. 그리고 이는 삶이 지칠 때 마음에 힘을 주는 활력소가 되기도 합니다. 어린 시절 소풍 전날 밤에 소풍 갈 생각으로 마음이 들뜨고, 행복해하던 시절이 있었습니다. 그 시절을 회상하면 마음은 즐겁고 행복해집니다. 어머니께서 김밥을 싸주셨고, 친구들과 보물찾기도 하고, 추억의 놀이도 하며, 즐거운 시간을 보냈습니다. 그 시절로 돌아가고 싶은 그리운 추억들입니다. 이렇게 추억은 현실을 잊게 하고, 마음을 옛날의 그 시절로 돌아가게 합니다.

그런데 우리는 이런 추억에 잠기면서 여러 가지 불필요한 감정들을 일으키기도 합니다. 그래서 과거에 집착하면서 후회를 일으킵니다. "그때는 좋았는데~, 즐거웠는데~, 행복했는데~"라며, 현재의 삶을 부정하고 과거의 삶에 집착합니다. 그래서 현재의 삶에 힘을 얻기 위해 과거의 추억을 떠올리려 했던 것인데 오히려 여기에 매몰되면서 현실을 부정하는 감정들을 키우게 됩니다. 그러자 마음은 오히려 괴로움 속으로 빠져들게 됩니다.

그런데 이렇게 과거의 추억에 빠지며, 여기에 집착한다는 것은 현재가 불만족스럽다는 말이기도 합니다. 그래서 과거에 좋았던 추억이 일어나면 다시 그때로 돌아가고 싶어 하며, 현실을 부정하고 싶어 합니다. 이렇게 추억은 삶에 지칠 때 마음에 힘을 주는 긍정적인 면이 있지만 여기에 집착하면 마음이 현재에 있지 못하게 되며, 이는 마음을 괴로움 속에 빠지게 합니다. 그러니 추억에 너무 집착하는 것은 좋지 않은 결과를 초래합니다. 또한 좋지 않은 추억은 후회와 분노를 일으키게 합니다. 그러니 지나치게 추억에 빠지지 말아야 합니다.

그리고 우리가 떠올리는 추억은 지나간 과거이기 때문에 이는 우리에게 잠시의 위로를 줄 뿐입니다. 이를 통해 현재를 바꿀 수는 없습니다. 그리고 현재인 실제가 행복하게 되는 것도 아닙니다. 또한 이는 현실에 집중하지 못하게 하며, 만족하지 못하게 합니다. 그래서 추억에 빠지며, 여기에 집착하는 것은 현실을 더욱 힘들게 합니다. 그러니 추억을 떠올리며, 이를 통해 삶에 위안을 받았다면 이제는 그것을 추억으로 돌리고, 여기에 집착하지 말아야 합니다. 그리고 현실로 돌아와야 하며, 과거가 아닌 현재를 살아야 합니다.

그런데 우리는 현재가 좋지 않으면 자신은 운이 없는 것이며, 불행하다고 생각합니다. 그리고 당장 해야 할 일들을 미루고 회피하려고 합니다. 그러나 이는 해결 방법이 아니며, 더 큰 괴로움의 원인을 만들고 있는 것입니다. 그리고 추억에 빠지며 거기에 집착하면 그곳으로 마음의 길이 납니다. 그러면 현실이 조금이라도 힘들어지면 마음은 바로 추억 속으로 빠지며, 거기에 숨어버립니다. 그리고 그곳에서 나오려 하지 않습니다.

그러니 과거의 추억에 숨지 말고, 현실에서 행복을 찾아야 합니다. 그래서 신호등이 빨간불일 때는 쉴 수 있어서 좋고, 파란불일 때는 앞으로 나아갈 수 있어서 좋다고 여겨야 합니다. 이렇게 무슨 일에도 긍정적인 마음을 내는 것이 좋습니다. 그래야 문제의 해결이 더 쉽게 됩니다.

일본 이화학연구소의 연구팀에 의하면 과거의 기억을 오랜 시간 떠올리면 그 기억이 뇌에 저장되면서 '타우'라는 단백질을 축적시킨다고 합니다. 그런데 타우는 뇌에 축적되면서 기억에 장애를 일으킵니다. 그래서 장시간 추억에 잠기는 습관은 뇌의 노화를 빠르게 합니다. 그러니 추억에 너무 빠지면 노화의 늪에 빠지는 것이며, 뇌 건강에 좋지 않습니다. 그리고 부정적인 생각의 늪에 한번 빠지면 거기서 헤어나기 어렵습니다. 그러니 부정적인 생각의 늪에 빠지지 않도록 주의해야 합니다.

인간의 문명은 끊임없이 발전하고 있습니다. 그리고 우리의 의식도 끊임없이 진화하고, 발전하고 있습니다. 그래서 미래에는 현재보다 더 나은 세상이 펼쳐질 것입니다. 그러니 과거의 추억에 빠지며, 그곳에 자신을 가두는 것은 어리석은 일입니다.

인간은 얼마든지 지금보다 더 나은 미래를 만들어갈 수 있습니다. 그러니 더 나은 미래를 위해서는 현재를 사는 사람이 되어야 합니다. 그리고 이렇게 현재를 사는 사람이 건강한 정신을 갖출 수 있게 됩니다. 그러나 과거나 미래에 빠지면서 여기에 집착하는 사람은 정신이 불건강하게 됩니다. 그러니 과거의 추억에 빠지며, 여기에 집착하면서 현재를 소홀히 한다면 이는 자신이 직접 괴로움의 원인을 만들고 있는 것입니다.

## (6) 비교하는 마음을 갖습니다

인간의 마음에는 사물을 구분하고, 인식할 수 있는 능력이 있습니다. 이것을 마음의 인식 기능이라고 합니다. 이를 통해 마음은 대상을 인식하고, 지각할 수 있게 됩니다. 그리고 이렇게 사물을 구분하면서 인간은 삶을 이어갈 수 있게 됩니다.

그러나 대상을 지각하고, 구분한다고 하면서 나와 남을 비교하는 것은 삶을 위한 인식 기능을 넘어서는 것이며, 이는 자신이 직접 마음에 부정적인 심상을 만들면서 이를 키우고 있는 것입니다. 그러니 나와 남을 구분하는 것은 필요하지만 이들을 비교하면서 마음을 괴로움에 빠지게 하는 것은 피해야 합니다.

그런데 이렇게 나와 남을 비교하는 마음에는 3가지의 종류가 있습니다. 그것은 "내가 남보다 낫다.", "내가 남보다 못하다.", "내가 남과 같다."입니다. 그런데 우리는 이를 비교로서 끝내지 못하고, 여기에 감정을 덧붙입니다. 그래서 이를 통해 "우쭐하다.", "움츠러든다.", "기가 죽는다.", "기분이 나쁘다." 등의 부정적인 감정들을 여기에 덧붙입니다. 그러나 이렇게 비교에 덧붙이는 부정적인 감정들은 하면 할수록 커지고, 만족을 모르게 되며, 집착하게 되고, 마음을 괴롭게 만듭니다. 그리고 더 나아가서 나와 관련된 모든 것들을 비교의 대상으로 삼는다면 우리의 마음은 이를 감당할 수 없게 됩니다.

그리고 나와 남을 비교하는 것과 대상을 구분하는 것은 삶의 질을 다르게 합니다. 그래서 실생활에서 대상을 구분하는 것은 삶의 유지를 위해 필요하지만 나와 남을 비교하는 마음은 그것이 우월하든 못하든 나에게 괴로움을 가져다줍니다. 그러니 나와 남을 비교하면서 거기에 부정적인 감정을 쌓지 말아야 합니다. 그러나 우리는 나와 남을 비교하면서 내가 남보다 낫거나 같다고 여기면 자만이나 집착에 빠집니다. 그리고 내가 못나다고 느끼면 매사에 자신이 없어지며, 실의에 빠집니다. 이렇게 비교에 매몰되는 것은 마음에 어둠의 장막을 쌓는 것이며, 이는 실제를 보지 못하게 합니다. 그러니 여기에서 벗어나야 합니다.

그런데 우리가 나와 남을 비교하는 부정적인 마음에는 2가지 부정적인 방식이 있습니다. 우선 첫 번째 부정적인 방식은 "비교는 나를 기준으로 한다."라는 것입니다. 그래서 "나보다 크다.", "나보다 많다.", "나보다 작다." 등 상대와 나를 직접 비교합니다. 그래서 이런 비교는 집착의 대상이 되어버립니다. 따라서 나에 대한 비교가 없으면 비교할 대상도 없게 되며, 그러면 집착도 없게 되고, 괴로울 것도 없게 될 것입니다.

다음의 부정적인 방식은 "비교는 대상을 고정시켜서 비교한다."라는 것입니다. 그래서 도달 과정에 있거나, 진행형인 것은 비교의 대상에 넣지 않습니다. 그리고 대상을 특정하고, 고정시키면서 이를 결과로 비교한다는 것입니다. 그래서 이는 과정은 중시하지 않으며, "모든 것은 변한다는 것을 고려하지 않는다."라는 것입니다. 그러니 비교의 결과가 좋으면 자만과 집착을 낳게 되고, 나쁘면 실의에 빠지게 됩니다. 이렇게 나와 남을 비교하는 마음은 우리에게 이익이 없으며, 괴로움을 만들 뿐입니다.

그러니 이는 올바르지 못한 것이고, 나만의 생각일 뿐이며, 공평하지 못한 것입니다. 이렇게 나와 남을 구분하는 것과 비교하는 것은 차원이 다른 것입니다. 그래서 구분은 삶을 사는 것이고, 비교는 괴로움을 사는 것입니다. 그러니 자신의 감정에 치우치면서 나와 남을 비교한 것을 갖고, 너무 슬퍼할 것도 없으며, 즐거워할 것도 없습니다.

이처럼 나와 남을 비교하는 것은 나를 기준으로 하는 것이며, 대상을 고정시켜 집착하는 것이고, 뒤이어서 부정적이고 괴로운 감정을 일으키는 것이기 때문에 이는 괴로움의 원인을 만들고 있는 것입니다. 그러니 에너지명상으로 이를 피해야 합니다.


## (7) 자존심을 부립니다

자존심은 보통 부정적인 집착을 가져오며, 자존감은 긍정적인 여유를 가져다줍니다. 그리고 자존감은 내가 나에게 해주는 것이며, 자존심은 내가 남에게 부리는 것입니다. 그러니 자존감은 나에게 힘을 주지만, 자존심은 다른 이에게 나의 힘을 빼앗기게 합니다. 그래서 자존심이 세면 삶이 힘들어지고, 자존감이 높으면 여유 있는 삶을 살 수 있게 됩니다.

그런데 자존심이 세며 마음까지 좁은 사람은 삶을 더욱 혼란스럽게 합니다. 그래서 그는 다른 사람들과의 융합이 쉽지 않습니다. 그리고 다른 이가 베푼 호의에도 자존심이 상하며, 이를 받아들이지 못합니다. 또한 마음이 뒤엉키고, 정리가 되지 않으며, 분노가 자주 발생합니다. 그리고 자존심을 내세운다는 것은 상대방이 있다는 것입니다. 그래서 그는 상대방에게 부정적인 감정을 드러내고, 허세를 부리면서 자신의 마음을 굽히지 않습니다. 그러니 이는 부정적인 마음을 갖게 합니다.

그리고 이를 자세히 들여다보면, 자존심을 심하게 내세운다는 것은 그만큼 그의 열등감이 세다는 말이기도 합니다. 그래서 그 사람이 자존심이 세며, 이를 내세우기만 한다면 이는 그 사람의 열등감이 세며, 마음에 괴로움이 많다는 것을 말해주기도 합니다. 그러니 자존심은 내리고, 자존감은 올려야 합니다. 그리고 다른 이가 베푼 호의도 인정하고, 이를 받아들일 줄 알아야 합니다. 또한 다른 이에게 호의를 베풀 줄도 알아야 합니다. 그리고 현재 자신이 처한 상황을 인정하고, 받아들이며, 수용할 줄도 알아야 합니다. 그러면 이런 마음들은 우리의 자존감을 높여주며, 인생을 살 만한 곳으로 만들어줍니다.

이처럼 자존심은 내가 남에게 내세우는 것이며, 자존감은 내가 나에게 해주는 긍정적인 보상입니다. 그러니 남에게 내세우기만 하려는 자존심은 낮추고, 내 마음에 힘을 실어주는 자존감은 높여줘야 합니다. 그러면 내 삶의 가치도 높아지며, 지혜롭고 평온한 삶을 살 수 있게 됩니다. 그렇지 못하고 자신의 자존심만 내세우며, 현재 자신이 처한 실상을 받아들이지 못하고, 허세만 부리려고 한다면 이는 자신이 자신의 마음에 괴로움의 원인을 만들고 있는 것입니다.

## (8) 나쁜 마음을 전이합니다

인간은 사회적 동물입니다. 그래서 '유유상종'이며, '초록은 동색'이라는 말이 있습니다. 이는 같은 종류의 사람들끼리 서로 어울리면서 주변에 물들고 물들이며 사는 것이 인생이라는 것입니다. 이렇게 인생은 주변과 더불어서 같이 사는 삶입니다.

그러니 혼자서는 살기 쉽지 않은 것이 인생입니다. 그래서 인간은 서로 도와주고, 협동하면서 살아나가는 방법을 선택하기로 합니다. 그러나 인간의 마음은 같지 않습니다. 그래서 함께하는 삶을 통해 서로 도움을 주기도 했지만 서로 대립하기도 하면서 생존을 이어가야 했습니다.

그래서 인간의 삶은 발전하기도 했지만 퇴보하기도 하면서 굴곡진 삶을 살아가야 했습니다. 이처럼 인간이 상대방에게 전해주는 마음에는 좋은 전이도 있었지만 상대방과 척을 지게 되는 나쁜 마음의 전이도 있었습니다.

우리가 살고 있는 지구의 주변으로 엷은 공명의 장이 흐르고 있습니다. 이를 독일 뮌헨공과대 물리학자인 윈프리드 오토 슈만은 '슈만공명'이라고 합니다. 이런 '공명의 강' 안에서 살고 있는 지구인들은 지구를 통해 흐르는 에너지를 통해 서로 연결되며, 공명하는 삶을 살게 됩니다. 그래서 지구 안에 있는 지구인들의 사고, 행동 및 운명 등은 서로 연결되어 있습니다.

이처럼 지구상에 살고 있는 인간은 공명에너지를 통해 서로 연결되어 있는 하나의 공동운명체입니다. 그러니 서로 미워하고 싸우기보다는, 서로 도와주고 배려해줘야 합니다. 그래서 다른 지구인이 잘되면 나도 같이 잘된다는 것을 알아야 합니다.

그러나 서로 질투하고 시기하며, 못되게 하면 그것은 부메랑이 되어 결국은 나에게로 돌아와 나도 못되게 됩니다. 그러니 서로에게 좋은 마음으로 좋은 전이를 보내줘야 합니다. 이를 통해 주위에 행복한 사람이 많아지면 나도 같이 행복해집니다. 그리고 주위에 슬퍼하고 괴로워하는 사람이 많으면 나도 슬프고 괴로워집니다. 그러니 다른 이에게 보내주는 행복한 전이는 삶에 도움을 주지만 괴로운 전이는 삶을 황폐화시킵니다.

또한 내가 하기 싫은 것은 남도 하기 싫은 것입니다. 그러니 나에게도 이롭고, 남에게도 이로운 것을 다른 이에게 전이해줘야 합니다. 그러면 그것은 이익이 되며, 나에게로 다시 돌아옵니다.

그러나 우리의 마음에는 탐·진·치가 자리 잡고 있습니다. 그래서 이렇게 선뜻 나서며, 다른 이에게 좋은 마음을 전이해주는 것이 쉽지는 않습니다. 그래도 미래의 나를 위해서는 주변에 있는 사람들에게 좋은 마음의 전이를 보내줘야 합니다.

이렇게 인간의 삶은 늘상 주위의 영향을 받게 됩니다. 자식들은 부모님에게서 영향을 받고, 학생들은 선생님의 영향을 받습니다. 이렇게 우리는 주위의 친척, 친구, 동료들로부터 영향을 받으며 성장합니다. 특히 어렸을 때 부모님이나 선생님 등 주변에서 나에게 영향력이 큰 사람들이 나에게 보내주었던 말과 행동은 이후의 삶에 커다란 영향을 미치게 됩니다.

그러니 타인에게서 좋은 마음을 전이해 받고, 남에게도 좋은 마음을 전이해줘야 합니다. 그러면 이는 자신에게 이득으로 돌아옵니다. 그러나 나쁜 마음의 전이는 괴로움을 일으키는 원인이 되며, 이는 우리의 삶을 힘들게 합니다.


## (9) 몸의 질병은 심신을 나약하게 합니다

우리는 기분이 좋아지면 몸에 에너지가 충만해지고, 활력이 생기며, 몸에 있던 병도 사라지는 것을 느낍니다. 그러나 기분이 나빠지면 몸에 기력이 떨어지고, 활력이 없게 되며, 몸에 없던 병도 생기게 됩니다. 이렇게 몸과 마음은 에너지로 연결되어 있으며, 이를 통해 서로 간에 영향을 미치게 됩니다. 그래서 우리는 몸이 약해지면 마음도 약해지며, 몸이 힘을 얻게 되면 마음도 힘을 얻게 됩니다.

제가 아는 선배 한 분은 자신의 몸을 엄청 돌보시는 분입니다. 그는 자신의 건강을 지키기 위해서 술과 담배도 안 하고, 식단도 조절하며, 운동을 열심히 했습니다. 이렇게 그는 운동하며, 체력을 키우고, 산에도 맨발로 올라가며, 자신의 건강을 유지하려고 무척 노력했습니다. 그러나 그는 직장의 스트레스에서 오는 마음의 건강을 지키는 데는 소홀했습니다. 그리고 그는 오십이라는 비교적 이른 나이에 췌장암에 걸렸습니다. 그러자 그의 심신은 점차 활력을 잃기 시작했고, 마음은 나약해졌으며, 삶의 괴로움으로 고통스러워했습니다. 그래서 건강했을 때 그의 삶은 풍요롭고 행복했지만 건강을 잃자 그의 마음은 약해졌으며, 불안과 초조 등의 괴로운 감정들로 힘들어했습니다.

그래서 평상시에는 부드럽고 친절했던 그였지만 병이 든 후에는 마음에 분노와 짜증이 많아졌으며, 자신을 고립시키고, 마음은 약해졌습니다. 그리고 슬픔, 우울, 두려움 등으로 괴로워했습니다. 그래서 옆에서 이를 지켜보는 나의 마음도 아팠습니다.

이렇게 그가 받은 스트레스는 몸에 영향을 주었으며, 이로 인해 발생한 몸의 불편함은 그의 마음을 괴롭게 했습니다. 이처럼 심신은 연결되어 있으며, 몸의 고통은 마음의 괴로움으로 이어지고, 마음의 괴로움은 몸의 고통으로 이어졌습니다. 그래서 그토록 긍정적이고 쾌활했던 그는 괴로움 속에서 힘들어하다, 오십 대 중반의 비교적 젊은 나이에 세상을 떠나고 말았습니다.

이처럼 우리의 마음에 분노가 많으면 간이 상합니다. 그리고 간이 상하면 무서움이 많아지고, 분노를 자주 일으킵니다. 또한 생각이 너무 많으면 비장이 상합니다. 그래서 비장이 안 좋으면 고민이 많아지고, 생각을 지나치게 많이 합니다. 그리고 두려움이 많으면 신장이 상합니다. 그래서 신장이 안 좋으면 놀라거나, 공포심을 많이 일으킵니다. 그리고 너무 기뻐하면 심장이 상합니다. 그래서 심장이 좋지 않으면 가슴의 두근거림, 초조, 불안 등을 자주 느낍니다. 또한 슬픔이 지나치게 많으면 폐가 상합니다. 그래서 폐가 안 좋으면 슬픔을 자주 느낍니다.

이렇게 마음의 스트레스나 괴로운 감정이 몸을 해치는 원인이 되며, 몸의 질병이 마음을 상하게 하는 원인이 되기도 합니다.

그래서 몸이 건강하지 못하면 마음도 병들게 되고, 마음이 병들면 몸도 건강하지 못하게 됩니다. 이것은 심신이 에너지로 연결되어 있기 때문에 발생합니다. 그러니 마음의 건강도 유지하고, 몸의 건강도 지켜야 합니다. 그래서 에너지명상을 하면서 몸과 마음이 함께 건강할 수 있도록 해야 합니다. 그런 사람이 심신의 평온과 행복을 얻을 수 있습니다. 이처럼 몸의 건강을 유지하지 못하고, 이를 소홀히 여기는 사람은 마음이 괴로워지는 원인을 만들고 있는 것입니다.


## ⑩ 과도한 성적 욕망을 갖습니다

성에 대한 부정적인 생각은 과도한 성적 욕망을 갖게 합니다. 이는 과거생이나 인생의 초년기에 형성된 성에 대한 부정적인 기억들로부터 연유됩니다. 그래서 이를 통해 형성된 부정적인 기억들이 과도한 성적 욕망을 가져야만 생존을 유지할 수 있다고 마음에 오류의 기억을 일으키게 하는 것입니다.

그래도 모든 인간에게는 기본적이며, 본능적으로 갖게 되는 성적 욕망은 있습니다. 이는 종족을 유지하고, 인간으로의 삶을 유지하려는 본능입니다. 그러나 이것이 과도하거나 지나치게 되면 이는 집착과 분노를 불러오게 되며, 괴로움의 원인으로 작용하게 됩니다. 그래서 이때는 이를 다스릴 줄 알아야 합니다.

그래서 우선 '성적 욕망은 내가 아니며, 나의 것이 아니고, 나의 욕망이 아니다.'라고, 알아야 합니다. 그리고 '이는 본능이고, 일어나는 감정이며, 에너지의 순환이다.'라며, 일어나는 마음을 바라보고 이것이 자연적으로 사라지는 것을 통찰할 수 있어야 합니다. 그래서 '이것이 사라져도 나의 생존에는 아무런 영향이 없다.'라고, 무의식이 인정할 수 있게 해야 합니다.

그리고 이를 줄이거나 없애고 싶다면 우선 '남자다, 여자다'라는 일체의 판단을 하지 않아야 합니다. 이렇게 우리는 성적 대상이 눈앞에서 사라지면 욕망도 사라지는 것을 느낄 수 있습니다. 이는 외딴섬의 무인도에 혼자 있으면 욕망이 점차 쇠퇴하는 것과 같습니다. 그러면 무의식은 성적 욕망의 중식을 멈출 것이며, 더 이상 이를 확산시키지도 않을 것입니다. 그리고 이런 욕망의 실상을 있는 그대로 알아차릴 수 있게 되면 '그것은 종국에는 사라지는 마음일 뿐이다.'라는 것을 알게 됩니다.

이처럼 욕망 중에서도 종족을 유지시키며, 생존을 위해 강해진 것이 성적 욕망입니다. 그래서 이는 다른 욕망인 물욕, 명예욕 등에 비해서는 쉽게 풀리지 않습니다. 그러나 무언가 과도한 성적 욕망이 따로 있어서 이것이 일어나는 것이 아닙니다. 이는 마음에서 일어나는 감각적 욕망이 점차 커지면서 발생하는 과도한 감정에너지의 일종일 뿐입니다. 그러니 성적 욕망을 건전하게 유지하기 위해서는 에너지명상으로 마음을 건전하게 유지할 수 있어야 하며, 이를 다스릴 줄 알아야 합니다.


## ⑴ 심신의 에너지 통로가 막힙니다

어릴 때는 건강하고, 활력이 충만하며, 에너지가 넘칩니다. 그래서 별도의 에너지 보충제가 필요 없습니다. 그러나 나이가 들수록 심신의 에너지가 부족해지며, 활력이 떨어집니다. 그래서 심신의 활력을 유지하기 위해서는 에너지 보충제가 필요하기도 합니다. 이렇게 나이가 들면서 심신의 활력이 떨어지는 것은 심신으로 흐르는 에너지의 연결통로가 탄력성이 떨어지고 막히면서 발생하게 되는 현상입니다.

그래서 고지혈증은 혈액 순환의 통로가 원활하지 못한 것이며, 역류성 식도염은 위장과 연결된 식도의 통로가 원활하지 못한 것입니다. 그리고 슬픔, 분노, 두려움, 불안, 불만, 죄책감, 수치심, 질투, 집착, 불만족, 신경쇠약, 불면증, 현기증, 간질, 두통, 동맥경화, 신경통, 심장 질환, 뇌 질환, 눈 질환, 코 질환, 구강 질환, 폐 질환, 간 질환, 비장 질환, 위장 질환, 담낭 질환, 요통, 다리 통증, 천식, 폐렴, 기관지염 및 어깨 통증 등 심신으로 나타나는 수많은 부정적 증상들은 심신으로 흐르는 에너지의 흐름이 원활하지 못해서 발생하는 현상들입니다.

이렇게 에너지 통로의 이상으로 심신으로 흐르는 에너지가 원활하게 흐르지 못하면 이것이 고이게 되며, 노화에너지가 심신에 발생하게 됩니다. 그런데 노화에너지가 심신의 바깥으로 배출되지 못하고 심신에 쌓이게 되면 이것이 심신의 활력을 떨어트리며, 심신에 질병을 발생시킵니다. 이렇게 에너지 연결통로의 이상은 심신의 이상으로 이어집니다.

이때 마음에 괴로움을 주는 원인인 탐·진·치는 심신으로 흐르는 에너지의 연결통로를 막히게 하는 주요 요인이 됩니다. 그러면 이를 통해 마음에 불안, 초조 등의 괴로운 감정들이 발생하게 되며, 이는 괴로움으로 이어집니다.

그러나 에너지의 연결통로가 원활하게 흐르면 생명에너지의 흐름은 활성화되고, 심신의 노화에너지는 몸 밖으로 배출되며, 심신은 건강을 유지할 수 있게 됩니다. 그러니 평상시에도 심신을 연결하는 에너지의 연결통로를 잘 뚫어주면서 이를 깨끗하게 유지시켜줘야 합니다. 그래야 마음에 괴로움이 사라지며, 심신은 건강을 유지할 수 있습니다. 그것이 에너지명상의 이익입니다. 이를 통해 괴로움의 발생은 줄어들 것이며, 괴로움이 일어나도 바르고 빠르게 치유할 수 있습니다.

이상과 같이 괴로움의 원인인 탐·진·치에 대해 다양하게 살펴보았습니다. 다음 장에서는 이들 괴로움의 원인으로 인해 발생되는 괴로운 감정들에 대해 살펴보겠습니다.

# 2
# 괴로운 감정

우리는 괴로움은 싫어하고, 즐거움은 좋아합니다. 그리고 즐거울 때는 그곳에 오래 머물고 싶어 하며, 괴로울 때는 그곳에서 빨리 벗어나고 싶어 합니다. 이는 괴로움은 나에게 안 좋은 영향을 준다고 알고, 즐거움은 나에게 좋은 영향을 준다고 알기 때문입니다. 그리고 우리에게 괴로움을 일으키는 원인으로는 앞장에서 살펴본 탐·진·치가 있습니다. 이를 원인으로 해서 우리의 마음에는 괴로운 감정이 일어납니다.

이렇게 우리에게 일어나는 괴로운 감정에는 불안, 초조, 우울 및 두려움 등이 있습니다. 그런데 어떤 때는 마음이 이를 활용하기도 하고, 어떤 때는 이로 인해 마음이 황폐화되기도 합니다. 그러니 괴로움에 대해 바르게 알고, 이들이 일어나는 것을 다스릴 줄 알아야 합니다. 그래야 마음이 괴로움으로 빠지지 않습니다. 그래서 괴로움에 대해 알아보기 위해 우선 괴로운 감정들에 대해 살펴보겠습니다.

## ⑴ 죽음의 공포는 외롭고, 쓸쓸합니다

　인간에게 다가오는 가장 큰 괴로운 감정 중의 하나가 죽음의 공포입니다. 인간의 삶은 죽음으로 끝이 납니다. 그리고 이를 피할 수 있는 사람은 지구상의 어디에도 없을 것입니다. 그래서 모든 괴로운 감정들의 끝에는 항상 죽음의 공포가 도사리고 있습니다. "이러다 죽지 않을까?", "이러다 죽을 것 같아!" 그런데 사람들은 왜 자신이 죽는다는 것에 그렇게 큰 공포를 느낄까요? 우리는 묘지 근처에 가면 황량하고, 쓸쓸하며, 무서운 느낌을 갖게 됩니다. 그러나 묘지의 쓸쓸함이 인간이 죽음에 대해 극도의 공포심을 가져야 하는 이유의 전부인 것은 아닙니다.

　우리는 이미 수많은 생을 거치면서 죽음을 경험했습니다. 그리고 죽음으로부터 사랑하는 가족, 친지들과 헤어지며 갖고 있던 모든 것들과도 이별해야 했습니다. 그러면서 이런 외롭고 쓸쓸한 감정들이 우리의 세포기억을 통해 세대를 뛰어넘으면서 현재로까지 이어지고 있습니다. 이를 통해 형성된 세포기억들은 우리에게 죽음의 공포가 가장 외롭고, 쓸쓸하며, 괴로운 감정이라고 각인시켰습니다. 그래서 무의식은 "죽음은 우리를 극도의 괴로움으로 인도하기 때문에 이를 피해야 한다."라고, 우리를 압박하며, 죽음을 떠올리지도 말라고 합니다.

　그런데 사회생활에서의 압박이 극대화되면 실제 죽음과는 상관없는 상황에서도 우리는 죽음과 같은 극도의 공포를 느끼곤 합니다. 이는 현 상황에서 벗어나게 하려고, 무의식이 거짓 공포에 근거한 생존을 지시한 것입니다. 그리고 이를 이성적 사고라고 포장하며, 공포를 총동원해서 생존에 실패하지 말라며 우리를 압박하고 있는 것입니다.

6살 소년이 있었습니다. 그는 물놀이를 좋아했습니다. 어느 날 그는 식인 상어가 나오는 영화를 봅니다. 영화에서는 식인 상어가 나와 물속에서 끔찍하고 잔인하게 사람들을 해쳤습니다. 이런 영화를 본 후에 물놀이를 좋아하던 소년은 상어와 물에 대한 공포로 인해 물속에 들어가는 것을 극도로 두려워하게 되었습니다. 이런 충격적인 트라우마가 무의식에 극도의 공포를 저장한 것입니다. 이후로 그는 바닷가에 가면 죽음의 공포기억이 되살아나며, 심신이 물에 대한 거부반응을 일으키면서 물에 들어가지 못하게 됩니다. 이렇게 마음은 공포라는 거짓 정보를 무의식에 심으며, 심신에 비상사태를 선포합니다. 그러면 이런 죽음의 공포기억은 그의 심신에 오작동을 일으키게 하며, 이는 정상적인 심신의 활동을 방해하게 됩니다.

그런데 이는 거짓 정보이며, 오류의 기억입니다. 그것은 실제가 아닙니다. 그러나 이렇게 잘못된 기억의 믿음은 그에게 죽음의 공포를 느끼게 하며, 별일이 아닌데도 스트레스 반응체계를 혼란스럽게 하고, 심신에 문제를 일으키게 합니다.

이처럼 인간에게는 어떻게 해서든 존재의 삶을 유지하려는 생존본능이 다른 어떤 마음보다도 우선적으로 작동되고 있습니다. 그래서 존재의 삶을 유지하기 위해서는 죽는 것이 낫다고 판단하면 마음은 자살을 선택하게 하기도 합니다. 이때는 세대를 넘어 유전하려는 '소멸의 공포'가 자살을 선택하려는 '자살의 공포'를 뛰어넘은 것입니다. 그런데 문제는 이런 극도의 공포가 감정으로만 끝나는 것이 아니라는 것입니다. 이는 우리 심신의 면역체계에 있는 비상 스위치를 꺼버린다는 것입니다. 그러면 이는 우리의 심신을 병들게 합니다. 그러니 여기에서 벗어나야 합니다. 그래서 우리가 죽음의 공포를 뛰어넘을 수 있다면 우리는 인간의 삶에서 더 이상 괴로울 것도 없게 됩니다.

그리고 연기법의 세상에서는 죽음이 꼭 슬프거나, 공포스러운 것만은 아닙니다. 이는 새로운 존재로 새롭게 출발할 수 있는 기회가 되기도 합니다. 그래서 삶의 여정에서 죽음은 끝이 아니며, 새로운 삶을 출발할 수 있는 시작점일 수도 있습니다. 그것을 모르는 것은 죽음에 대해 아는 것이 아닙니다. 그러니 죽음을 공포로만 받아들일 것이 아니라, 이를 더 나은 삶을 향해 출발하는 준비의 시간으로 가질 수도 있습니다.

그래서 미래생에 더 나은 삶을 얻기 위해서는 현재의 인생을 참되게 살아야 합니다. 그러면 죽음의 공포는 사라질 것이며, 더 나은 내일을 꿈꿀 수도 있습니다. 이렇게 죽음을 미래생을 위한 준비의 시간으로 생각할 수도 있습니다. 이것이 웰다잉입니다.

이와 같이 죽음의 공포는 외롭고, 쓸쓸합니다. 그러나 죽음은 오히려 새로운 삶을 살 기회의 시간이 될 수도 있습니다. 그러니 참된 삶을 살아온 사람에게는 오히려 죽음이 선택의 시간이 될 것입니다. 이렇게 죽음의 진실에 대해 알게 되면 더 이상 죽음은 공포의 대상이 되지 않습니다. 그러니 죽음의 공포에 대한 실상을 바르게 알아야 합니다. 그래야 죽음의 공포에서 벗어날 수 있게 되며, 참된 삶을 살면서 인생을 있는 그대로 받아들이고, 행복한 삶을 이어갈 수 있게 됩니다.

## ⑵ 중독은 인간을 수렁에 빠트립니다

중독이라는 말에는 부정적인 의미가 담겨 있으며, 자신의 의지로는 통제할 수 없는 상황에 이른 것을 말합니다. 그래서 중독자는 중독에 끌려다니는 수동적인 삶을 살게 됩니다. 그러나 그들은 중독이 자신들이 현실에서 살 수 있는 최선이며, 유일한 길이라고 여깁니다. 그래서 한번 중독에 빠지면 여기에서 벗어나기가 쉽지 않습니다. 따라서 술, 담배 및 마약 등에 중독됐다면 이를 자신의 의지로는 해결할 수 없습니다.

이처럼 중독자들은 자신이 살기 위해 중독을 선택한다고 말합니다. 그리고는 매번 후회하고, 괴로워합니다. 그러나 이들은 중독이 잘못된 선택이라는 것을 알면서도 여기에서 빠져나올 의지를 전혀 내지 못합니다. 그것은 중독을 선택하려는 마음이 자신의 의지를 이미 넘어섰기 때문입니다. 이렇게 그들의 마음에는 중독을 유지하라는 무의식의 힘이 이미 너무 강하게 형성되어 있습니다. 그러니 이를 두고 어리석다고 하는 것입니다. 자신이 살기 위해 하려는 행동이 자신을 죽음의 길로 몰고 있기 때문입니다. 이렇게 무의식은 생존을 유지시켜주겠다고 마음을 현혹시키면서 이들의 삶을 파괴하고 있습니다.

주변에 강○○이라는 학생이 있었습니다. 그녀가 날씬하다는 것을 주변 사람들은 다 압니다. 그러나 섭식장애가 있는 그녀만 그것을 모릅니다. 그녀는 거울을 보면서 항상 자신을 왜곡하면서 바라봅니다. 자신의 눈에는 자신의 모습이 항상 뚱뚱하며, 이상하게 보입니다. 이와는 반대로 거식증 환자가 있습니다. 그는 자신의 뚱뚱함을 보지 못합니다. 자신의 모습이 그렇게 보이는 것은 거울의 문제이며, 옷의 문제라고 여깁니다. 이렇게 자신이 과체중인 것을 절대 인정하지 않습니다. 그리고 이런 왜곡된 믿음은 오류의 행동으로 나타납니다. 이렇게 자신의 의지를 넘어선 마음은 그들을 그곳에서 헤어나지 못하게 합니다.

이것이 중독에 대한 가장 비합리적이며, 오류투성이인 무의식의 믿음체계입니다. 그래서 이런 마음에서 빠져나오는 것에 실패하는 가장 큰 이유 중 하나는 "그것은 불필요한 행동이다.", "나는 문제가 없다."라는 오류의 믿음체계가 무의식에 있기 때문입니다. 그러면 누가 뭐라고 해도 무의식이 믿는 대로 상황이 전개됩니다. 이처럼 중독에 빠진 사람들은 자신을 합리화하며, 현실을 왜곡하면서 바라봅니다. 그리고 그들은 중독에서 빠져나오는 것에 실패할 합리적인 이유들을 찾습니다. 그러니 중독에서 빠져나오기 위해서는 이렇게 오류를 가진 세포기억의 믿음체계를 합리적이며, 긍정적인 믿음체계로 바꿔줘야 합니다.

이와 같이 중독은 세포기억의 믿음체계인 무의식이 현재의 감정, 생각 및 행동에 대해 오류가 있는 판단을 하는 것입니다. 그래서 마음에 있는 무의식이 그것을 해야 살 수 있으며, 생존할 수 있다고 강력하게 우기고 있는 것입니다. 그러나 모든 사람들이 현재 일어난 현상에 대해 같은 감정, 생각 및 행동을 하는 것은 아닙니다. 그것은 자신의 경험이 다르며, 이를 통해 저장된 세포기억이 다르고, 현재 이루어지는 조건이 다르기 때문입니다.

그러니 근본적인 치유를 위해서는 부정적인 세포기억이 갖고 있는 무의식을 치유해야 합니다. 그래서 우선 자신이 중독이라는 것을 인정하고, 자신에게 부정적인 세포기억의 믿음체계가 있다는 것을 알게 해야 합니다. 이를 통해 중독이 생존을 위해 필요하다는 세포기억의 믿음체계를 바꿔줘야 합니다.

우리가 갖고 있는 중독은 절대 중독으로 치유될 수 없습니다. 중독에서 벗어나려는 의도가 중독되려는 의도를 넘어서야 중독에서 빠져나올 수 있습니다. 그래서 중독에 대한 괴로움의 뿌리를 볼 수 있어야 거기서 벗어날 수 있습니다. "아! 이것이 아니구나."라고, 무의식이 이를 인정할 수 있도록 해야 합니다. 그리고 중독으로 가장 피해를 입는 것은 자기 자신입니다.

그러니 중독을 비난만 할 것이 아니라, 여기에서 벗어날 수 있도록 주변에서 따뜻한 마음으로 그들을 도와줘야 합니다. 그리고 에너지명상을 통해 세포기억의 부정적이고 어두운 무의식을 긍정적이며 밝은 에너지로 바꿔줘야 합니다.


## (3) 불만은 거품처럼 일어납니다

내가 쌓은 노력과 얻게 되는 대가가 정확하게 일치하는 것은 아닙니다. 그리고 적게 일해도 대가를 많이 받고 싶은 것이 인간의 욕심이며, 많이 받아도 더 많이 받고 싶은 것이 인간의 욕망입니다. 이렇게 그칠 줄 모르고 증가하기만 하는 인간의 욕망으로 인해 불만은 거품처럼 일어나며, 쌓여만 갑니다.

이와 같이 자신이 받고 싶은 것과 주어지는 것에 차이가 있는 것은 지나온 과거생의 인과가 다르기 때문입니다. 그런데 이런 차이로 인해 인간의 마음에서 불만이 거품처럼 부풀며 일어납니다. 그러나 열심히 일해도 적게 받을 수 있는 것이 인생입니다. 그래서 자신이 한만큼의 대가를 얻지 못할 수도 있습니다. 오히려 이들이 일치하는 경우보다 불일치하는 경우가 많습니다. 그것은 지금의 찰라행보다 지나온 과거생을 거치며, 쌓아놓은 행이 원인으로 인과의 법칙에 작용되기 때문입니다.

우리가 살고 있는 세상은 나날이 발전하고 있습니다. 그러자 예전에는 사치품이었던 것들이 이제는 일반용품이 되고, 예전에는 일반용품이었던 것들이 이제는 생활필수품이 됐습니다. 이를 통해 인간의 실제적인 궁핍은 줄어들고 있습니다. 그래도 인간의 상대적인 궁핍은 여전히 남아 있습니다. 오히려 경제력의 차이로 인해 인간의 상대적인 궁핍이 더 크게 느껴질 수도 있습니다. 그래서 이제는 자신이 우월하다고 생각하던 사람들도 불만을 제기하고, 동등하다고 여기던 사람들도 불만을 제기합니다. 이렇게 현대사회에서는 인간의 상대적인 불만들이 점차 커지고 있습니다. 그리고 이는 우리의 삶을 점차 옥죄어오고 있습니다. 또한 한국 사회에서 일어나는 상당 부분의 불만들은 과거의 신분사상이 저변에 깔려 있습니다.

그래서 한국인들의 마음에는 양반, 평민, 노비 등의 계급사상이 무의식에 담겨 있습니다. 이런 양반사상은 내가 남들보다 우월한 삶을 살아야 한다는 생각으로 변질되며, 현실에 만족하지 못하게 하고, 불만이 쌓이게 되는 원인을 제공합니다. 이렇듯 현대인들은 기대와 대가 사이에서 현실에 만족하지 못하게 되며, 불만을 거품처럼 키우고 있습니다. 그래서 자신은 제대로 된 대접을 받지 못하며, 차별받고 있다고 생각합니다. 이렇게 주어진 현실과 자신의 만족 사이에 거리가 큰 만큼 불만은 거품처럼 일어나며, 쌓여만 갑니다.

그래도 인간이 갖고 있는 심신에 실질적인 차이는 엄연히 존재합니다. 그리고 자신이 받고 있는 현재의 대가는 현재뿐만이 아니라, 과거의 전체 생에서 자신이 쌓아놓은 원인들로 인해 현재에 받게 되는 결과물인 것입니다. 그런데 이를 인정하지 못하고 받아들이지 못하기 때문에 마음에 불만이 생기고, 이것이 거품처럼 부풀며, 커지고 있는 것입니다. 이것은 만족을 모르고 부풀기만 하는 특성을 갖고 있는 탐·진·치가 인간의 마음에 자리잡고 있기 때문에 나타나는 현상이기도 합니다.

그래서 불만이라는 괴로움에서 벗어나기 위해서는 모든 인간에게는 차이가 있으며, 내가 전생을 비롯한 과거생에서 쌓아놓은 원인만큼의 대가를 현재에 받게 된다는 것을 알고, 이를 받아들일 줄 알아야 합니다. 그러나 그렇지 못하고, 내가 더 많은 대가를 받아야 한다고 주장만 한다면 불만은 해소되지 않을 것이며, 이는 자신의 마음을 괴롭게 할 뿐입니다.

이렇게 기대와 대가 사이에서 나타나는 차이는 불만을 유발합니다. 그리고 이런 불만의 요인들은 세대별, 사회별로 차이가 있으며, 다양하게 나타나게 됩니다. 그러니 이미 형성된 자신의 외부적인 조건은 당장 바꿀 수 없더라도, 내적인 조건인 마음의 행복은 에너지명상을 통해 언제든지 이를 다스릴 수 있습니다. 그래서 에너지명상을 통해 자신의 현실을 깨끗하게 인정하고, 이를 받아들일 줄 알게 되면 마음은 평온해지며, 더 나은 미래를 향해 나아갈 수 있게 됩니다.

## (4) 질투는 결과만 봅니다

주변에 돈이 많고 유명한 5명의 사람들이 있었습니다. 그런데 그들을 가만히 관찰해보니, 이들 중에 1명은 돈이나 명성에는 큰 관심이 없는 사람입니다. 그래서 그는 돈과 관계 없이 항상 행복한 삶을 살고 있었습니다. 그러나 4명은 돈은 많으나, 불안과 스트레스를 만들면서 항상 괴로워합니다.

그들을 살펴보니 그들은 돈은 많았으나, 마음에 질투 등의 부정적인 마음이 많았습니다. 이렇게 그들에게서 나타나는 행복과 불행의 차이는 돈에 있지 않았습니다. 그것은 행복은 이를 받아들이려는 자신들의 마음에 달려 있기 때문이었습니다. 그리고 사람을 불행하게 만드는 마음 중의 하나가 현실에 만족할 줄 모르며, 주변에 대해 질투하는 마음입니다. 그래서 질투는 만족을 모르게 하며, 끊임없이 마음에 괴로움을 일으키게 합니다.

그런데 이런 질투하는 마음의 기저에는 불만의 마음이 깔려 있습니다. 그것은 자기는 준 만큼 받지 못한다는 것이며, 자기는 주는데도 받지 못한다는 것입니다. 그리고 내가 받아야 할 대가를 다른 사람이 가로챈다는 것입니다. 그러니 내가 받지 못하면 다른 사람도 받을 수 없어야 합니다. 이렇게 그는 현 상황이 불공정하다고 생각합니다. 이렇게 질투하는 마음은 다른 사람과 나를 비교하면서 불만족하는 마음으로부터 나옵니다.

그래서 외풍이 심하고, 비위생적인 오두막에서 살더라도 다른 사람들도 나와 동등한 환경에서 산다면 그는 다른 이들을 질투하지 않습니다. 그러나 쾌적한 집과 편안한 일자리가 있어도 동창회에서 옛 친구가 더 좋은 회사에 다니며, 자신보다 많은 연봉으로 큰 집에 산다는 이야기를 들으면 그는 집으로 돌아가는 길에 자신은 왜 이렇게 불행하냐며, 그에게 질투를 일으킵니다. 이렇게 우리는 자신의 주위에 있는 사람에게서 가장 많은 질투를 느낍니다. 그러니 견디기 힘든 질투는 주변 사람들에게 하는 것입니다. 그래서 TV에 나오는 어떤 이가 고대 그리스어를 잘한다고 해서 그를 질투하지는 않습니다.

이렇게 질투는 자신의 주위에서 나와 동등하다고 여기거나, 못하다고 여기는 사람들로부터 느끼는 감정입니다. 그래서 내가 돈을 잘 번다고 생각했는데 주변 동료가 돈을 더 잘 벌면 거기서 질투를 느낍니다. "내가 더 열심히 일을 했는데, 내가 왜 더 못 받아." 이것은 불공정하다고 생각합니다. 그러니 이런 생각은 상대적이며, 주관적인 생각에 지나지 않습니다. 그리고 이렇게 질투한다고 해서 내 삶의 질이 나아지는 것도 아니며, 행복해지는 것도 아닙니다.

그래서 어느 누구라도 자신은 사업가, 판사, 장관, 대통령이 될 수 있다고 생각할 수 있으며, 이렇게 되는 꿈을 꿀 수 있습니다. 그러나 이런 생각을 가진 모든 사람들이 모두 다 그렇게 되는 것은 아닙니다. 그리고 가난한 사람이라도 부자가 되는 꿈을 꿀 수 있습니다. 그러나 그런 생각을 가진 모든 사람들이 다 부자가 되는 것도 아닙니다. 이렇게 '나와 동등하고, 평등하다.'라고 여기지만 인생에서 받게 되는 대가에는 사람마다 차이가 있을 수 있습니다. 이것은 내가 받아야 할 것을 다른 이가 받는 것이 아닙니다. 이는 내가 과거생에 쌓은 원인으로 인해 지금의 나에게 주어지는 결과물일 뿐입니다. 그러니 지금 당장의 현실만을 보고 이의 결과물을 판단해서는 안 됩니다. 그러면 이는 마음에 괴로움을 남길 뿐입니다.

그리고 모든 성공이 만족으로 이어지는 것도 아니며, 모든 실패가 불만족으로 이어지는 것도 아닙니다. 그래서 실패하더라도 이에 만족하는 사람도 있습니다. 그는 과정을 사는 사람이며, 결과를 받아들일 줄 아는 사람입니다. 그래서 현재를 열심히 사는 그는 결과에 관계없이 항상 행복할 수 있습니다. 그래서 그를 현명한 사람이라고 합니다. 그리고 그런 사람은 남이 잘되는 것이 자신에게도 좋은 일이라는 것을 알고 있습니다. 그러니 이런 마음으로 살아야 질투에서 벗어날 수 있습니다.

이처럼 원한다고 해서 원하는 결과가 모든 사람들에게 주어지는 것은 아닙니다. 그리고 타인과 내 삶의 원인이 다르기 때문에 받게 되는 대가도 당연히 다르게 나타납니다. 이렇게 나타나는 결과를 원인과 연계해서 바라볼 수 있어야 합니다. 그래야 이로 인해 나타나는 결과를 있는 그대로 받아들일 수 있게 됩니다. 그러니 결과만 보지 말고, 과정도 볼 수 있어야 합니다. 그러면 과정을 통해서도 행복을 느낄 수 있습니다. 이를 통해 당신은 만족하며, 행복한 삶을 누릴 수 있게 됩니다.


## (5) 강박증은 애착이 강합니다

강박증은 자신의 의지와 관계 없이 불안한 생각이 계속 떠오르는 일종의 정신증을 말합니다. 그래서 그는 하지 않은 일을 마치 자신이 한 것처럼 느끼고, 사람을 때리며, 욕하고, 심지어는 다른 이를 죽인 것 같은 사실적인 느낌을 갖기도 합니다.

그리고 옆의 직원이 자신의 코를 만지고, 내 물건을 만지면 이에 대해 더럽다는 생각을 떨쳐버릴 수 없습니다. 그는 그것이 사실이 아닌 것을 알지만 사실인 것처럼 느낍니다.

그리고 이런 강박증은 내가 만들어낸 생각의 일종이며, 대부분 사실이 아닙니다. 그래도 한번 강박증이 일어나면 그는 자신의 마음이 안정될 때까지 다른 어떤 일도 하지 못합니다. 그리고 이는 계속 자신을 강박하며, 불안을 일으키게 합니다.

이런 강박증은 그가 지난 시절 마음에 심어놓은 것입니다. 그것은 자신을 인정받고 싶어 하는 마음이 큰 것이며, 과도한 자기보호본능이 작용하는 것이고, 생존본능의 일종입니다. 그래서 실패하지 않고, 현생의 삶을 이어가고 싶은 과도한 생존본능이 그에게 강박증으로 나타나는 것입니다. 이처럼 삶에 대한 애착이 특히 강한 사람에게서 강박증이 자주 나타납니다.

그래서 강박증은 현실의 세계에서 뒤로 숨으려 하면 할수록 더욱 커지게 나타납니다. 그러니 강박증에서 벗어나고 싶다면 우선 자신의 현 상황을 있는 그대로 인정하며, 이를 받아들일 줄 아는 마음의 힘이 필요합니다. 그래서 현생의 상황이 자신의 생존에는 아무런 문제가 되지 않는다는 것을 무의식이 알 수 있도록 해야 합니다. 그리고 자신의 소중한 삶에 대한 자신감을 갖도록 해야 합니다.

이처럼 강박증에서 벗어나기 위해서는 현실을 있는 그대로 바라볼 수 있는 마음의 힘이 필요합니다. 그래서 에너지명상을 통해 마음의 힘을 키우는 것이 좋습니다. 이렇게 마음의 힘이 커질수록 자신의 소중함을 있는 그대로 받아들일 수 있게 됩니다. 그러면 강박증의 크기는 점차 줄어들 것이며, 이에서 벗어날 수 있는 길이 열리게 됩니다.


## (6) 불안은 불균형에서 옵니다

　정신적으로 괴로운 감정 중에서 가장 흔하게 일어나는 증상 중에 하나가 '불안'입니다. 그래서 불안은 마음의 평온이 깨지며, 불균형하게 되는 모든 괴로운 감정들의 기저에 자리 잡고 있습니다. 따라서 불안이 일어나면 마음은 현실 세계에서 벗어나며, 현실의 뒤편으로 꼭꼭 숨어버립니다. 그래서 이런 상황을 알지 못하는 표면의식은 당황해하며, 비현실적인 선택과 행동을 하게 됩니다. 이렇게 불안은 정신적인 괴로움으로 이어집니다.

　이런 불안에는 정도에 따라 '현실적인 불안'과 '신경증적인 불안'이 있습니다. 여기서 '현실적인 불안'은 어느 정도는 이해할 수 있는 불안입니다. 이는 외부에서 위험이 예상될 때 생존본능에 의해 발동되는 불안이며, 이를 통해 인간은 심신이 비상 상태를 대비할 수 있도록 합니다. 그런데 진짜 위급한 상황인데도 불구하고 불안이 발동되지 않으면 오히려 이는 심신에 해를 끼칩니다. 그래서 위험이 가득한 숲속에 들어갈 때 느끼는 불안은 온 감각을 동원해 위험에 대비하라는 마음의 경고입니다. 그러나 이것이 과도하면 오히려 감각과 근육을 얼어붙게 하고, 현재의 상황을 더욱 악화시킬 수 있습니다. 그러니 불안이 일어나면 이를 다스리며, 마음이 평온을 유지할 수 있도록 해야 합니다.

　다음으로 '신경증적인 불안'이 있습니다. 여기에는 '기대 불안', '공포증을 동반하는 불안', '히스테리 증상을 동반하는 불안'이 있습니다. 먼저 '기대 불안'은 일어날 가능성 중 가장 끔찍한 가능성을 상상하게 하는 불안입니다. 이런 불안은 일반적으로 "어떤 것이 일어나면 안 되는데" 하는 것이 있을 때 일어납니다. 그리고 이런 불안은 우연도 불길한 조짐으로 해석하며, 모든 불확실성을 좋지 않은 의미로 해석합니다. 그래서 이런 조짐이 내외부에서 조금이라도 보이면 그는 불안해합니다. 그리고 이런 조짐이 없는데도 머릿속으로 그것을 떠올리면 마음은 불안하게 됩니다. 이렇게 기대 불안은 아직 일어나지 않은 것인데도 불구하고, 이를 미리 가정하면서 떠올리는 불안입니다. 그래서 이는 생각만으로도 일어나는 불안입니다.

다음으로 '공포증을 동반하는 불안'이 있습니다. 이는 특정 대상과 불안을 연결시킵니다. 이런 대상에는 작은 벌레, 곤충, 동식물, 닫힌 공간, 암흑 공간 및 높은 곳 등이 있습니다. 그리고 이런 대상은 사람마다 다양하게 나타납니다. 그래서 일반적인 상식으로는 전혀 이해가 되지 않는 대상들도 있습니다. 이는 지나온 세월 동안에 무의식에 저장된 공포로 인한 불안입니다. 그러니 이런 상태에 놓이면 그는 극심한 불안을 느끼게 됩니다. 이렇게 대상이 있는 공포는 극도의 불안을 야기시킵니다.

다음으로 '히스테리 증상을 동반하는 불안'이 있습니다. 이는 흥분 상태에서 발생하는 불안입니다. 그래서 그는 흥분하거나 긴장하면 불안해집니다. 그런데 이런 불안은 실제의 상황을 반영하는 것이 아니며, 실제와는 다른 경우가 많습니다. 그래서 이는 심신에 심각한 불균형을 초래합니다.

이처럼 생각과 실제, 그리고 욕구와 불확실성 사이에 불균형이 발생하면 이는 불안을 야기시킵니다. 그리고 불안은 불균형한 모든 괴로운 감정들의 기저에 자리 잡고 있습니다. 그래서 괴로운 감정이 일어나면 마음은 불안해집니다. 그러니 에너지명상으로 현실을 있는 그대로 인정하며, 이를 볼 수 있는 능력을 키워야 합니다. 그래야 불안한 마음에서 벗어날 수 있습니다.

### (7) 후회와 걱정은 부정을 키웁니다

지금 하고 있는 행동과는 다른 생각을 하고 있다면 그것은 과거나 미래에 대한 것일 가능성이 높습니다. 한번 마음을 관찰해 보세요. "나는 지금 무슨 생각을 하고 있는지? 그곳에서는 어떤 일들이 벌어지고 있는지? 그리고 나는 그 속에서 편안한지?" 이렇게 살펴보면 내가 하고 있는 대부분의 생각들은 과거나 미래에 대한 것들일 것입니다. 그리고 이것이 지속되면 과거는 후회하고, 미래는 걱정하면서 마음은 괴로워할 것입니다.

그런데 이렇게 하는 후회는 과거에 대한 부정을 키우며, 걱정은 미래에 대한 불확실성을 키웁니다. 이를 통해 마음에 부정과 불확실성이 커지면 우리의 마음에는 어둠의 장막이 씌워집니다. 그러면 이렇게 형성된 어둠의 장막을 거치면서 나오는 마음들은 부정적이게 됩니다. 이는 마음의 바른 선택에 장애를 갖게 하고, 그릇된 판단을 하게 하며, 앞으로 전진하지 못하고, 머뭇거리게 하며, 뒤로 물러서게 합니다. 그러니 이런 행동은 자신도 괴롭게 하며, 남도 괴롭게 하는 것입니다.

그런데 이런 부정적인 생각들은 여기에서 멈추지 않습니다. 이는 또 다른 부정적인 생각의 조각들로 이어집니다. 그리고 이렇게 이어지는 생각들로 인해 마음에는 더 큰 부정적 감정들이 들어서게 됩니다. 그래서 후회와 걱정을 많이 하면 몸에 힘이 빠지고, 매사에 의욕이 없어지며, 마음은 혼란스럽게 됩니다. 이렇게 후회와 걱정은 이미 일어난 문제를 해결해주는 것이 아니며, 끝없는 괴로움 속으로 마음을 빠트릴 뿐입니다.

그리고 이미 일어난 과거를 후회로 포장한다고 해서 잘못이 없어지는 것도 아니며, 이미 이루어진 원인이 바뀌는 것도 아닙니다. 이렇게 원인이 바뀌지 않는 한 나타나는 결과는 바뀌지 않을 것입니다. 그리고 미래를 걱정만 한다고 해서 미래가 바뀌는 것도 아닙니다. 그래서 사필귀정입니다. 일어날 일은 반드시 일어납니다. 그것은 원인이 있기에 그것이 결과로 나타나는 것입니다. 그러니 걱정만 하는 대신에 올바르게 대비하고, 대책을 세우며, 이를 토대로 올바르게 행동해야 합니다.

그럼에도 불구하고 우리는 과거에 대한 후회와 미래에 대한 걱정으로 마음에 오만 가지 생각을 하며, 괴로움으로 향하는 길을 가고 있습니다.

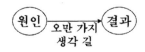

이렇게 인간은 불필요한 오만 가지 생각을 하며, 후회하고, 걱정하면서 뜬눈으로 밤을 꼬박 지새우기도 합니다. 그래도 인간은 더 나은 미래를 위해서는 과거는 반성하고, 미래는 대비해야 합니다. 다만 반성하고, 대비한다고 하면서 여기에 부정적인 감정을 덧붙이며, 후회와 걱정으로 괴로워하지 말라는 것입니다. 그러니 지나간 과거는 추억으로 남기고, 현재를 통해 미래를 대비할 줄 알아야 합니다. 이것이 현재를 사는 현명한 사람입니다.

이를 통해 그는 행복을 얻을 수 있게 됩니다.

이렇게 인생의 길을 따라 전진하며, 성장하고 있는 사람의 삶은 과거나 미래가 아닌 현재를 사는 삶이 되어야 합니다. 그러면 이를 통해 행복은 당신의 앞으로 성큼 다가올 것입니다. 그러니 이미 일어난 일을 후회의 대상으로 여길 것이 아니며, 여기에 부정적인 감정을 쌓지도 말고, 이를 더 나은 미래를 위한 발판으로 삼아야 합니다. 이를 통해 내가 더 이상 후회나 걱정하면서 후퇴하지 않도록 해야 합니다. 그러니 과거와 미래를 위해 현재를 충실하게 사는 삶이 되어야 합니다.


## ⑻ 울화는 무관심에서 옵니다

내가 방에 들어갔는데 아무도 나를 쳐다보지 않습니다. 방 안에 있는 어느 누구도 나에게 눈길조차 주지 않습니다. 대꾸도 안 하고, 신경도 안 씁니다. 이렇게 그들은 나를 죽은 사람 취급합니다. "내가 돈을 적게 번다고 나를 무시하는 거야!" 그러면 나는 서글퍼지고, 울화가 치밀어 오릅니다. "내가 투명인간인가, 자기들한테 내가 그동안 어떻게 해줬는데, 나를 이렇게 대접하다니!" 이렇게 주변에서 무관심하며, 소외당하는 나는 사소한 것에도 서운함을 느끼며, 울화가 치밀어 오릅니다.

또한 동료가 인사를 건성으로 하거나, 연락에 답장이 없으면 마음이 시커멓게 멍이 듭니다. "나를 무시하는 거야!" 이런 무시는 마음속에 있던 울화를 더욱 키우게 됩니다. 이렇게 우리는 무시라는 작은 바늘에도 마음에 상처를 받을 수 있습니다. 그리고 이는 마음에 날카로운 구멍을 내기도 합니다. 그런데 이렇게 구멍난 마음을 메워놓지 않으면 마음에 냉기가 들며, 독기를 품게 합니다. 그러면 이런 마음은 방향을 틀어 다른 사람들에게 독설의 비수를 날리게 합니다. 이렇게 울화가 치민 마음은 합리적인 이성과는 반대 방향으로 행동하게 합니다. 따라서 울화에서 벗어나지 못하면 나와 남을 이롭지 못하게 합니다.

사람들은 누구나 존중받고 싶어 하며, 사랑받고 싶어 합니다. 그것은 남녀노소, 인종 및 나이에 상관 없습니다. 그러니 누구라도 무시받고, 괄시받는다고 느끼면 마음에서 울화가 치밀어 올라오게 됩니다. 이렇게 울화는 다른 이들로부터 받는 표정이나 말투 등에서 느끼는 무시와 괄시라는 감정으로부터도 발생합니다. 그래서 촌철살인이라는 말이 있습니다. 한마디의 말로도 사람을 죽일 수도 있고, 살릴 수도 있다는 말입니다.

그러니 상처 난 마음을 달래주며, 울화를 치유해줘야 합니다. 그리고 이를 치유하는 방법은 배려나 대접이라는 작은 행동으로도 가능합니다. 이는 타인에 대한 존중과 사랑입니다. 이렇게 따뜻한 한마디 말로도 울화는 풀릴 수 있습니다. 이를 통해 우리는 존재의 이유를 찾을 수도 있습니다. 이렇게 작은 선물에도 울화는 치유될 수 있으며, 이를 통해 행복을 느낄 수 있는 것이 인간입니다. 그래서 인간은 복잡하면서도 단순한 존재입니다.

이렇게 울화가 치미는 이유는 무시와 괄시라는 무관심과 홀대에서 올 수 있습니다. 그리고 여기에는 마음에 무시받고, 괄시받는다는 생각이 있다는 것입니다. 그래서 이때 필요한 것은 그 사람에 대한 따뜻한 배려, 존중 및 사랑입니다. 이렇게 따뜻한 한마디의 말이 울화로 죽어가던 사람도 살릴 수 있습니다. 그러니 우리들은 서로를 존중하며, 따뜻하게 배려해줘야 합니다. 이런 마음으로 상대를 대하면 이것은 다른 이에게도 이득이며, 나에게도 이득으로 되돌아옵니다. 이것이 바로 나도 잘 살고, 남도 잘 사는 길입니다.

## ⑼ 정신 질환은 급격한 변화를 유발합니다

정신 질환은 일반적인 괴로운 감정들보다 증세가 심한 경우를 말합니다. 이들은 정신적인 부조화를 원인으로 해서 발생하며, 심신에 심한 부정적 영향을 미치게 됩니다. 그래서 이들은 적극적으로 치유되어야 하며, 다스려져야 합니다. 가장 대표적인 정신 질환으로는 정신분열증(조현병), 공황장애, 대인공포증, 조울증 및 편집증(의처증, 의부증) 등이 있습니다. 이들 정신 질환은 뇌속 신경전달물질에 급격한 변화를 발생시킵니다. 그리고 심신의 안정도 급격하게 저하시킵니다. 그래서 이의 치유를 위해서는 약물치료 등의 의학적인 방법을 병행하기도 합니다. 그러니 이들에 대해 알아야 이들을 치유할 수 있습니다. 따라서 이들의 증상과 원인들에 대해 살펴보겠습니다.

우선, 심신의 건강에 심각한 영향을 미치는 정신 질환으로 정신분열증이 있습니다. 이는 망상이나 환각 등의 증상을 일으키게 됩니다. 그런데 내담자는 이렇게 나타나는 망상, 환청 및 환시 등을 실제라고 생각합니다. 그리고 그들은 이런 현상들이 실제로 보이고, 들린다고 말합니다. 그래서 이들에게는 현실과 환상을 뚜렷하게 구별하는 것이 쉽지 않습니다. 이는 뇌 속 신경전달물질의 변화로 인해 착시가 발생한 것입니다. 이런 증상은 유전으로 인한 선천성 질환이거나, 스트레스나 트라우마 등으로 인해 발생합니다. 이때는 뇌에서 도파민이 과잉 분비되기도 합니다. 그리고 이는 뇌의 에너지 순환에 문제를 발생시킵니다.

그러면 이를 통해 그는 극심한 망상과 환청에 시달리게 됩니다. 그래서 이런 증상은 집중력을 떨어트리며, 공황장애에 이르게 하기도 합니다. 때로는 변비와 극도의 피로감을 느끼기도 합니다. 그래서 이를 치유하기 위해 의학적인 치료를 병행하기도 합니다. 그리고 에너지명상으로 심신으로 흐르는 에너지의 순환이 원활하게 되도록 합니다. 또한 꾸준한 운동과 유익한 활동 등을 하며, 일상생활에 안정과 균형을 유지하는 것이 중요합니다. 그리고 무엇보다도 치유하려고 하는 내담자의 강한 의지와 꾸준한 치유가 필요합니다.

두 번째 정신 질환으로 공황장애가 있습니다. 이것이 발생하게 되면 마음은 공황 상태에 빠지며, 실제 상황에 바르게 대처하지 못하게 됩니다. 가령 직장에서 동료가 죽는 것을 목격한 후에 내담자는 이의 충격으로 다시는 사무실로 들어갈 수 없게 됩니다. 그의 신체는 정상이지만, 그 공간에 들어가려고 하면 이마에서 식은땀이 나며, 호흡이 가빠집니다. 그리고 그는 직원들과 마주치면 일정한 저항감을 느끼기도 합니다. 이로 인해 그의 사회생활은 힘들어지며, 죽을 것 같다고 느끼기도 합니다.

이렇게 그는 마음이 공황 상태에서 벗어나지 못하게 되며, 더이상 그 공간에 들어갈 수 없게 됩니다. 이는 타인과의 사이에서 겪게 되는 배신이나 모욕 등의 다양한 악재들에 의해서도 발생합니다. 그래서 인간사의 고통에 의해서 발생하는 공황장애는 인간의 전체 삶에 멍에를 씌우게 되며, 인간을 고립시키고, 마음을 공황의 상태에 빠지게 합니다.

세 번째 정신 질환으로 대인공포증이 있습니다. 이는 타인으로부터 인정받고 싶어 하고, 타인에게 잘 보이고 싶어 하는 욕구가 크며, 자신의 부정적인 면을 숨기려 할 때 많이 나타납니다. 그에게는 좌절감, 자존심 및 열등감이 공존하고 있으며, 결코 포기하지 않는 강한 집념이 있기도 합니다. 그래서 이런 증상이 있는 사람은 쉽게 자존심이 상하며, 이를 못 견뎌 합니다.

그래서 그는 당면한 문제에 집중하지 못하게 되며, 극단적인 선택을 시도하기도 합니다. 또한 그는 자신의 자존심에 관심이 많으며, 세상사에 불안해하고, 걱정이 해소될 때까지 발생한 문제에 집착하며, 작은 신체적인 결함에도 예민하게 행동합니다. 그래서 그는 정상적인 신체 접촉임에도 불구하고 이를 왜곡하며, 공포스러운 감정을 느끼기도 합니다.

네 번째 정신 질환으로 조울증이 있습니다. 이는 조증과 우울증이 주기적으로 발생하는 것입니다. 조증은 정신적 에너지가 급상승하며, 기분이 지나치게 상승하고, 과대망상으로 이어지기도 합니다. 그래서 그들은 때로는 폭력적으로 변하기도 합니다. 그리고 이런 상태가 일주일 이상 지속되면 이를 조증이라고 합니다. 그리고 우울증은 정신 기능이 급속도로 저하되는 것을 말합니다. 그래서 우울증은 지금 이 순간에 내가 하고 있는 모든 행동들은 불행이며, 할 수 있는 최선도 불행이라고 생각합니다.

이렇게 그는 자포자기하며, 자신을 불행하게 만드는 행동을 실행에 옮기려고 합니다. 그래서 그는 자살을 선택하기도 하며, 이것이 합리적인 선택이라고 생각합니다. 이렇게 조증의 조급하고 흥분된 상태와 우울증의 억눌린 상태가 주기적으로 반복해서 나타나는 증상을 조울증이라고 합니다. 그러면 그의 인생은 갈피를 잡을 수 없게 되며, 대혼돈에 빠지게 됩니다.

다섯 번째 정신 질환으로 편집증(의처증, 의부증)이 있습니다. 이는 정신 질환으로 발생하는 망상이 배우자에게 향하는 것을 말합니다. 그러나 이런 증상이 있다고 하더라도 그는 정상적으로 사회생활을 할 수 있습니다. 그러나 그의 배우자는 그로 인해 너무 힘들어합니다. 그리고 이는 치유 시기를 놓치면 만성으로 변하며, 이때는 돌이키기 힘든 상황을 연출하기도 합니다. 그러니 이는 조기에 치유해야 합니다. 그리고 이를 위해서는 약물치료, 정신치료, 가족치료, 가족교육 등의 융합적인 치유가 필요합니다.

| 질환명 | 원인 | 증상 |
|---|---|---|
| 정신분열증 | 스트레스, 트라우마 등 | 망상, 환청, 환시 등 |
| 공황장애 | 배신, 모욕, 충격 등 | 공황, 저항, 고립 등 |
| 대인공포증 | 인정, 욕구, 부정 등 | 좌절, 공포, 불안 등 |
| 조울증 | 무기력, 삶 목표 상실 등 | 과대망상, 자포자기 등 |
| 편집증 | 과도한 집착 등 | 과대망상 등 |

이렇게 다양한 정신 질환들로 인해 심신의 안정에는 급격한 변화가 발생하며, 내담자의 마음에는 괴로운 감정들이 쌓이게 됩니다. 그런데 이를 장기간 방치하면 이는 극도의 정신적인 괴로움으로 발전하며, 심신을 더욱 어려움에 처하게 합니다. 그러

니 이는 초기에 적극적으로 치유해야 합니다. 그리고 상담치유
나 에너지명상 등을 통해 증상을 완화시켜나가야 합니다.

또한 의료적인 방법들을 동원하고, 약물과 정신치료 등을 병
행하면서 치유를 진행합니다. 그런데 치유 결과는 내담자의 노
력 여하에 따라 천지 차이로 다르게 나타납니다. 그러니 그들이
혼자가 아님을 느끼도록 해야 합니다. 그래도 정신 질환의 치료
에는 시간이 많이 걸릴 수 있습니다. 따라서 내담자, 치유자 및
주변인 등이 서로 힘을 합치고, 치유의 여정에 동참하면서 좋은
결과를 얻도록 최선을 다해야 합니다. 그래야 이런 정신적인 질
환에서 벗어날 수 있게 됩니다.


## ⑽ 불면증은 생각이 많은 것입니다

지구상에 있는 생명을 가진 모든 존재들은 활동과 휴식을 번
갈아 가며 하고 있습니다. 그래야 정상적인 심신 활동이 가능하
게 됩니다. 그래서 낮 시간에는 열심히 활동하고, 저녁 시간에는
심신의 스위치를 끄고 잠을 청하며 휴식을 취하려고 합니다.

그러나 휴면 시간에도 심신의 스위치를 끄지 못하고, 잠을 자
지 못하면서 휴식을 취하지 못한다면 이는 심신의 활력을 극도
로 약화시키며, 정상적인 생활을 힘들게 합니다. 그러니 인간은
휴면 시간에는 휴식을 취할 수 있어야 합니다.

이를 위해 인간은 저녁에는 심신의 스위치를 끄고, 잠을 청합
니다. 그러나 이렇게 건강한 삶을 유지하기 위해 필요한 잠이라
고 하더라도 모든 사람들이 잠을 잘 이루는 것은 아닙니다. 잠을

자고 싶어도 못 자는 사람들도 있습니다. 그들은 피곤을 느끼면서도 잠을 이루지 못합니다. 이렇게 자신의 의지와는 상관이 없이 2주 이상 잠을 이루지 못한다면 이를 불면증이라고 합니다.

그래서 불면증은 잠을 원하는데도 잠을 이루지 못하는 증상입니다. 그런데 잠을 못 자면 피로가 덜 풀리고, 개운치 않은 것은 사실입니다. 그러나 잠을 못 잔다고 해서 아예 생활이 안 되거나 죽는 것은 아닙니다. 그리고 너무 피곤하면 자게 되어 있습니다.

또한 잠을 이루지 못하는 원인을 알고, 이를 주의한다면 잠을 잘 이룰 수도 있습니다. 그러니 잠을 못 이루는 것에 너무 집착하거나 이를 두려워하지 말아야 합니다. 이런 두려움이 불면증을 일으키는 또 다른 중요 원인이 될 수 있기 때문입니다.

그래서 잠을 이루지 못하는 불면증은 잠을 못 자는 병이라기보다는 잠을 못 잘까 봐 두려워하는 병에 가깝습니다. 그런데 마음으로 한번 불면증에 대한 두려움이 들어오면 이것은 쉽게 사라지지 않습니다. 그래서 잠을 이루지 못하는 두려움으로 불면증이 있는 사람들은 밤이 되어도 뇌의 스위치가 꺼지질 않습니다. 이렇게 잠을 이루지 못하는 데에는 몇 가지 원인이 있습니다.

우선 잠을 못 이루는 가장 큰 원인 중의 하나가 '생각이 많은 것'입니다. 이는 주식 실패, 건강 이상 및 사건 사고 등 자신의 주변에서 최근에 일어난 생활의 변화에서 찾아볼 수 있습니다. 그리고 이렇게 잠을 이루지 못하게 하는 대부분의 생각들은 후회, 걱정, 근심 및 불안 등을 포함하고 있습니다. 그래서 그는 걱정과 근심에 싸여 뜬눈으로 밤을 지새우기도 합니다. 그는 "피부가 나빠지지 않을까?", "병이 악화되지 않을까?", "생활이 잘 풀리지 않을까?"라며, 뇌의 스위치를 끄지 못하고, 오만 가지 생각을 일으키며 근심과 걱정을 만들어내면서 괴로워합니다.

그런데 이렇게 혼자서 머리를 싸매고 걱정만 한다고 해서 문제가 해결되는 것이 아닙니다. 그리고 혼자서 하는 걱정은 지금보다도 문제를 더욱 꼬이게 할 뿐입니다. 그러니 풀리지 않는 걱정을 혼자서만 하려고 하지 말고, 주위 사람들과 전문가들의 도움을 받으면서 이를 풀어나갈 수 있도록 해야 합니다.

그리고 생각을 줄이기 위해서는 마음이 과거나 미래로 여행하지 않도록 마음을 다스릴 줄도 알아야 합니다. 그리고 우리가 하는 걱정도 생각의 일종이기 때문에 이때는 "내가 생각하고 있구나."라고 알아차리면서 생각을 멈춰야 합니다. 이렇게 걱정을 멈추고, 마음을 안정시키며, 편안한 마음을 가져야 합니다. 이처럼 생각의 진행이 멈춰진 자리에서 잠에 들 수 있게 됩니다.

두 번째로 심신이 긴장하고, 흥분되면 잠을 이루기 어렵습니다. 우리의 잠은 자율신경계를 통해 일어납니다. 그래서 자고 싶다고 해서 잘 수 있는 것이 아니며, 잠을 잘 수 있는 자율신경계의 조건이 되어야 잠을 잘 수 있습니다. 이때 잠이 오는 조건은 활동적인 교감신경을 억제하고, 비활동적인 부교감신경을 활성화해서 마음을 느긋하고, 편안하게 하는 것입니다. 그래야 잠에 빠질 수 있습니다. 그렇지 못하고 활동적인 교감신경이 활성화되면 긴장되고, 흥분하게 되며, 행동을 하게 됩니다. 그래서 교감신경이 활성화되면 잠을 이루지 못합니다. 그러니 심신을 활성화시키지 말고, 긴장하지도 않으며, 자려고 억지로 애쓰지도 않습니다. 그리고 '피로를 푼다.'라는 자연스럽고, 단순한 마음을 가지며, 마음을 편하게 해야 잠에 들 수 있습니다.

세 번째로 주변 환경과 습관의 영향입니다. 그래서 자기 전에 술, 카페인 및 니코틴처럼 심신을 활성화시키는 물질들을 섭취하지 않습니다. 그리고 자기 전에는 가급적 음식 섭취를 피합니다. 그리고 낮과 밤이 바뀐 생활을 지속하다 보면 이것이 습관이 되어서 밤에 잠을 이루지 못할 수 있습니다. 그러니 침실의 온도, 소음 및 빛 등을 적절하게 유지하며, 잠이 오든, 오지 않든 잠자는 시간이 되면 잠자리에 들고, 불을 끄며, 자리에 누워 눈을 감습니다. 이렇게 잠들기에 도움을 주는 일정한 습관을 갖는 것은 마음을 안정시키며, 우리를 잠으로 인도합니다.

이처럼 생각이 많거나, 심신이 활동적이 되며, 주변 환경과 습관에 변동성이 많아지면 잠을 청하기 어렵습니다. 그러니 마음을 편안하게 유지하며, 고요하게 하는 것이 잠을 이루는 데 도움이 됩니다. 그래도 잠을 청하기 어려우면 마음을 집중하며, 고요하게 해주는 에너지 이완명상이나 바디스캔 등의 명상을 합니다. 이렇게 명상을 통해 눈을 감고 누우면 가수면 상태가 되며, 뇌파가 고요해집니다. 이와 같이 마음이 생각의 길로 빠지며, 과거나 미래에서 방황하지 않도록 마음을 현재에 두고, 마음을 편안하게 유지하는 것이 불면증에서 벗어나는 길이며, 우리를 수면의 길로 이끌어줄 것입니다.


## ⑾ 분노는 90초입니다

하루는 연극을 보기 위해 동료들과 대학로에 갔습니다. 그런데 연극을 보는 것이 갑자기 싫어졌습니다. 그리고 이것은 시간

낭비라는 생각이 들며, 머리가 아파옵니다. 그런데 가만히 살펴보니, 연극을 보기 싫은 진짜 원인은 따로 있었습니다. 연극을 보기 전에 동료들과 어떤 연극을 볼 것인지에 대해 사전에 논의를 했습니다. 그래서 나는 보고 싶은 연극에 대해 의견을 냈습니다. 그런데 동료들이 내 의견을 일방적으로 묵살했습니다. 그리고 내가 원하지 않는 다른 연극을 보기로 결정한 것입니다.

나는 이에 대한 분노가 마음속에 남아 있었던 것입니다. 그리고 이런 분노가 마음속에 숨어 있다가 관람 중에 갑자기 나타나서는 머리를 아프게 하고, 머리에 두통을 일으켰던 것입니다. 이렇게 마음속에 자리 잡은 분노가 연극 관람에 부정적인 영향을 미친 것입니다.

또한 며칠 후에 부서에서 회의를 마친 후에 동료들과 저녁을 먹으러 회사 근처의 식당으로 갔습니다. 그리고 저녁을 먹는 도중에 다시 머리에서 두통이 일어났습니다. 이번에도 식사가 두통의 원인은 아니었습니다. 식사 전에 회사에서 추진 사업에 대한 회의가 있었습니다. 그런데 회의 시에 내가 낸 제안을 상사가 일방적으로 무시했습니다. 이에 대한 분노가 나의 마음속에 숨어 있었던 것입니다. 그리고 마음속에 숨어 있던 분노가 머리의 두통으로 이어진 것입니다.

이처럼 내 마음에는 분노가 많았습니다. 그런데 이런 분노는 사라지지 않고, 내성적인 마음속으로 꼭꼭 숨어들었습니다. 그리고 이것이 스트레스를 통해 마음을 휘저으며 힘들게 하자, 나에게는 가장 약한 고리인 간에 치명적인 영향을 미쳤습니다. 그래서 나는 병가를 내고, 치유를 받으러 미국에까지 다녀오는 등 장기간에 걸쳐 심신의 치유를 받으며 괴로움의 시간을 이겨내야 했습니다. 이렇게 마음에 분노가 가득하게 되면 이는 몸과 마음에 장애를 가져오게 합니다.

이처럼 분노는 뭔가 바라는 것이 이루어지지 않을 때 일어납니다. 이때 분노가 밖으로 향하면 이는 나쁜 말, 나쁜 행동 및 나쁜 마음으로 이어지며, 때로는 폭력과 범죄로 이어집니다. 그리고 분노가 안으로 향하면 자신의 심신을 파괴하며, 공황장애 등의 괴로움을 발생시킵니다. 이렇게 분노가 밖으로 향하든, 안으로 향하든 이는 일으킨 이에게 손해를 가져다줍니다. 그러니 일어난 분노를 해소하지 못하고, 안이나 밖으로 향하게 하는 것은 자신이 자신을 다시 한번 괴로움 속으로 빠트리는 것입니다.

이런 분노는 생각과 실제의 차이로 인해 뇌 변연계의 프로그램에 의해 자동적으로 일어나는 정신작용의 일종입니다. 그래서 뇌를 통해 분노가 일어나면 이는 몸으로 퍼져 나가며, 혈관을 통해 몸 밖으로 빠져나갑니다. 그리고 이에 걸리는 시간은 90초 정도가 걸린다고 합니다. 이처럼 마음에서 분노가 일어난 후에 이것이 사라지기까지는 대략 90초 정도의 시간이 걸립니다.

그렇기에 90초만 분노를 표출하지 않고 견뎌낼 수 있다면 분노는 사라질 것입니다. 그러나 분노를 참아낸다고 하면서 머리에서는 계속 새로운 분노를 만들어내면서 분노를 키운다면 이야기는 달라집니다. 그러면 새로운 분노가 만들어진 만큼 분노의 지속시간은 늘어날 것이며, 크기도 더욱 커질 것입니다.

이렇게 분노라는 첫 번째 화살을 맞고도 이를 멈추지 않으면 마음은 계속 두 번째, 세 번째 분노의 화살을 맞게 될 것이며, 이는 마음에 심각한 상처를 입힐 것입니다. 그러나 첫 번째 화살로 인한 분노는 길어 봐야 90초입니다. 그러니 분노가 일어날 때는 이를 더 이상 키우지 말고, 90초간 고요함을 유지할 수 있어야 합니다. 그러면 분노는 이내 사라질 것입니다. 이렇게 화내지도 말고, 이를 키우지도 않으며, 다만 자연적으로 사라지게 하는 것이 분노를 다스릴 수 있는 가장 좋은 방법입니다.

그런데 분노의 실상에 대해 알아야 할 것들이 있습니다. 그것은 분노는 나에게 이익이 없으며, 해롭다는 것입니다. 또한 분노의 대상을 분석해보면 그들은 대부분 나와 가까운 사람들이며, 가족들입니다. 그래서 분노하면 나와 가장 가까운 이들이 상처를 입게 됩니다. 그리고 분노하면 내 모습이 흉하게 변합니다. 그래서 거울을 통해 분노하고 있는 자신의 모습을 본다면 이는 사람의 모습이 아닙니다. 이처럼 악귀 같은 사람은 세상에 없을 것입니다. 또한 마음에 분노가 많은 사람은 잠을 잘 이루지 못하게 되며, 마음에 불행이 자리를 잡게 됩니다. 그리고 부를 이룰 수 없게 되며, 불명예스럽게 됩니다. 또한 그에게는 친구가 없게 되며, 그는 죽어서도 악처에 태어나게 됩니다. 그러니 이런 분노의 실상을 알고, 행동해야 합니다.

이처럼 분노는 나에게 아무런 이익이 없습니다. 그러니 이를 알게 되면 어느 누구도 분노의 길을 가고 싶은 사람은 없을 것입니다. 따라서 분노가 일어나면 분노와 잠시 떨어져 있어야 됩니다. 그러면 분노는 잠시 후에 이내 사라질 것입니다. 그래도 분노가 마음에서 사라지지 않는다면 이때는 자애명상, 통찰명상 등의 에너지명상을 하면서 이를 다스리며, 행동해야 합니다.

## ⑿ 자살은 고립에서 옵니다

우리가 괴로움이 심할 때 하는 말 중에 "괴로워서 죽을 것 같아!"라는 말이 있습니다. 그렇다고 해서 괴로움이 직접 나를 죽인다는 것이 아닙니다. 다만 그럴 것 같은 마음이 나를 죽음의 길로 내몬다는 것입니다. 그런데 세상에 괴롭지 않은 사람은 한 사람도 없을 것입니다. 그렇다고 해서 괴로움을 겪는 모든 사람들이 죽음을 선택하는 것은 아닙니다. 오히려 나보다 더욱 심한 괴로움 속에 있는 사람들도 잘 살고 있습니다. 그러니 이에 대한 차이는 괴로움을 받아들이려는 마음에서 오는 것입니다. 그래서 어떤 이는 작은 일에도 슬퍼하고, 괴로워하는 사람이 있는 반면에 어떤 이는 큰 사건에도 차분한 사람이 있습니다.

그러니 "오죽 괴로우면 죽을까!"가 아닙니다. 그는 죽음에 대해 잘못 알고 있는 것입니다. 그래서 죽는다고 해서 마음에 있는 괴로움이 사라지는 것도 아니며, 나에게 있는 문제가 해결되는 것도 아닙니다. 그리고 이런 죽음의 기억들은 생을 따라 이어집니다. 이렇게 기억은 사라지지 않고, 다음 생으로 이어집니다. 그러니 현재의 문제는 금생에서 풀어야 합니다. 이를 다음 생으로 가져가면 문제만 더 키울 뿐이며, 풀기가 더 어려워집니다. 그러니 이는 올바른 해결 방법이 아닙니다.

그러나 자살을 선택하는 사람은 자신의 자살이 주변에 있는 모든 사람들이 원하는 것이라고 오해합니다. 그리고 자살이 현재 자신이 할 수 있는 가장 최선의 선택이라고 착각합니다. 그러나 그것은 현실과는 맞지 않는 어리석은 선택입니다. 그래서 자살은 오해와 착각의 파편들이 모여서 만들어지는 것이며, 순간의 충동적이며 어리석은 마음으로 인해 벌어지는 현상입니다.

그런데 우리가 갖고 있는 감정들은 항상 변하고 있습니다. 그래서 마음을 한 번만 바꾸면 상황이 바뀐 것도 아닌데, 전혀 다른 세상이 열릴 것입니다. 그러면 그는 언제 자살하려 했냐는 듯이 열심히 살아갑니다. 그리고 자살을 하려는 마음을 넘어서니, 오히려 예전보다 더 즐겁고, 행복하게 살 수 있게 됩니다.

그리고 자살을 선택하는 사람에게는 몇 가지의 특징이 있습니다. 우선, 자살을 선택하는 가장 큰 원인은 사회로부터의 단절입니다. 우리들 인간은 사회적 동물입니다. 그래서 사회가 없으면 인간의 존립은 사실상 어렵습니다. 따라서 소속된 사회집단에서 그를 받아주지 않고 고립시킨다면 그는 자신의 존재 가치를 부정당하게 되는 것입니다. 이런 사회와의 단절은 서글픔, 외로움, 분노, 상실 및 포기 등으로 이어지며, 이를 통해 그에게 오는 심리적 압박감이 그를 자살로 몰고 갑니다.

두 번째로, 정신분석학적 견지에서 보면 자살은 자기 자신을 향한 공격성의 결과입니다. 그래서 외부와의 대립은 그에게 정신적인 우울증과 증오를 갖게 합니다. 그러면 외부에서 풀지 못한 괴로움은 방향을 돌려 자신의 내부로 향하게 되며, 이는 자신을 공격합니다. 그래서 "나는 살 가치가 없어!", "나는 못난 놈이야!", "나만 사라지면 세상은 좋아질 거야!", "나는 죽는 것이 나아!"라며, 자신을 증오하면서 스스로를 자살로 몰고 갑니다.

세 번째로, 자살에는 징조가 있습니다. 그래서 대부분의 자살자들은 사전에 자신의 자살을 암시합니다. 이것은 자신의 외로움을 알아달라는 외부를 향한 그의 간절한 호소입니다. 그래서 그들은 지나가는 말로 하거나, 또는 대놓고 직접적으로 자살을 예고하기도 합니다. 그러나 이를 듣는 대부분의 사람들은 이를 대수롭지 않게 생각하고, 건성으로 받아들이며, 무심코 지나쳐 버립니다. 그리고 나중에 그가 자살을 선택한 후에야 비로소 그의 심적 외로움을 이해하며, 자살 암시를 눈치챕니다. 그러나 이 때는 이미 늦게 됩니다. 그러니 자신의 자살 고통을 잘 아는 사람은 자신밖에 없다는 것을 알아야 합니다. 따라서 주위에 사회로부터 고립된 사람이 있다면 이들에게 세심한 관심을 갖고, 이들을 따뜻하게 대해줘야 합니다.

네 번째로, 대부분의 자살자들에게는 꼭 죽어야 할 확고한 의지가 있는 것이 아니라는 것입니다. 그래서 이들은 자살을 갈등하면서도, 오히려 구원과 구조를 기대하고 있습니다. 따라서 주변에서 이들에게 조금만 더 관심을 갖고, 손을 내밀어준다면 이들은 쉽게 자살을 포기할 것입니다. 이렇게 이들을 대하는 따뜻한 관심과, 이해하고 있다는 한마디의 말이 이들의 마음을 바꾸게 할 것입니다.

다섯 번째로, 한번 자살을 기도한 자이거나, 자살 위기를 넘긴 자들은 다시 자살을 기도할 가능성이 높다는 것입니다. 그래서 자살자의 45%는 3개월 전에 이미 자살을 시도했던 자살 미수자들이며, 자살 미수자들의 15%는 다시 기도한 자들이고, 이들의 과반수가 1년 이내에 다시 자살을 시도한다는 것입니다. 그리고 자살 미수자의 5%는 결국은 자살로 생을 마감한다고 합니다.

마지막으로, 자살을 하거나 자살을 기도한 자 중에서 최소한 30% 정도는 조울증, 우울증 및 정신분열증 등의 정신 질환자들이라고 합니다. 그러니 주변에 단절 및 고립되어 있으며, 정신적으로 고통을 받고 있는 사람들이 있다면 이들에게 따뜻한 관심과 주의를 보내줘야 합니다. 그러면 이들의 대부분은 자살을 막을 수 있는 사람들입니다.

우리나라는 불명예스럽게도 자살률이 세계 1위라고 합니다. 그만큼 우리나라에는 사회와 단절되고, 고립된 사람들이 많다는 말입니다. 그러니 전문가 및 주위 사람들과의 교류를 더욱 넓게 개방하며, 사회 분위기를 투명하고 밝게 바꿔야 합니다. 그 길이 나도 살아남고, 남도 살아남는 길입니다.

## 에필로그: 마음의 비상경보팀

이와 같이 괴로운 감정들에 대해 살펴보았습니다. 그런데 이런 괴로운 감정들은 우리에게 나쁘기만 한 것일까요? 어느 때 사나운 호랑이가 나에게 다가옵니다. 그래도 나에게는 불안한 감정이 일어나지 않습니다. 이렇게 나에게 다가오는 사나운 호랑이를 보면서도 불안해하지 않으며, 평온하게 앉아 있습니다. 그러면 나는 이내 호랑이에게 잡아먹히며, 나라는 존재는 흔적도 없이 사라질 것입니다. 또한 회사에서 맡은 바 일에 마감 기한이 다가오는데 나는 초조하지도 않으며, 마음은 편안합니다. 그러면 일을 제때에 끝내지 못할 것이며, 이로 인해 회사는 막대한 손실을 입을 것입니다. 그러면 나는 회사에서 당장 쫓겨날 것입니다. 그리고 장마나 태풍 등으로 가족이 변고를 당했습니다. 그래도 나는 우울하지도 않고, 기분이 좋습니다. 그러면 나의 삶은 황폐해지고, 가족은 파탄이 날 것입니다.

이렇듯 불안은 호랑이가 다가오면 그곳에서 벗어나게 하며, 초조는 마음을 일으켜 목표를 향해 더욱 분발하도록 하고, 우울은 인생을 성찰할 수 있는 기회를 줍니다. 그리고 두려움은 위급한 상황이 발생하면 이에 신속하게 대비할 수 있도록 합니다.

이렇듯 비상시를 대비하며, 심신을 보호하기 위해 마음은 비상경보팀을 마음에 갖게 됩니다. 그것이 불안, 우울 및 초조 등의 괴로운 감정들입니다. 이는 다른 존재들에 비해 심신적으로 미약한 인간을 위해 진화의 과정에서 심신에 형성된 감정들입니다. 이들은 마음의 비상경보팀으로 활동하면서 인간의 생존을 위해 나름대로 맡은 바 역할을 하고 있었습니다. 그리고 이런 괴로운 감정을 통해 인간은 현재까지 지구의 생태계에서 살아남을 수 있었으며, 다른 존재들과의 경쟁에서 이겨내면서 지구 생태계의 최강자로 군림할 수 있게 됐습니다.

그러나 괴로운 감정들이 일어나면 우리의 심신이 힘들어지는 것은 사실입니다. 그래서 이들이 일어나면 심신은 불편하게 됩니다. 그러니 이들이 일어나는 것을 다스릴 줄 알아야 합니다. 이를 위해 인간의 감정에는 기쁨, 즐거움, 평온 및 행복이라는 긍정적인 감정들도 들어 있습니다. 따라서 괴로운 감정이 일어나면 이를 긍정적인 감정들로 다스릴 줄 알아야 합니다. 그러나 괴로운 감정을 다스릴 줄 모르면 이들이 과도해지고, 시도 때도 없이 일어나면서 우리의 삶을 위태롭게 할 것입니다. 그래서 이들은 마음에 불안증, 초조증, 우울증 및 두려움증 등의 정신적인 증상이나 질병들을 유발하기도 합니다. 그러니 이들이 과도하게 일어나면 이들을 다스릴 줄 아는 방법도 알아야 합니다.

이렇듯 인간의 탄생 시부터 이어져 내려온 존재의 삶에서 생존에 필요해서 인간은 다양한 감정들을 마음에 갖추고, 진화하면서 이들을 활용하려고 했습니다. 그래서 즐거움 등의 긍정적인 감정들만 마음에 있는 것이 아니며, 불안 등의 부정적인 감정들도 비상경보팀으로 인간의 마음에 자리 잡게 됩니다. 그러나 현대사회에 접어들어 이들이 시도 때도 없이 일어나면서 마음이 이를 감내할 수 있는 범위를 벗어나게 되자 심신에는 과도한 문제가 발생하게 됩니다. 그래서 현대사회에서는 괴로운 감정들이 인간의 생존을 위협하는 가장 큰 장애 요소가 되고 있습니다. 그러니 에너지명상으로 이들을 다스리고, 조절하면서 인생을 행복의 방향으로 이끌어야 합니다.

# 3
# 괴로움의 발생

인간으로 태어났다는 것은 마음에 탐·진·치가 있다는 것을 의미합니다. 마음에 탐·진·치가 없다면 현생에서 인간으로 태어나는 것은 어렵습니다. 이는 좋은 의미는 아니지만 그만큼 현생에서는 다른 존재들과 경쟁하고, 해결하면서 풀어내야 할 것들이 많다는 의미이기도 합니다. 이렇게 인간은 마음에 탐·진·치가 있는 동물이며, 이를 통해 다른 존재들과의 경쟁에서 그들을 이겨내며 삶을 이어갈 수 있었습니다. 그런데 문제는 탐·진·치가 심신을 불편하게 하는 괴로움의 발생 원인이라는 것입니다.

그래서 인간이 탐·진·치의 행동을 하면 마음은 괴로운 감정을 일으키게 되며, 이는 우리의 심신을 불편하게 합니다. 그러면 우리는 이런 현상을 느끼며, "아! 마음에 괴로움이 일어났구나!"라고 알게 됩니다. 따라서 괴로움은 인간으로 태어난 이상 해결해야만 하는 인간의 운명이라고도 할 수 있습니다. 그리고 다른 사람에 비해 마음에 불안 등의 괴로운 감정들이 많이 일어난다면 이는 세상에서의 삶을 힘들게 할 것입니다. 그러니 이때는 괴로움이 일어나지 않도록 이를 다스릴 줄 알아야 합니다. 이를 위해서는 괴로움이 무엇인지 알 수 있어야 합니다. 그리고 이를 통해 괴로움에서 벗어날 수 있는 방법을 배우고, 익히며, 이를 실천할 줄 알아야 합니다.

## (1) 괴로움은 불편함입니다

그러면 괴로움이란 무엇일까요? 괴로움의 원인으로는 탐·진·치가 있습니다. 그리고 이를 통해 나타나는 괴로운 감정에는 우리가 앞에서 살펴본 불안, 우울 및 초조 등이 있습니다. 그런데 이런 괴로운 감정들이 일어나면 우리의 가슴과 머리는 쑤시고, 마음은 아프며, 심신으로 불편함이 나타납니다.

그러면 이를 보고 우리는 "아! 괴로움이 일어났구나."라고, 알게 됩니다. 그래서 만약 괴로운 감정이 일어났는데 이것이 오히려 우리의 심신에 편안함을 준다면 우리는 이것을 괴로움이라고 하지 않았을 것입니다. 이렇게 마음에 탐·진·치를 일으키면 괴로운 감정이 일어나며, 이는 우리의 심신을 불편하게 합니다.

그런데 괴로움의 원인이 되는 탐·진·치의 종자들은 이 세상에 인간으로 태어날 때 우리의 마음속에 이미 갖고 온 것들입니다. 그래서 괴로움이라는 것은 내가 갖고 있는 괴로움의 종자인 탐·진·치를 씨앗으로 하고, 불안과 초조 등을 자양분으로 해서 심신으로 나타나는 불편한 현상들을 말합니다. 그리고 내 마음 안에 있는 이런 괴로움의 종자들이 모두 소진될 때까지는 괴로움이 일어나는 것을 막을 수도 없으며, 일어난 괴로움을 없는 것으로 할 수도 없습니다. 그래서 이번 생이 다할 때까지는 크든, 작든 괴로움과 함께할 수밖에 없습니다.

그러니 다른 사람이 아니고, 내가 갖고 있는 괴로움의 종자와 내가 한 행동을 원인으로 해서 일어나는 괴로움인데 다른 누구를 원망하겠습니까? 따라서 이미 일어난 괴로움은 이를 인정하고, 받아들여야 합니다. 그리고 더 이상 괴로움의 종자를 마음속에 심지 말고, 소멸시켜나갈 수 있도록 해야 합니다.

그런데 탐·진·치가 인간의 삶에 무조건 부정적인 것만은 아닙니다. 인간은 수백만 년의 진화 과정을 거치면서 생존을 위해 탐·진·치를 이용해왔습니다. 그래서 인간은 탐욕, 분노, 어리석음이 나쁘다는 것을 알면서도 이를 이용하며, 다른 존재들과의 생존경쟁으로부터 자신을 보호하고, 그들을 이겨내면서 자신을 지켜왔습니다. 그러나 탐·진·치의 이용에는 한계가 있었습니다.

그래서 인간은 지구에서의 생존을 위해 탐·진·치를 활용했지만 마음이 이를 감내할 수 있는 정도를 넘어서게 되자, 이는 심신에 극도의 불편함으로 나타나게 됩니다. 이렇게 인간은 자신의 마음 안에 탐·진·치라는 괴물을 키우며, 삶을 살아가고 있습니다. 그러니 이제는 힘든 삶에서 잠시 마음을 내려놓고, 이를 안정시키며, 마음에서 일어나는 괴로움의 본질에 대해 살펴보며, 이를 다스릴 수 있는 힘을 키워나가야 합니다.

이를 통해 괴로움에 대해 알게 되는 것들이 있습니다. 그것은 괴로움이라는 것도 마음이며, 이는 고정된 것이 아니고, 변하는 것이라는 점입니다. 그리고 우리가 괴로움의 원인을 만들었다면 이에 따른 결과인 괴로움을 받을 수밖에 없다는 것입니다. 또한 우리가 "괴로움이 일어났구나!"라고 아는 것도 심신으로 나타나는 에너지의 변화를 통해 알 수 있다는 것입니다. 그래서 괴로움은 괴로움의 원인인 탐·진·치로 인해 심신으로 흐르는 에너지의 흐름이 원활하지 못하게 되며, 정체되고, 막히면서 심신에 불편함으로 나타나는 현상들을 말합니다. 그러면 이로 인해 우리의 머리는 아파오고, 가슴은 저려오며, 심신에 통증과 괴로움이 발생합니다. 이와 같이 괴로움이 일어나면 이는 우리의 심신에 불편함으로 나타납니다. 그러니 이런 괴로움에 대한 실상을 바르게 알고, 이에 따른 괴로움의 해소 방법을 배우고 익히면서 이를 다스릴 줄 알아야 합니다. 그러면 괴로움은 사라지며, 행복이 모습을 드러낼 수 있게 됩니다.

## (2) 괴로운 감정에는 이중성이 있습니다

인간이 지구상에 출현한 이래로 수백만 년의 세월이 흘렀습니다. 이런 기간 동안 인류는 생존을 위해 심신의 진화를 거듭해왔습니다. 그래도 다른 존재들에 비해 인간의 신체는 여전히 미약했습니다. 그래서 인간은 생존을 유지하기 위해 인간만의 특별한 능력이 필요했습니다. 그것이 고도의 지능과 통찰력이었으며, 또한 마음의 비상경보팀입니다.

이런 비상경보팀이 심신에 발생하는 위기를 감지하면 이는 마음에 비상경보를 울립니다. 이는 빠르게 위기에 대비하고, 대응하라는 마음의 경고입니다. 이렇게 신체적으로 연약한 인간은 생존을 위한 힘겨운 싸움에서 살아남기 위해 마음에 비상경보팀을 갖추게 됐습니다. 그리고 비상경보팀의 팀원으로 불안, 초조, 공포 등의 괴로운 감정들을 마음에 갖추게 되었고, 이들을 활용하면서 심신의 위급한 상황에서 벗어날 수 있었습니다.

그래서 위급한 상황이 발생하면 마음은 이들을 발생시켜 심신이 긴장의 끈을 놓치지 않고, 위급한 상황에 대비하도록 했습니다. 그리고 현 상황을 헤쳐나갈 수 있도록 심신의 고삐를 단단히 잡아매라며, 심신을 독려합니다. 그래서 비상경보가 발령되면 신체는 피를 응집하고, 호흡을 최소화하는 등 에너지 소모를 최소화하며, 비상시를 대비하면서 에너지를 비축합니다.

그러면 심신은 위기를 이겨내기 위해, 촉각을 곤두세우고, 긴장하면서 총력을 다해 위기에 대응합니다. 그러니 이를 극복하고 나면 심신은 고단하고 피곤하며, 힘이 빠집니다. 이렇게 인간은 삶에서 접하게 되는 각종 위험과 위기들을 이겨내기 위해 불안 등의 부정적인 감정들을 비상경보팀으로 활용했습니다.

이런 비상경보팀은 보통 6~12세 사이의 시기에 비상경보의 틀이 완성됩니다. 이를 통해 심신은 위기의 상황에 대처하며, 여기에서 벗어날 수 있었습니다. 만약 사나운 사자가 나에게 다가오는데 불안해하지 않으며 평온하게 앉아 있다면 나는 사자에게 잡아먹힐 것입니다. 그래서 불안은 위험을 대비하게 하며, 초조는 나태하고 게으르지 않게 합니다. 그리고 공포는 위험에서 벗어나 안전한 생활을 유지하도록 합니다. 이렇게 비상경보팀은 불안 등의 괴로운 감정들을 일으키며, 비상시를 대비하라고 심신에 경고를 보냅니다.

그런데 최근에는 비상경보팀의 출동 요인이 다양해졌습니다. 그것은 현대사회가 각박하고, 복잡해지면서 우리에게 일어나는 탐·진·치의 현상들이 복잡해지고, 다양해졌기 때문입니다. 그래서 비상경보팀은 실제를 넘어서며, 수시로 일어나고, 과도하게 일어나면서 심신을 혼란스럽게 합니다. 그리고 때가 아닌데도 비상경보를 발령하고, 내용을 부풀려서 발령하면서 비상경보에 오작동을 일으킵니다. 그런데 이것이 지속되면 심신은 안정화되지 못합니다. 그리고 심신이 이를 감내하지 못할 정도가 되면 심신은 약해지며, 황폐화될 것입니다. 이렇게 최근에는 사회의 변화와 더불어 괴로운 감정들이 점차 복잡해지고, 다양화되면서 인간의 생존을 위협하는 가장 위험한 요인이 되고 있습니다. 그런데 이를 처리하지 않고, 마음에 계속 쌓아놓기만 한다면 심신은 파괴되고, 황폐화될 것입니다.

이처럼 괴로운 감정들은 진화의 과정을 거치면서 인간의 생존을 위해 마음에 장착한 감정들입니다. 그러나 힘이 강해진 비상경보팀은 이제는 인간의 생존을 가장 위협하는 요인이 되었습니다. 그래서 이들은 불안증, 초조증 및 우울증 등을 일으키며, 심신을 약화시킵니다. 이와 같이 괴로운 감정들은 인간의 생존을 위해 필요하면서도, 이를 줄이거나 사라지도록 해야 한다는 이중적인 특성을 갖고 있습니다. 그러니 괴로움의 원인인 탐·진·치와 이를 통해 일어나는 괴로운 감정인 불안, 초조 및 우울 등은 줄여야 하고, 최소화해야 합니다. 그리고 종국에는 소멸시켜야 합니다. 이것이 현시대에 인간이 올바르며, 행복한 삶을 유지할 수 있는 참다운 길입니다.


### (3) 괴로움도 삶을 위한 발판으로 삼아야 합니다

인간으로 태어난다는 것이 마냥 즐거운 일만은 아닙니다. 왜냐하면 인간으로 태어난다는 것은 마음에 탐·진·치가 있다는 말이며, 탐·진·치가 있다는 것은 인간이 괴로워질 수 있다는 말이기 때문입니다. 그러니 탐·진·치에 빠지면서 괴로움이 없기를 바라면 안 됩니다. 그리고 괴롭지 않기를 바란다면 탐·진·치에 빠지지 말아야 합니다. 그러나 모든 사람들은 태어날 때부터 마음에 탐·진·치라고 하는 괴로움의 종자를 갖고 태어납니다. 그리고 이를 키우며 살아가면서 "나는 왜 이렇게 괴로울까?", "나에게는 괴로움이 왜 이렇게 많을까?"라며, 다시 괴로워합니다.

그러나 나에게 괴로움이 일어난다고 해서 너무 슬퍼하거나, 의기소침할 필요는 없습니다. 왜냐하면 마음에서 괴로움이 일어난다는 것은 당신이 인간이라는 증거이며, 마음에서 일어나는 괴로움은 당신이 마음만 단단히 먹으면 능히 이를 이겨낼 수 있기 때문입니다. 그리고 이렇게 일어나는 괴로움을 이겨내며, 살아가는 것이 인생입니다. 또한 괴로움이 없었다면 우리는 인생을 막 살 것입니다. 그래서 사람의 목숨을 해치고도 괴로움이 일어나지 않는다면 이는 인간 세상을 파멸의 길로 몰고 갈 것입니다. 이처럼 마음에서 일어나는 괴로움은 인생을 막 살지 말고, 올바르게 살도록 우리를 채찍질하고 있는 것입니다.

이를 통해 우리가 살고 있는 세상은 올바르게 성장할 수 있었습니다. 그리고 괴로움이 있었기 때문에 즐거움도 있는 것입니다. 그래서 인생의 괴로움 속에서도 즐거움을 느낄 수 있으며, 다시금 힘차게 살아나갈 힘을 얻게 되기도 합니다. 또한 괴로움이 많다는 것은 남들보다 생존본능이 강하다는 것을 말하기도 합니다. 그리고 인간은 지구상의 다른 존재들과의 경쟁에서 살아남기 위해 괴로움의 원인인 탐·진·치를 이용하기도 했습니다.

또한 불안 등의 괴로운 감정들을 위급한 상황에서 비상경보팀으로 활용하기도 했습니다. 이를 통해 인간은 지구의 위험한 상황에서도 생존을 유지할 수 있었으며, 사회의 발전을 이룩할 수도 있었습니다. 이와 같이 우리가 없기를 바라는 괴로움도 우리의 생존에 필요한 부분이었습니다.

그러니 우리는 마음에서 괴로움이 일어나면 이를 있는 그대로 인정하고, 받아들일 줄 알아야 합니다. 이런 괴로움은 다른 사람이 아닌 내가 만든 원인으로 해서 일어난 것이며, 이미 일어난 괴로움을 없던 것으로 할 수도 없고, 이를 다시 되돌릴 수도 없기 때문입니다. 그러니 이미 일어난 괴로움이 더 큰 괴로움으로 발전하지 않도록 이를 다스릴 줄 알아야 합니다. 그래서 마음에 괴로움이 많아 문제가 된다면 이를 줄이면서 살아가면 됩니다. 그리고 괴로움이 이미 일어났다면 이를 더 나은 삶을 이룩하기 위한 발판으로 삼아야 합니다.

이와 같이 우리는 괴로움이 일어나지 않기를 바라지만 인생의 다른 면에서는 생존을 유지하며, 나태하지 않고 올바르게 살기 위해 괴로운 감정들이 필요한 부분도 있었습니다. 이렇게 지구 상의 삶에서 살아남기 위해 인간의 마음은 괴로움의 소멸과 필요라는 이중적인 성격을 갖게 됩니다. 그러니 이런 괴로움의 특성에 대해 바르게 알아야 합니다. 그래야 마음치유를 통해 삶의 괴로움에서 벗어날 수 있는 올바른 길을 갈 수 있게 됩니다. 그래서 다음 장에서는 괴로움에서 벗어나며, 행복의 길로 갈 수 있게 하는 마음치유에 대해 살펴보겠습니다.

# 에필로그: 당신은 누구세요?

나의 어린 시절은 대인공포증, 공황장애, 불안증 및 자기폄하증 등으로 심신이 불안정한 시기였습니다. 그래서 무슨 일을 하더라도 마음은 항상 괴로웠습니다. 그리고 내 마음에는 수시로 많은 사람들이 다양하게 모습을 드러냅니다. "누구세요?"라고 물으면 그들은 이내 사라졌습니다. 이들은 인종도 다르고, 나이도 다르며, 성별도 달랐습니다. 안경을 쓴 사람도 있었고, 나이 든 사람도 있었으며, 턱에 털이 많은 사람도 있었습니다. 그런데 이들은 말은 안 하고, 그저 나를 바라보기만 합니다.

어떤 때는 인상을 쓰고, 화를 내기도 하며, 슬퍼하기도 합니다. "누구세요?", "대체 왜 나타나서 나를 괴롭게 하는 겁니까?", "나한테 왜 이러세요?"라고 마음속으로 말하면 이들은 이내 다시 사라집니다. 그런데 다시 이들이 일순간에 나타나면 마음은 복잡해지고, 혼란스럽습니다. 그리고 머리가 아프며, 정신이 혼미해집니다. 또한 마음은 불안해집니다. 이렇게 마음속에 갇혀서 정신을 못 차리는 내가 바보 같고, 못나 보입니다. 그리고 이런 식으로 내 안에 갇혀 살며, 불안, 초조 및 우울해하는 삶은 괴로움의 연속이었습니다.

그래서 이에서 벗어나기 위해 많은 시간과 노력을 기울여야만 했습니다. 이런 각고의 시간을 통해 마음은 천천히 변화되기 시작했습니다. 그리고 지금은 그들은 사라지고 더 이상 나타나지 않습니다. 이를 통해 대인공포증, 공황

장애, 불안증 및 자기폄하증 등이 마음에서 사라지며, 이곳이 자신을 소중하게
생각하는 마음들로 채워집니다. 이것이 에너지명상의 이익입니다.

# 제3장

# 마음의 치유

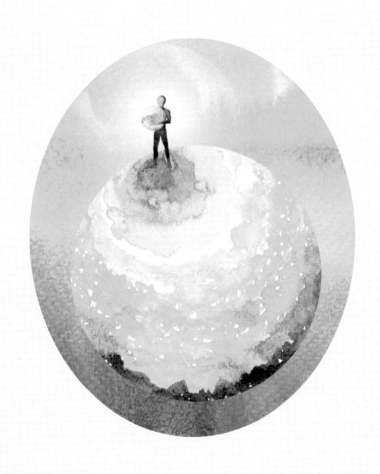

*

　모든 사람들은 행복을 원합니다. 이 세상에 괴로움을 원하는 사람은 없을 것입니다. 그러나 우리의 마음 안에는 행복한 마음만 있는 것이 아니며, 괴로운 마음도 함께 들어 있습니다. 그래서 이들이 서로 공존하면서 살아가는 것이 인생입니다. 따라서 이렇게 변화무쌍한 인간의 삶을 산다는 것은 쉽지 않습니다.

　그리고 우리가 현재 살고 있는 세상은 감각적 욕망이 주류를 이루고 있는 세상입니다. 그런데 감각적 욕망을 추구한다고 해서 이것이 인간의 삶을 행복으로 이끌어주지는 못합니다. 오히려 탐·진·치가 난무하는 세상 속에서 지위, 돈, 명성 및 사회적 영향력 등에 대한 추구는 우리의 삶을 괴롭고, 힘들게 하고 있습니다. 그러니 이제는 우리가 진정으로 원하는 사랑과 평온이 함께하는 행복의 길을 향해 나아가야 합니다. 이제 그 길을 따라가는 마음치유의 여정을 시작하겠습니다.

# 1
# 마음치유의
# 여정

　우리는 괴로움을 원하지 않습니다. 우리가 진정으로 원하는 것은 행복입니다. 그런데 우리는 행복을 원한다고 하면서, 실제로는 괴로움의 원인인 탐·진·치를 추구하고 있습니다. 그리고 "나는 행복하고 싶어요!"라고 말합니다. 그러나 행복하길 원하면 행복으로 가는 행을 해야 합니다. 그런데 오히려 괴로움의 원인을 키우면서 행복하길 바란다면 이는 인과법으로 점철된 세상의 이치상 맞지 않습니다. 그리고 우리가 갖고 있는 마음의 특성은 '내가 키운 마음은 활성화되고, 키우지 않은 마음은 소멸된다.'라는 것입니다. 그러니 행복을 원한다면 행복한 마음을 만들어주는 원인인 기쁨, 사랑, 자비 및 평온 등의 행을 키워야 합니다. 그러면 마음에서 일어나는 열매는 행복이 될 것입니다.

　그래서 마음치유의 여정에서는 마음에서 괴로움을 소멸시키고, 행복을 드러나게 하는 다양한 마음치유 방법들을 활용합니다. 이렇게 마음을 치유하며, 행복의 길을 향해 떠나는 '마음치유의 여정'에 대해 살펴보겠습니다.

## (1) 마음치유 여정에서는 갖춰야 할 것들이 있습니다

마음치유의 여정에서는 갖춰야 하는 것들이 있으며, 이를 통해 바뀌게 되는 것들이 있습니다. 우선 갖춰야 할 것들이 있습니다. 그것은 주변의 외적 조건들을 바꾸며, 치유된다는 믿음을 갖고, 마음에 여유를 가져야 합니다. 이를 통해 마음치유의 여정은 시작됩니다. 그리고 마음치유 여정을 통해 바뀌게 되는 것들이 있습니다. 그것은 마음을 선하게 행하게 되고, 괴로움에서 벗어나게 되며, 마음에 행복이 들어서게 됩니다.

우선, 마음치유의 여정에서는 주변에 있는 외적 조건들이 안정되도록 해야 합니다. 그래서 마음에서 괴로움이 일어날 수 있는 조건은 만들지 않으며, 사회생활에서 오는 스트레스는 차단해야 합니다. 이를 위해 계를 지키고, 선한 행동을 하면서 심신을 건전하게 유지합니다. 그리고 주변에 있는 탐·진·치의 대상들을 멀리합니다. 이렇게 자신에게 있는 외적 조건들이 평온하며, 안정적으로 유지될 수 있도록 해야 합니다.

두 번째로, 마음치유의 목적지에 바르게 도착하려면 내 마음이 행복으로 치유될 수 있다는 믿음을 가져야 합니다. 그러면 마음은 행복의 길로 잘 갈 수 있게 됩니다. 그러나 마음에 치유된다는 믿음이 없으면 마음은 방향을 잃을 것이며, 그러면 마음치유는 바른길로 들어서기 어렵습니다. 그러니 마음이 행복하게 치유될 수 있다는 믿음을 갖고, 마음치유의 여정이 끝날 때까지 그 길을 따라 정진하면서 나아가야 합니다.

세 번째로는, 마음치유의 여정에서는 마음에 여유를 갖고 꾸준하게 정진해야 합니다. 모든 일에는 단계가 있습니다. 마음치유를 시작하자마자 평온의 경지에 이를 수는 없습니다. 그리고 현재 자신이 갖고 있는 마음의 상태에 따라, 마음치유의 효과는 천차만별로 다르게 나타날 것입니다. 또한 급하게 서두르다 보면 오히려 잘못된 길을 갈 수도 있습니다. 그래서 조급해하면 무의식은 당신이 원하는 방향과는 전혀 다른 방향으로 당신을 인도할 것입니다. 그리고 무의식이 치유를 거부하거나, 치유가 됐다고 거짓을 내세우기도 합니다. 그러니 돌아서면 다시 괴로워질 것입니다. 따라서 마음에 여유를 가져야 합니다. 지금 나에게 일어난 괴로움이 나를 죽이지는 못합니다. 그러나 괴로움으로 죽겠다는 마음은 나를 힘들게 합니다. 그러니 마음에 여유를 갖고, 정진력을 키우며, 마음치유의 길을 가야 합니다. 그래야 마음치유의 여정이 바른길로 잘 갈 수 있게 됩니다.

　이렇게 이들을 마음에 갖추게 되면 마음치유의 여정에서는 바뀌게 되는 것들이 있습니다. 그것은 우선, 마음치유 여정에서는 불선한 행을 하려는 마음이 선한 행을 하려는 마음으로 바뀌게 되며, 이를 통해 마음은 선하게 됩니다. 그리고 용서, 감사 및 사랑하는 마음을 갖추게 됩니다. 또한 우리의 마음은 어떤 곳으로 길을 자주 가면 그곳으로 마음의 길이 납니다. 그러면 무의식에서도 마음은 자동적으로 그곳으로 가게 됩니다. 그래서 선한 곳으로 마음의 길을 내면 마음은 무의식에서도 자동적으로 선한 곳으로 가게 됩니다. 그러면 불선한 방향으로 가려는 마음이 일어나더라도 마음은 방향을 틀어서 선한 곳으로 갈 것이며, 고요와 평온이 있는 행복한 곳으로 마음의 길을 갈 것입니다. 그러니 이렇게 에너지명상을 통해 마음을 치유하면 마음은 선한 방향으로 잘 갈 수 있게 됩니다.

다음으로, 마음치유의 도달지에서는 마음의 종자가 선한 종자로 바뀌게 됩니다. 그래서 에너지명상의 통찰명상을 통해 탐·진·치라고 하는 괴로움의 종자를 지혜라고 하는 행복의 종자로 바꿀 수 있게 됩니다. 이를 통해 마음에 괴로움의 종자가 없어지게 되면 마음에서 더는 괴로움이 일어나지 않게 됩니다. 이것이 괴로움의 실상을 통찰하며, 지혜를 터득하고, 괴로움에서 완전히 벗어나며, 대행복을 증득하게 되는 방법입니다. 그리고 이것이 마음치유의 여정에서 이루게 되는 최상의 이익입니다.

이렇게 주변의 외적 조건들을 바꾸며, 마음에 믿음을 갖고, 여유와 정진력을 갖추게 되면 마음은 선을 행하게 되고, 마음의 종자는 대행복의 종자로 바뀌게 됩니다. 이것이 마음치유의 여정에서 갖추게 되며, 바뀌게 되는 것들입니다. 이를 통해 마음은 평온과 행복을 증득하게 될 것입니다.

## (2) 우선, 마음에 긍정적인 믿음이 필요합니다

마음은 매 순간 일을 하고 있습니다. 그런데 마음이 일을 할 때는 항상 같은 마음이 일어나는 것은 아닙니다. 그래서 어떨 때는 마음이 긍정적일 때도 있지만 어떨 때는 부정적일 때도 있습니다. 이처럼 마음은 고정되어 있는 것이 아니며, 항상 변하고 있습니다. 그래서 현재의 상황과 조건에 따라 마음은 언제든지 바뀔 수 있습니다. 그러니 마음치유를 위해서는 마음이 치유된다는 긍정적인 믿음을 가져야 합니다. 그래야 마음은 마음치유의 바른길을 잘 갈 수 있게 됩니다.

그런데 마음에서 일어나는 믿음에는 두 개의 방향성이 있습니다. 그것 중 하나는 된다고 하는 긍정적인 믿음이며, 다른 하나는 안 된다고 하는 부정적인 믿음인 불신입니다. 그런데 이렇게 형성된 마음은 그렇게 되는 이유를 찾게 됩니다. 그래서 마음이 안 된다는 불신을 갖는 순간, 머리에서는 안 되는 이유를 찾고 있을 것입니다. 그리고 안 된다는 부류의 사람들과 어울리며, 불신을 마음에 고착화시킬 것입니다. 그러면 이는 마음치유에 부정적인 영향을 미칩니다. 그러니 올바른 마음치유를 위해서는 이에 대한 '부정적인 불신'이 마음에 있다면 이를 버리고, 이를 '긍정적인 믿음'으로 바꿔야 합니다.

 어린 시절의 저는 당시의 부정적인 삶을 변화시키는 것이 불가능하다고 믿었습니다. 그래서 삶의 고통에서 벗어나는 것을 포기합니다. "지금처럼 살 수밖에 없어, 이것이 최선이야!" 부모님이 싸우고, 가구가 파손되고, 집에서 쫓겨나도 "그것은 모두 나 때문이야.", "나의 잘못이야."라고 생각합니다. 그 당시에는 삶에서 일어나는 가족의 모든 불행이 나 때문에 일어나는 것이라고 생각했습니다. 그리고 그런 생각들이 삶을 지배했습니다. 그래서 이때는 죽는 것이 사는 것보다 낫다는 생각도 자주 하게 됩니다. 그래서 나는 그런 삶에서 빠져나오는 것은 불가능하다고 생각했습니다. 이렇게 잘못된 부정적 불신이 마음치유가 되지 못하도록 나를 막고 있었던 것입니다. 그래서 아버지는 나를 도와주려는 제스처를 가끔 취했지만 이런 아버지의 급작스러운 행동을 나는 오히려 두려워했으며, 거부했습니다.

 이렇게 삶에 대한 부정적인 불신이 있는 나는 일어난 상황에 대해 잘못된 해석을 만들며, 마음이 바뀔 기회를 여러 번 놓치게 됩니다. 그리고 "나는 역시 사랑받을 수 없어!", "나는 존재 가치가 없어!", "나한테 문제가 있어!"라며, 상황을 왜곡하면서 마음에 부정적인 불신을 만들어내고 있었습니다. 그러니 나의 마음이 치유된다는 것은 거의 불가능에 가까웠습니다.

이렇게 인생을 사는 데 자신에게 유독 질책이 심한 사람이 있습니다. 그에게는 특별한 성향이 있습니다. 우선, 자신의 현재 모습을 미래의 모습이라고 착각하고 있다는 것입니다. 그래서 지금의 부족한 모습이 5년, 10년 뒤에도 지속될 것이라고 믿고 있습니다. 두 번째로, 나는 실수하면 버림받을 것이기 때문에 완벽해야 한다는 쓸데없는 집착과 불신을 마음에 장착하고 있다는 것입니다. 그러나 인간은 실수하는 동물이며, 이로부터 배우고, 성장할 수 있는 것이 인간입니다. 그래서 실수를 하더라도 이를 성장의 발판으로 삼으면 됩니다. 그러나 나는 완벽하지 못한 나에게 부정의 틀을 씌우고, 삶을 불신하면서 살아왔습니다. 이렇게 자신을 인정하지 못하고, 불신하게 되면 이는 자신이 자신을 괴로움 속으로 밀어넣고 있는 것입니다. 세 번째로, 자신에 대한 부정적인 불신을 통해 무의식에 부정적인 심상을 심고 있다는 것입니다. 그러면 마음 안에 있는 무의식이 나를 질책합니다. "그만해, 넌 쓸모가 없어!", "역시 그럴 줄 알았어!", "네가 잘하는 것이 뭐가 있니!", "넌 왜 이것밖에 안 되니!" 이렇게 마음에 있는 무의식이 그럴 줄 알았다며, 나를 비난합니다. 이와 같이 부정적인 마음을 갖고, 행동하면서 자신에게 유독 질책이 심한 사람이 있습니다.

그러나 세상에서 가장 소중한 것은 자기 자신입니다. 자신보다 소중한 사람은 세상에 없습니다. 그리고 자신이 자신을 질책

하고 멸시한다고 해서 삶이 나아지는 것도 아니고, 행복해지는 것도 아닙니다. 그러니 잘못된 부정적인 마음은 흘려보내고, 긍정적인 믿음을 마음에 형성해야 합니다. 그래서 "나는 발전하고 있어!", "나는 할 수 있어!", "나는 소중한 존재야!"라며, 자신의 마음을 다독이면서 자신에 대한 '부정적인 불신'을 '긍정적인 믿음'으로 바꿔야 합니다. 왜냐하면 자신은 세상에서 둘도 없이 소중한 존재이기 때문입니다.

그러니 이를 위해서는 우선 자신의 소중함에 대한 믿음을 가져야 합니다. 우리 내면의 본성은 원래 맑고, 깨끗하며, 청정하고, 소중합니다. 이렇게 자기 자신의 소중함을 믿는 마음을 내야 합니다. 그래서 자신이 믿는 것을 행하면 마음치유에 도움이 되나, 자신도 믿지 않는 불신을 행하면 이는 마음치유에 부정적인 결과를 가져옵니다. 그러니 마음의 치유나 자신에 대한 '부정적인 불신'이 있다면 이를 '긍정적인 믿음'으로 바꿔줘야 합니다. 그래야 이를 통해 마음치유의 여정이 이어질 수 있습니다.


### (3) 부정기억을 긍정기억으로 바꿉니다

인간은 순식간에도 오만 가지 생각을 할 수 있는 존재입니다. 그런데 이런 생각들의 상당 부분은 과거나 미래에 대한 것들입니다. 그러면 이는 대부분 탐·진·치와 연결되며, 이를 통해 부정적인 생각을 많이 하게 됩니다. 그러니 생각을 하고 나면 머리가 아프고, 마음은 괴롭게 됩니다. 그래서 이런 생각을 망상이라고 하는 것입니다. 그리고 특정한 장소나 환경에서 불안, 초조 및 우울 등이 발생한다면 이는 지난 시절에 형성된 부정적인 기억들이 생각으로 떠오른 것입니다.

그래서 지금 일어난 부정적인 기억이나 이로 인한 괴로움은 지금 여기에 있는 나의 잘못이 아닙니다. 그런데 지금까지는 그것은 지금 여기에 있는 나의 잘못이라 여기며, 강박감에 사로잡혀 고통스러워했습니다. 그래서 지금까지는 어쩔 수 없이 부정적인 기억에 사로잡히며 괴로워했지만 앞으로는 그렇게 쉽게 당하지는 않을 것입니다. 왜냐하면 그것은 지금 여기에 있는 나의 잘못이 아니기 때문입니다. 그러니 이제는 내가 나를 스스로 강박하고, 비관하면서 괴로움에 빠지지 않을 것입니다.

나에게는 공황장애, 대인기피증 및 자살충동증 등 정신 질환이 있었습니다. 그러나 나는 다른 사람들이 인정하는 회사에 다니고 있었으며, 집과 차도 있고, 생활 형편은 중간 정도 수준이었습니다. 그런데도 불구하고 이런 정신적인 괴로움이 나를 항상 따라다녔으며, 마음은 불안하고 초조했습니다. 그러니 이런 증상들은 내가 갖고 있는 현재 상황과는 맞지 않는 것들입니다.

그런데 왜 내 마음은 현재의 상황을 반영하지 못하며, 항상 불안해하고, 초조해하며, 나를 강박하고 있는 것일까요? 그러니 내가 갖고 있는 괴로운 마음은 현재의 상황을 반영하는 것이 아니며, 지금 이루어진 것도 아닙니다. 이는 전생이나 과거로부터 이어져 내려오며 형성된 마음이 부정적인 기억으로 나에게 강박된 것들입니다. 그러니 이것은 오롯이 지금의 나로 인한 것이 아니며, 현재의 상황을 반영하는 것도 아닙니다. 그래서 이제는 예전의 나로 인해 일어나는 괴로움을 있는 그대로 인정하고, 받아들이기로 했습니다. 그러니 마음이 고요해지고, 평온해지며, 현실을 있는 그대로 받아들일 수 있게 됩니다.

이렇게 과거에 억압받던 내면아이가 내 안에 있었습니다. 그 아이를 이제는 내가 스스로 다독여주기로 했습니다. 지금 순간은 소중한 나의 삶입니다. 그 당시의 억압받던 내면아이의 삶이 아닙니다. 그러니 지금의 내가 예전의 부정적인 기억을 떠올리며, 기죽을 필요가 없습니다. 지금의 내 모습이 못나 보여도, 그것은 소중한 내 모습입니다. 그러니 누가 뭐라고 해도 떳떳하게 살아가려고 합니다. 이를 통해 지금의 나와는 다른 미래의 나에게 더 나은 인생을 선물해주면 됩니다.

그러면서 지난 시절의 나를 되돌아보았습니다. 그랬더니 나에게는 잘못된 부정적인 기억이 있었습니다. 나는 아버지에게 인정받길 원했습니다. 그래서 이를 위해 스스로 억압되고, 강박된 생활을 했던 것입니다. 그러나 그것은 내 생각일 뿐이며, 다른 사람의 마음을 내 마음대로 조종할 수는 없는 것입니다. 그래서 인정받지 못한다는 부정적인 기억들이 강한 분노로 마음에 자리를 잡았던 것입니다. 이를 통해 몸의 간이 손상되고, 건강이 나빠졌습니다. 그리고 이런 정신적인 괴로움으로 마음은 고통스러워했습니다. 이렇게 일어난 현실을 부정하며, 과거를 쫓아다니고, 미래를 불안해하면서 남을 탓하는 잘못된 부정적 기억들이 나에게는 있었습니다.

그러나 마음치유를 하며 시간이 흐르자, 그것은 오류의 기억이라는 것을 알게 됩니다. 그래서 아버지가 나를 인정하지 않은 것이 아니라, 내가 나를 스스로 인정하지 못했던 것입니다. 지금 생각해보면 아버지는 표현은 안 하셨지만 나를 인정하고 계셨을 것이라고 생각합니다. 그리고 세월이 지나고 보니, 다른 사람들보다도 내가 나를 스스로 인정해주는 것이 나를 행복으로 인도해주는 것이었습니다. 그러나 당시에는 내가 나를 스스로 인정하지 못했기 때문에 내 앞에 놓여 있는 행복을 있는 그대로 받아들이지 못하며, 괴로워했던 것입니다.

항상 나는 나를 못난이로 취급하며, 자격이 없다고 스스로를 몰아세웠습니다. 그래서 하나를 얻으면 둘을 얻어야 했으며, 열을 얻으면 백을 얻어야 했습니다. 이렇게 나에게는 만족이란 없었으며, 나를 향한 인정도 없었고, 나는 항상 자신을 부족하다고 여겼습니다. 그래서 현재의 상황을 있는 그대로 받아들이지 못하며, 마음에 괴로움을 쌓고 있었습니다. 그러나 이제는 내가 나에게 칭찬도 해주고, 고마움과 감사함도 표시합니다. 그러자 마음에 분노가 사라지고, 심신은 건강을 되찾아갔습니다.

그래서 이제는 '나에 대해 부정적인 생각을 하는 것은 나에게 손해다.'라고 생각합니다. 그래서 주변 생활에 만족하며, 행복해하는 모습을 수시로 떠올립니다. 이렇게 부정적인 기억을 지우며, 이를 긍정적인 기억으로 바꿔줍니다. 그러니 이제는 삶이 더 이상 괴롭지 않게 되며, 마음은 평온해집니다. 그리고 더 이상 나를 부정하지 않으며, 긍정적으로 살 수 있게 됩니다.

이렇게 우리는 현재의 행으로 미래를 바꿀 수도 있으며, 과거도 바꿀 수 있습니다. 그래서 현재를 긍정적으로 잘 살면 과거의 슬픈 기억도 행복한 기억으로 바뀝니다. 그리고 지금보다는 더 나은 미래가 펼쳐집니다. 이렇게 매 순간 현재를 중심으로 과거와 미래가 함께합니다. 이처럼 나의 운명을 만들어가는 것은 다른 사람이 아닌 바로 나 자신입니다. 그러니 나에 대한 소중함을 가져야 합니다. 우리 모두는 존중받을 만한 가치가 있는, 소중한 존재들입니다. 그러니 더 이상 괴로움의 문 뒤에 숨지 말고, 이제는 문 앞에서 떳떳하게 인생을 맞이해야 합니다.

이렇게 앞으로는 더욱 좋아진다는 믿음을 갖고, 긍정적으로 생활하면서 마음의 부정적인 기억들을 풀어버리면 당신이 하는 모든 일들은 잘 풀릴 것이며, 좋아질 것입니다. 그리고 6개월 뒤에는 완전히 다른 나를 발견하게 될 것입니다.


## (4) 불필요한 생각을 줄입니다

마음에 괴로움이 많은 사람들의 공통적인 특징은 생각을 많이 한다는 것입니다. 그리고 생각이 많으면 그중에 부정적인 생각들도 많이 하게 됩니다. 그러면 이는 불안, 초조 및 우울 등의 괴로운 감정들로 이어집니다.

그러니 마음에 괴로움이 많은 사람들은 생각을 줄여야 합니다. 그래서 불필요한 생각은 줄이고, 현재 자신이 하고 있는 행동에 마음을 두도록 해야 합니다. 그래야 마음이 괴로움에 빠지지 않으며, 행복의 방향으로 잘 갈 수 있게 됩니다. 이렇게 마음에 행복을 얻기 위해서는 불필요한 생각은 줄여야 합니다. 여기에는 다양한 방법들이 있습니다.

우선, 과거나 미래가 아닌 현재의 행동에 집중하는 것입니다. 그래서 물컵을 들 때 한번은 그냥 들어보고, 한번은 들고 놓을 때 소리가 나지 않게 해봅니다. 이렇게 현재의 행동에 집중할 수 있으면 불필요한 생각은 확실히 줄어들게 됩니다. 이외에도 현재에 집중할 수 있는 다양한 집중명상 방법들이 있습니다. 이를 통해 현재의 행동에 집중하고 있으면 마음이 탐·진·치에 들지 않으며, 과거나 미래가 아닌 현재에 있게 됩니다. 이것이 현존하는 삶이며, 이를 통해 불필요한 생각은 줄어들게 됩니다.

두 번째로, 몸과 마음을 바쁘게 하는 방법이 있습니다. 그래서 운동이나 자신이 맡은 바 업무에 집중하고 있으면 불필요한 생각은 줄어들게 됩니다. 사람이 붐비는 곳에서 걷거나 숫자 세기 등을 통해 마음을 바쁘게 하면 생각은 줄어들게 됩니다.

세 번째로, 생각이 일어나면 일어나는 생각을 구체적으로 알아차려봅니다. 그래서 이의 횟수와 내용을 종이에 적어보기도 합니다. 그리고 이때 일어나는 생각이 욕심인지, 화인지, 무지인지도 알아차려봅니다. 이처럼 일어나는 생각을 구체적으로 알아차리면서 생활하게 되면 생각은 확실히 줄어들게 됩니다.

네 번째로, 생각이 일어나더라도 건전한 생각을 하며 불건전한 생각을 일으키지 않습니다. 그래서 불건전한 생각이 일어나면 "이런 생각은 나에게 도움이 되지 않는다.", "이는 나에게 고통을 준다.", "이것은 위험하며, 나에게 손해다."라고 여기며, 이곳에서 벗어나며, 건전한 곳에 마음을 두도록 합니다. 이렇게 생각이 일어나더라도 건전한 생각이 일어나도록 합니다.

다섯 번째로, 필요 시에는 사생결단의 마음으로 통찰명상을 합니다. 우리의 삶에서 생각을 많이 한다고 해서 올바른 해답이 나오는 것은 아닙니다. 오히려 생각을 많이 할수록 일을 망칠 위험이 커지게 됩니다. 그러니 불필요한 생각은 하지 말고, 지혜로운 통찰을 해야 합니다. 이를 통해 마음에 있는 불건전한 마음을 다스릴 수 있게 되며, 이는 당신을 평온한 삶으로 인도할 것입니다. 그러니 마음에 불필요한 생각은 줄이고, 통찰명상을 통해 지혜의 마음을 키워야 합니다.

　이처럼 불필요한 생각을 줄일 수 있는 다양한 방법들이 있으며, 이를 통해 마음의 괴로움은 줄어들 것입니다.


## (5) 긍정적인 대화가 필요합니다

　인간은 사회적 동물입니다. 그런데 인간은 사회를 살아나가기 위한 의사전달이나 소통 등을 말을 통해서 할 수 있었습니다. 그런데 사람 간에 의사를 전달해주는 말이라고 하더라도, 우리가 하는 말이 우리의 생각을 올바르고 온전하게 모두 다 전달해주지는 못합니다. 그래서 말로 전달하는 것에는 한계가 있으며, 상대방에게 말이 잘못 전달되기도 하고, 오해를 받게 되기도 합니다.

　그러니 말은 가급적 필요한 말만 하고, 가려서 해야 하며, 긍정적인 말을 해야 합니다. 그렇지 않으면 내 삶이 나아지기 위해 하는 말이 오히려 나를 파멸시킬 수도 있습니다.

　특히 마음에 부정적인 심상이 많은 사람은 긍정적인 말을 많이 해야 합니다. 이렇게 자신에게 긍정적이며, 도움이 되는 말을 하기 위해서 이행해야 할 다섯 가지 말의 법칙이 있습니다.

　우선, 긍정적인 말을 하기 위해서는 자신의 마음이 긍정적이 되도록 해야 합니다. 이를 위해서는 평상시에도 자신에게 긍정적인 말을 많이 해줍니다. 그래서 "○○야, 잘했어.", "수고했어.", "고마워."라며, 긍정적인 말로 자신에게 긍정적인 무의식을 심어줍니다. 그러면 마음에 있는 무의식이 이를 받아들일 것이며, 이를 믿게 됩니다. 이렇게 무의식과의 긍정적인 대화를 통해 마음이 긍정적으로 변하게 되면 삶도 긍정적으로 변하게 되며, 이를 통해 하는 말도 긍정적으로 변하게 됩니다.

두 번째로, 말에는 진실이 담겨 있어야 합니다. 여기에는 여덟 가지 진실된 언어의 말이 있습니다. 그것은 보지 못한 것은 보지 못했다고 말하며, 듣지 못한 것은 듣지 못했다고 말합니다. 그리고 생각하지 않은 것은 생각하지 않았다고 말하며, 알지 못하는 것은 알지 못한다고 말합니다. 또한 본 것은 보았다고 말하고, 들은 것은 들었다고 말합니다. 그리고 생각한 것은 생각했다고 말하고, 안 것은 알았다고 말합니다. 이렇게 대화는 진실되게 해야 합니다. 그래야 이런 말을 무의식도 동의할 것입니다. 그러나 진실과는 다른 말을 하게 되면 표면의식은 무의식과 서로 갈등을 일으킬 것입니다. 그러면 이를 통해 일어나는 마음은 혼란스럽게 될 것이며, 내 삶을 나아지게 하기 위해 하는 말이 오히려 나에게 괴로움을 안겨주게 될 것입니다. 그러니 말에는 진실이 담겨 있어야 합니다.

세 번째로, 남에게 어떤 사실을 말할 때도 다섯 가지 조건을 갖추며 말을 해야 합니다. 그것은 내가 하려는 말이 사실일 것이며, 진실일 것이고, 나와 남에게 도움이 될 것이며, 말하기에 적절한 때이고, 이해하기에 적절한 표현이어야 합니다. 그렇지 못하면 당신은 나와 남에게 도움을 주려고 말을 하지만 이는 주변에 상처를 입히게 되며, 그들은 나를 비난하게 될 것입니다.

네 번째로, 남이 나를 비난하고, 무시하며, 안 좋은 말을 하면 먼저 나를 돌아봐야 합니다. 그래서 그 사람이 말한 것이 나에게서 발견되면 고치도록 해야 합니다. 그리고 지적을 해준 상대방을 고맙다고 생각해야 합니다. 그러면 그런 잘못도 나를 위한 것이 됩니다. 그리고 이렇게 나를 위해 고치면 고친 만큼 내가 좋아집니다. 그러나 그 사람이 말한 것이 나에게서 발견되지 않는다면 그것은 그 사람이 모르고, 나를 오해한 것입니다. 그러면 그것은 그 사람이 풀어야 할 그의 문제가 됩니다. 그러나 이를 보고 화를 내는 순간 그것은 다시 내가 풀어야 할 내 문제로 돌아옵니다. 그러니 나에 대한 비난을 성장의 기회로 여길 것이며, 이를 긍정적으로 풀어나가야 합니다.

다섯 번째로, 긍정적으로 말을 잘하는 소통의 기술에는 다섯 가지가 있습니다. 우선 상대방이 나보다 말을 더 많이 하도록 배려하는 것입니다. 진정으로 말을 잘하는 사람은 상대방의 말을 잘 들어주는 사람입니다. 그리고 경우에 따라서는 자신의 욕구를 먼저 드러내는 것도 하나의 방법입니다. 이것은 솔직함을 이용하는 것입니다. 그래서 없으면 없다고 말해야 하고, 필요하면 필요하다고 말해야 합니다. 그것은 창피한 것이 아닙니다. 오히려 모르면서 아는 체하고, 없으면서 가진 체하는 것이 서로에게 상처를 입히는 것입니다. 다음으로는 상대의 욕구가 생각보다 많다는 걸 항상 염두에 두며 말해야 합니다. 그래서 상대방의 가장 중요한 욕구가 무엇인지를 먼저 파악하고, 말을 이어갑니다. 그리고 당사자가 아닌 제3자를 통해 대화를 이어가는 것도 합리적인 방향을 도출할 수 있는 유용한 방법입니다. 또한 지인이나 안면이 있는 사람을 통해 상대방의 성향을 미리 파악하며, 이런 정보를 소통에 활용할 수도 있습니다.

이런 방법들을 통해 우리는 일상의 대화에서 나와 남에게 도움이 되도록, 긍정적이고, 진실하게 대화할 수 있게 됩니다. 그러면 이는 마음속의 무의식에 긍정을 심게 되며, 이런 무의식의 힘은 우리의 마음을 긍정적으로 치유할 수 있게 합니다. 그러면 이를 통해 다른 이와의 관계도 긍정적으로 유지될 수 있으며, 삶이 여유롭게 되고, 평온하며, 행복하게 될 것입니다.

## ⑹ 공감은 나를 진정으로 인정하는 것입니다

공감한다는 것은 타인과 동질의 마음을 갖게 된다는 것입니다. 그래서 인간사회에서는 이런 공감 능력을 바탕으로 해서 인간의 삶을 유지할 수도 있으며, 발전시킬 수도 있습니다.

그런데 인간사회에서는 공감 능력이 특히 필요한 사람들이 있습니다. 그들은 부모, 교사 및 유명인 등 우리 주변에서 영향력이 큰 사람들입니다. 그래서 이들의 특별한 행동은 주변에 큰 영향을 미치게 되며, 특히 어린 시절을 함께했던 사람들의 공감 능력은 그의 나머지 인생에 중요한 영향을 미치게 됩니다.

이를 알아보기 위해 태어난 지 4년이 지난 아이를 대상으로 실험을 해보았습니다. 그에게 과자를 먹으면서 쓰디쓴 표정을 지어봅니다. 또한 빵을 먹으면서 맛있는 표정을 짓습니다. 그리고 아이에게 먹을 것을 달라고 하면 그는 자기가 맛있다고 여긴 것이 아닌, 상대방이 맛있다고 여긴 것을 줍니다. 이렇게 그는 자신이 공감한 것을 있는 그대로 받아들이며, 이를 바탕으로 해서 공감받은 대로 행동을 합니다. 이렇듯 어린 시절에는 주변 상황을 있는 그대로 받아들이고, 이를 있는 그대로 반영하는 공감 능력이 뛰어납니다. 그러면 이렇게 형성된 그의 공감 능력은 그의 차후 인생에 중요한 영향을 미치게 됩니다.

그런데 인생을 살다 보면 점차로 남들과 공감하는 소통의 통로가 닫히고, 막히게 됩니다. 그리고 남을 시기하고, 질투하는 불통의 통로가 늘어납니다. 그것은 마음이 탐·진·치로 가려지고, 불선으로 물들기 때문입니다. 이를 통해 나를 우선으로 내세우려 하고, 남을 잘 인정하지 않으려고 합니다. 이렇게 우리의 공감 능력은 소통의 통로가 닫히면서 점차 떨어지게 됩니다.

또한 세상에는 다양한 사람들이 살고 있습니다. 그래서 남들과 대화를 하다 보면 나와 마음이 맞는 사람도 있고, 맞지 않는 사람들도 있습니다. 그리고 만나면 편안해지는 사람도 있고, 불편해지는 사람들도 있습니다. 또한 믿었던 사람도 나를 실망시킬 때가 있고, 불신했던 사람들도 나에게 도움이 될 때도 있습니다. 그리고 만나면 나에게 도움이 되는 사람도 있고, 도움이 되지 않는 사람들도 있습니다. 또한 만나면 기분이 좋아지는 사람도 있고, 기분이 나빠지는 사람들도 있습니다. 이렇게 세상에는 다양한 부류의 사람들이 공존하고 있습니다. 그래서 모든 사람들에게서 공감받고, 그들에게 공감하기란 쉽지 않습니다.

그러나 공감 능력이 떨어지는 사람조차도 타인에게서 공감받고 싶어 합니다. 이것은 인간의 공통된 마음입니다. 그리고 공감을 잘 해주지 못하는 사람이 오히려 타인의 공감에 목말라합니다. 그러니 내가 공감받기 위해서는 먼저 다른 이에게 공감을 표시해줘야 합니다. 그러면 마음이 편안해지며, 자신이 보낸 공감은 부메랑이 되어서 자신에게로 되돌아옵니다. 그리고 공감이 돌아오지 않는다면 그것은 자기 자신을 인정하지 못하는 그 사람의 문제입니다. 이렇게 자신을 인정할 줄 아는 사람이 남도 인정할 줄 알게 되며, 남에게 진심 어린 공감을 보내줄 수도 있게 됩니다.

그래서 경적을 울리며 추월한 자동차에 대해, "바쁜가 보다.", "중요한 미팅이 있나 봐."라며, 내 마음을 편하게 인정하면 그에게 편안한 공감을 보내줄 수 있습니다. 또한 다른 사람과 대화할 때에도 다른 의견이 있으면 "그럴 수도 있겠다.", "저 사람 입장이라면 나도 그럴 수 있겠다."라며, 나를 편하게 인정하면 그에게 합리적인 공감을 보내줄 수 있습니다.

이렇게 주어진 상황에서 나를 인정하는 마음이 있어야 다른 이에게도 편안한 공감을 보내줄 수 있습니다. 그래서 자신을 인정하고, 타인에게 공감할 수 있다면 당신의 계획은 이미 반 이상 성공한 것이며, 이를 발판으로 나머지를 채워가면 됩니다.

이처럼 타인에게 공감할 수 있다는 것은 그만큼 나를 인정할 수 있다는 말이기도 합니다. 그래서 자신에 대한 진정한 인정은 타인에 대한 인정으로 이어지며, 이는 타인에 대한 공감으로 이어집니다. 이렇게 인정하고, 인정받으며, 공감할 수 있게 되면 이는 당신을 행복으로 이끌 것입니다.


## (7) 시기나 질투에서 벗어납니다

우리나라의 조선시대에는 왕, 왕족, 양반, 평민 및 천민 등 세습되는 신분 계급이 있던 시절이 있었습니다. 이때는 신분에 따라 인간의 지위가 결정되었으며, 삶의 질도 이에 따라 차이가 있었습니다. 그리고 당시에는 신분을 바꾼다는 것은 하늘의 별을 따는 것만큼 쉽지 않았습니다. 그런데 현대사회는 어떤가요? 현대사회에서 인간은 평등하다고 주장합니다. 그러나 조선시대에 비해 세월이 많이 흘렀어도 그때와 비슷하며, 다른 형태의 차별은 여전히 존재하고 있습니다. 그래서 지금은 세습으로 신분이 이어지는 것은 아니지만 경제력이나 권력 등에 따라 신분에 차이를 받게 됩니다. 그리고 이런 차이는 시기와 질투로 이어지며, 이는 현실의 차별을 더욱 심화시키고 있습니다.

그리고 현대사회에서의 평등은 원인과 결과가 존재하는 평등입니다. 그래서 이는 인과법과 인연법이 존재하는 평등입니다. 이는 자신이 쌓아놓은 원인에 따라 각자가 받게 되는 결과가 달라진다는 것입니다. 따라서 "너도 그렇게 될 수 있다."라는 것이지, "너도 그렇게 된다."라는 것은 아닙니다.

이렇게 인과법에 의해 우리가 받고 싶은 것과 받게 되는 것 사이에 차이가 있게 됩니다. 그래서 우리가 과거에 쌓아놓은 원인만큼 현재에 결과로 받게 되는 것입니다. 그래도 인간은 자신이 적게 받으면 타인에 비해 자신이 이런 대접을 받을 이유가 없으며, 이는 부당하다고 주장합니다. 그리고 이는 마음에 시기와 질투를 일으키게 하며, 불평불만을 터트리게 합니다.

그러면 이는 현실에 만족하지 못하게 하며, "왜 나만 이렇게 살아야 해.", "나에게 더 줘."를 외치게 만듭니다. 그러나 이것은 실제를 반영하는 것이 아니며, 시기와 질투하는 마음에서 나오는 오류의 마음일 뿐입니다. 그래서 이는 인과법으로 이어지는 세상법에서는 맞지 않는 마음입니다. 그리고 이렇게 형성된 마음은 나의 마음을 더욱 아프게 하고, 괴롭게 만들 뿐입니다.

이렇게 사람들에겐 남을 시기하고, 질투하는 마음이 자리 잡고 있습니다. 특히 생존경쟁이 심한 현대사회일수록 이런 마음이 강하게 자리 잡게 됩니다. 그래도 인간은 멀리 떨어져 있거나, 나와 불균형이 심한 자를 시기나 질투의 대상으로 삼지는 않습니다. 그래서 자기와 비슷하거나 못하다고 생각하는, 가까이 있는 사람들에게 시기도 하고 질투도 합니다.

그러나 나와 가까운 사람이 성공하고, 잘된다면 이것은 나에게도 좋은 일입니다. 그리고 그런 사람을 아는 것도 내 능력이며, 그것은 나에게도 자랑스러운 일입니다. 또한 그에게서 삶에 도움이 되는 중요한 정보를 얻을 수도 있습니다. 그리고 성공하는 방법이나 노하우 등을 배울 수도 있으며, 그에게서 여러 가지 도움을 받을 수도 있습니다. 특히 내가 그를 도와주지 않아도 됩니다. 이처럼 그의 성공은 나에게도 이득인 것입니다.

따라서 주위에 있는 사람이 안되면 그것은 나에게도 손해입니다. 그의 사업이 망하면 나의 마음도 위축될 것이며, 그에게 도움을 줘야 하고, 경제가 돌지 않으니 나의 사업도 어렵게 될 것입니다. 이렇게 그의 실패는 나에게 부정적인 영향을 줍니다.

그러니 인연법으로 보면 나와 인연이 없는 사람보다는 나와 인연이 있는 사람이 잘되는 것이 좋습니다. 그것은 우리는 서로 다른 인생을 살고 있지만 인연법에 의해 서로 밀접하게 연결되어 있기 때문입니다. 그래서 그가 잘되면 나도 잘되고, 그가 안되면 나도 안되며, 그가 행복하게 되면 나도 행복하게 됩니다.

이것이 인연법으로 연결된 세상의 이치입니다. 그러니 내가 평온하고, 행복하기 위해서는 다른 사람이 잘되면 그것도 기뻐하고, 축하해줄 수 있어야 합니다. 그래야 그의 기쁨도 내 것이 되며, 그의 행복도 내 것이 됩니다. 그러면 그것이 나도 기쁘고,

행복하며, 잘될 수 있는 길입니다. 그러니 나를 위해 남의 기쁨도 받아들이고, 이를 수용할 줄도 알아야 합니다. 이렇게 시기하고 질투하는 마음에서 벗어나야 합니다. 그래야 내 마음도 편해지고, 나도 잘되게 됩니다.

## ⑻ 기대를 줄이면 행복은 다가옵니다

기대가 높으면 욕구가 커지며, 욕구가 커지면 집착이 늘어납니다. 그런데 이렇게 늘어난 집착은 다시 욕구를 키우게 되며, 이는 기대를 높이게 됩니다. 이렇게 집착, 욕구 및 기대는 끊임없이 서로 이어지는 톱니바퀴처럼 만족을 모르고 이어집니다.

그러면 이렇게 만족할 줄 모르는 마음은 괴로움을 쌓게 하며, 삶의 괴로움을 증폭시킵니다. 또한 우리의 기대가 너무 높다고 해서 삶의 질이 좋아지거나, 행복해지는 것도 아닙니다. 오히려 높은 기대는 도달할 수 없는 상실감을 우리에게 안겨주게 되며, 우리가 현재 갖고 있는 행복조차도 이를 받아들이지 못하게 합니다. 이렇게 만족을 모르고, 높아만 가는 기대는 우리의 마음에 불행의 씨앗이 될 뿐입니다.

그런데 당신이 그토록 간절하게 원하는 외적 환경의 최종 목표는 무엇인가요? 그래서 당신이 그토록 원하는 인생의 최종 목표가 외적 환경인지, 건강인지, 행복인지 살펴봐야 합니다. 이렇게 관찰하다 보면 당신의 최종 목표는 외적 환경이 아닌 건강과 행복이라는 것을 알게 될 것입니다. 그래서 당신이 외적 환경에 대한 기대를 낮추면 낮춘 만큼 당신의 행복은 앞으로 성큼 다가올 것입니다. 왜냐하면 외적 환경을 강력하게 추구하려는 마음이 당신이 현재 갖고 있는 건강과 행복을 인정하고, 받아들이려는 마음을 막고 있기 때문입니다. 그러니 지금 당신이 행복하지 않고 불행하다고 느껴진다면 물질이나 지위 등의 외적 환경에 대해 당신이 갖고 있는 막연한 기대를 지금보다 낮춰야 합니다. 그리고 이렇게 한다고 해서 당신은 결코 불행해지지 않을 것입니다.

우리가 살고 있는 인간의 삶에서 부자가 되기 위해서는 돈을 많이 벌어야 합니다. 그러나 이를 통해 벌어들인 돈이 많다고 해서 마음까지 덩달아서 부자가 되는 것은 아니며, 행복해지는 것도 아닙니다. 돈의 부자가 되더라도 많은 재산을 지키려고 애쓰다 보면 오히려 불안, 공포 및 두려움에 빠질 수도 있습니다.

그래서 어떤 이는 "돈 부자는 마음 부자가 될 수 없다!"라고도 합니다. 왜냐하면 재물로 인해 욕심을 내는 마음이 더욱 커져서 돈으로는 더 이상 마음을 채울 수 없기 때문입니다. 그러니 마음 부자가 되기 위해서는 외적 환경에 대한 막연한 기대를 낮추고, 현재 자신이 갖고 있는 것에 만족할 줄 아는 마음을 가져야 합니다. 그러면 기대를 낮추면 낮춘 만큼 행복은 당신의 앞으로 성큼 다가올 것입니다.

그리고 사실 마음먹기에 따라서 당신은 지금이라도 당장 행복해질 수 있습니다. 당신에게 심신이 머물 장소가 있고, 공복을 채울 약간의 음식이 있으며, 행복해지려는 마음만 있다면 당신에게 필요한 행복의 조건은 이미 갖추어진 것입니다. 이제는 당신의 마음만 바꾸면 됩니다.

그래서 외적 환경에 대해 당신이 갖고 있는 막연한 기대의 문턱만 낮춘다면 지금 이 순간에도 행복은 낮아진 문턱을 넘어 당신에게로 찾아올 것입니다. 그러면 이를 통해 당신은 마음 부자로 행복한 삶을 누릴 수 있습니다. 이렇게 기대를 줄이면 줄인 만큼 행복은 당신의 앞으로 성큼 다가올 것입니다.

## (9) 부에는 도덕적 책무가 있습니다

당신이 갖고 있는 부가 삶의 모든 것을 책임져주지는 않습니다. 그리고 당신이 하려고 하는 모든 행동을 허락해주는 것도 아닙니다. 그러니 우리는 건강을 돌봐야 하고, 가족과 주변을 돌봐야 하며, 세상을 돌봐야 합니다. 그렇지 않고 당신이 부만 추구하려고 한다면 당신은 건강을 잃을 것이며, 가족과 세상을 잃을 수도 있습니다. 그래서 당신이 부를 이루었다면 이를 통해 지켜야 할 '부의 도덕적 책무'가 당신을 기다리고 있습니다.

그리고 이런 도덕적인 책무를 다하지 않는다면 당신이 갖고 있는 부는 허상이 될 것이며, 곧 사라져버릴 물거품에 지나지 않습니다. 그래서 이는 당신의 남은 인생을 파멸의 길로 인도할 수도 있습니다. 그러니 열심히 일해서 부를 이루었다면 이제는 부에 담긴 당신의 도덕적인 책무를 다해야 합니다.

이렇게 우리가 살고 있는 세상에서는 인과법이 작용합니다. 그것은 원인을 만들었으면 그로 인해 나타나는 결과는 받아들여야 한다는 것입니다. 그래서 지금 일어난 결과는 내가 과거에 만들어놓았던 원인들로 인해 나타나는 것들입니다. 따라서 좋은 원인을 과거에 쌓았다면 이는 현재에 좋은 결과로 나타납니다.

이렇게 과거에 쌓은 덕은 현재의 복으로 나타나며, 흉은 화로 나타납니다. 따라서 덕을 쌓지는 않고, 복만 누리려고 한다면 당신이 쌓아놓은 덕은 어느 순간에는 다할 것이며, 그러면 당신이 갈 수 있는 길은 복의 길이 아닌 화의 길일 뿐입니다.

그러니 재물을 얻어 부자가 되었다면 이제는 세상을 살아나가는 올바른 법인 계를 잘 지켜야 합니다. 그리고 자신은 낮추고, 남은 존중할 줄 알아야 합니다. 또한 갖고 있는 재물을 주변에 나누어줄 수 있어야 하고, 보시하면서 덕을 쌓을 줄 알아야 합니다. 이렇게 자신이 쌓아놓은 부를 덕을 통해 널리 회향해야 합니다. 이것이 인과법으로 이어지는 부의 도덕적 책무입니다.

그러나 이를 지키지 않으며, 허세를 부리고, 남을 멸시하면서 다른 이에게 자신이 쌓은 부의 복을 나누어주지 않는다면 이는 당신에게 주어진 부의 도덕적 책무를 다하지 않는 것입니다. 그러면 부를 가져다준 덕은 어느덧 다할 것이며, 세상을 지탱하고 있는 인과법은 당신을 화의 길로 인도할 것입니다. 그러니 부에 담겨진 당신의 도덕적 책무를 다해야 합니다.

우리가 살고 있는 사회에는 동물사회와 인간사회가 있습니다. 동물사회에서는 부에 약탈, 탐욕, 착취의 의미가 담겨 있다면 인간사회의 부에는 도덕적 책무가 담겨 있습니다. 그래서 "나는 훌륭하고, 똑똑하고, 유능한데 왜 여전히 나는 가난한가?"라고 한탄을 한다면, 과거에 자신이 한 행동을 되돌아봐야 합니다. 이는 덕을 쌓지는 않고, 복을 누리려고만 했기 때문입니다. 그래서 덕을 쌓지는 않고, 자신이 갖고 있는 복을 누리려고만 하고, 쓰려고만 한다면 자신이 쌓아놓은 덕은 언젠가는 다할 것입니다. 그리고 덕이 다하면 화가 온다는 것은 세상을 유지시키고 있는 인과법으로 보면 당연한 이치입니다. 따라서 지금의 결과는 내가 과거에 한 행동의 결과물인 것입니다.

그러니 지금 당신이 부를 갖추었다면 부에 담긴 당신의 도덕적 책무인 덕의 이행을 게을리해서는 안 됩니다. 그리고 이를 잘 지키면 당신의 미래는 더욱 행복하고, 부유해질 것입니다.

이처럼 덕을 쌓은 만큼 이는 우리에게 복으로 다가옵니다. 그리고 쌓은 만큼 받게 되는 것이 인과법으로 돌고 도는 세상의 이치입니다. 그러니 행복해지길 원한다면 부에 담긴 당신의 도덕적 책무를 게을리하지 말고, 이를 잘 이행해야 합니다.

## ⑽ 당신은 이해해야 할 것이 많은 소중한 존재입니다

어떤 사람을 이해할 수 없다는 것은 그 사람에게는 이해해야 할 것이 많다는 말일 수도 있습니다. 그러니 내가 이해하지 못했다고 해서 그를 업신여기거나, 무시하면 안 됩니다. 그것은 나의 잘못일 수 있습니다. 그러니 인생길에서는 나도 이해해야 하지만 남도 이해하면서 진실된 행동을 해야 합니다.

이렇게 인생길에서는 이해하면서 넘어가야 할 것들이 많이 있습니다. 그리고 그것이 행복을 얻기 위해 나아가는 수행의 단계인 문·사·수(聞·思·修)의 길입니다. 그래서 다른 이에게서 진리의 행을 들어서(문) 세상의 이치를 이해하게 되었다면 이제는 당신이 직접 이를 사유(사)하면서 이해할 수 있어야 합니다. 그런 후에는 이런 앎을 당신이 직접 명상수행(수)을 통해 통찰하며, 자기의 것으로 만들 수 있어야 합니다. 이것이 세상의 실상을 여실하게 깨닫게 되는 방법이며, 괴로움에서 벗어나 대행복으로 나아갈 수 있는 방법입니다.

우리는 '행복은 멀리 있는 것이 아니며, 내 마음에 있다.'라는 것을 들어서 이미 알고 있습니다. 그리고 '지금 이 순간에도 한마음만 바꾸면 행복을 얻을 수 있다.'라는 것도 들어서 익히 알고 있습니다. 그러나 우리는 이를 머리로는 이해하지만, 실제로 하는 행동은 외적인 조건에서 행복을 찾으려고 합니다. 그래서 이해하는 행복은 마음의 행복인데 우리가 추구하고 있는 행복은 재물과 지위인 외적 환경에서 찾으려 합니다. 그러나 외적 환경을 추구하고, 이를 얻는다고 해서 진정한 행복을 얻을 수 있는 것이 아닙니다. 그것은 우리가 얻으려는 외적 추구는 만족을 모르며, 이는 집착과 욕구를 통해 계속 확산되기 때문입니다.

그리고 내 마음 안에 있는 행복을 외부의 멀리서만 찾으려고 하니 이를 찾을 수도 없으며, 마음만 괴로워질 뿐입니다. 그러니 이제는 바깥의 외부 조건이 아닌 진실한 마음 안에서 행복을 찾으려고 해야 합니다. 그러면 인간은 소중하고, 완벽한 존재이며, 행복은 이미 내 마음 안에 있다는 것을 알 수 있게 됩니다.

그리고 우리가 심신을 치유하기 위해 의사를 찾을 때 우리가 알아야 할 것이 있습니다. 그것은 우리의 몸과 마음은 수많은 진화의 과정을 거치면서 이미 자연이 만들어낸 완전체라는 것입니다. 그러니 행복해지기 위해서는 이런 인간의 소중함과 완전함을 먼저 이해해야 합니다. 그래서 몸과 마음은 각종 외부의 바이러스나 독소와 맞서 싸울 충분한 힘을 갖고 있습니다.

그러나 이것이 탐·진·치에 가려져서 이를 제대로 이해하지 못하고, 활용하지 못하기 때문은 심신은 고통과 괴로움을 겪고 있는 것입니다. 그러니 이렇게 인간의 소중함과 완벽함을 듣고, 이를 이해할 수 있게 됐다면 이제는 이를 토대로 삶의 실상을 사유하고, 통찰하면서 이를 심신으로 체화할 수 있어야 합니다.

그러면 이를 통해 자신 안에 있는 행복이 모습을 드러낼 것입니다. 이렇게 당신의 몸과 마음은 당신이 모르는 것만큼 실제로 이해해야 할 것이 많은 소중하고, 행복하며, 완전한 존재입니다.


## (11) 내 삶을 있는 그대로 받아들입니다

우리는 자신의 아픔은 끌어안고 슬퍼하면서 어쩔 줄 몰라 합니다. 그리고 타인의 아픔은 외면하면서 모르는 척 지나쳐버립니다. 이렇게 나와 남의 아픔을 제대로 받아들이지 못하고, 수용하지 못하기 때문에 마음은 괴로움 속에서 빠져나오지 못하게 되며, 이것이 지속되면 우리의 삶은 힘들고, 고단해집니다.

그러나 사람은 마음이 아프고 괴롭다고 해서 불의의 사고처럼 갑자기 죽게 되는 것은 아닙니다. 그리고 아픔과 괴로움을 이겨내고, 이를 통해 성장할 수 있는 것이 인간의 마음이며, 그것이 인생입니다. 그러니 아픔이 있더라도 이를 인정하고, 받아들이며, 수용할 줄 알아야 합니다. 그래야 아픔이 괴로움을 이끌지 못하며, 마음은 평온과 행복을 향해 나아갈 수 있게 됩니다.

이렇게 마음에 행복을 얻기 위해서는 나의 아픔도 수용할 줄 알아야 하고, 남의 아픔도 수용할 줄 알아야 합니다. 그래서 나도 하나의 소중한 인격체이고, 남도 하나의 소중한 인격체이며, 모든 사람들은 소중한 인격체라는 것을 인정하고, 받아들이며,

이를 수용할 수 있어야 합니다.

　우리의 인생은 타인에 의해 좌우되는 것이 아닙니다. 우리들은 서로 연결되어 있으며, 서로에게 영향을 주고 있지만 인생의 최종 항로를 결정하는 것은 결국 자기 자신입니다. 그러니 현재 걷고 있는 인생길은 내가 선택한 길입니다. 이렇게 내 삶은 내가 선택한 것이며, 내가 쌓아놓은 원인에 의한 결과로서 받고 있는 것이 현재의 삶입니다. 그러니 이미 일어난 일에 대해, 다른 이와 시시비비를 가릴 것이 없습니다. 이미 일어난 일은 나로 인해 일어난 것이므로 이를 깨끗하게 인정하고, 새로운 미래를 위해서는 좋은 원인을 쌓으려고 노력해야 합니다. 그래야 다가오는 미래에는 지금보다 더 좋은 삶을 얻을 수 있습니다.

　이런 인과법은 부모와 자식과의 관계에서도 마찬가지입니다. 그래서 부모님은 부모님의 인생이 있고, 자식은 자식의 인생이 있으며, 나는 나의 인생이 있는 것입니다. 그러니 각자가 살아가는 인생의 항로가 다르다는 것을 인정하고, 이를 받아들일 줄 알아야 합니다. 그렇지 못하고 남의 인생을 구속하려 한다면 이는 거꾸로 자신의 인생을 구속당하는 것입니다.

　그러니 다른 사람의 인생을 인정하고, 자신은 자신의 인생을 살아갈 수 있어야 합니다. 그리고 '내 인생의 주인공은 나'이며, '다른 인생의 주인공은 그'라는 것을 잊지 말아야 합니다. 그러니 지금 이 순간 자신의 인생을 있는 그대로 온전하게 받아들일 수 있어야 합니다. 그렇지 않고, 아픔을 끌어안고, 움켜잡으며, 이를 놓지 않으려고 하면 할수록 괴로움은 우리의 마음에 더욱 달라붙을 것입니다.

　그러니 행복한 삶을 누리기 위해서는 자신의 삶을 있는 그대로 인정하고, 이를 받아들이며, 수용할 줄 알아야 합니다. 이렇게 내 삶을 있는 그대로 인정하고, 받아들이며, 수용할 줄 아는 사람이 진정한 행복을 얻을 수 있게 됩니다.


## ⑿ 무의식에 내 진심을 전달합니다

부모 도리 못하는 사람이 자녀에게 오히려 자식의 도리를 강요하며, 형제 도리를 못하는 사람이 형제에게 오히려 해야 할 도리를 따집니다. 그러나 자신이 먼저 다른 이에게 해야 할 도리를 다해야, 그들도 자신들이 해야 할 도리를 다할 것입니다. 그러니 남들이 나에게 하는 모습을 바꾸고 싶다면 우선 내가 남들에게 하는 모습을 바꿔야 합니다. 그래서 남들이 나에게 하는 행동은 내가 남에게 하는 행동의 투영인 것입니다.

그런데 평생을 통해 바꾸지 않았던 행동 방식을 한순간에 바꾼다는 것은 쉽지 않습니다. 그래서 바꾸고 싶은 마음은 굴뚝 같은데 심신은 이에 반응하지 않습니다. 그것은 내 마음 안에 있는 무의식이 이를 반대하기 때문입니다. 그래서 내가 하려고 하는 행동의 결정권은 무의식의 통제권하에 있습니다. 따라서 무의식이 내가 하려는 행동을 반대한다면 표면의식이 아무리 하고 싶다고 해도 심신은 여기에 반응하지 않을 것입니다.

이렇게 행동을 실행하는 표면의식과 이를 통제하는 무의식이 충돌하면 언제나 무의식이 이깁니다. 그래서 우리가 겉으로 드러나는 마음은 표면의식이지만 이를 통제하는 것은 무의식입니다. 이런 무의식은 인식의 공간 아래에 있기 때문에 우리는 무의식이 무슨 생각을 갖고 있는지 평상시에는 알 수 없습니다. 다만 무의식이 인식공간 밖으로 나와서 표면의식이 이를 실행에 옮기면 그때서야 우리는 이를 알 수 있게 됩니다.

이렇게 우리의 마음(G)에는 표면의식과 무의식[잠재의식 등]이 있습니다. 그리고 행동을 실행하는 표면의식에는 정신, 마음(S), 의식이 있습니다. 그래서 표면의식의 의도를 정신은 이성적으로 해석하고, 마음(S)은 감정적으로 해석하며, 의식은 이를 앎으로 변환해서 신·구·의 삼행을 표면의식이 실행하게 됩니다.

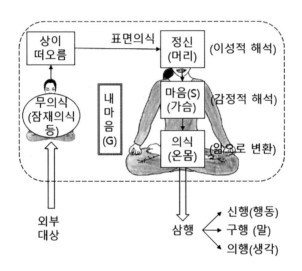

그런데 무의식에는 전생과 지난 세월의 기억들이 저장되어 있습니다. 이런 무의식의 통제하에 표면의식이 행동을 할 수 있게 됩니다. 그리고 이렇게 한 행동의 의도는 무의식에 다시 저장됩니다. 이렇게 무의식에 저장된 기억들은 변환되면서 다음에 표면의식이 하려는 행동을 통제하게 됩니다. 그러니 괴로움에서 벗어나기 위해서는 무의식을 잘 가꾸어놓아야 합니다.

이렇게 내가 의도를 갖고 하는 행동이라고 여기지만 이는 무의식에 의해 이미 통제된 행동들입니다. 그래서 내가 진정으로 원하는 것이 행복이라면 이런 나의 간절함을 무의식에 전달해야 합니다. 그리고 무의식이 이를 인정하고, 받아들이게 되면 무의식은 당신이 무슨 행동을 하려 하면 그런 방향으로 당신을 통제할 것입니다. 그래서 자신이 원하는 것이 있다면 이를 수시로 읽거나 암송하면서 무의식에게 전달해야 합니다. 그리고 이를 적어서 집 안 곳곳에 붙여놓기도 합니다. 그래서 무의식이 이를 언제 어느 곳에서라도 보고, 알 수 있도록 합니다. 그러면 이를 통해 무의식의 통제는 내가 원하는 쪽으로 점차 바뀔 것입니다.

우리는 괴로움에서 벗어나며, 행복한 삶을 원합니다. 그리고 행복은 악인이든, 선인이든 모든 존재들이 한결같이 바라는 마음일 것입니다. 그런데 이를 표면의식이 이해했다고 해서 내가 하는 행동의 방향이 바뀌지는 않습니다. 이는 내 마음속에 깊숙이 있는 무의식이 바뀌어야 바뀔 수 있습니다. 그렇지 않으면 행복하려는 마음은 괴로움에서 잠시 벗어났다가도 이내 탐·진·치의 행동을 하면서 다시 괴로움에 빠질 것입니다.

그러니 표면의식뿐만이 아니고, 내 마음속 깊숙한 곳에 자리 잡고 있는 무의식이 바뀌어야 합니다. 그래서 무의식에게 자신이 원하는 진실된 마음을 전달해야 합니다. 그래야 더 이상 일어나는 마음이 괴로움으로 발전하지 않습니다.

## ⒀ 현재를 사는 최선의 방법이 있습니다

일어나는 모든 일에는 그에 따르는 마땅한 대처 방법이 있습니다. 그러나 이런 대처 방법에는 오로지 한 가지 방법만 있는 것이 아니며, 다양한 대처 방법이 있을 수 있습니다. 이렇게 대처 방법이 다양하다는 것은 그만큼 세상은 완벽하지 않으며, 지금 이 순간에도 항상 변하며 움직이고 있다는 것을 말해줍니다. 만약 세상이 모순이 없고 완벽하다면 세상은 항상 평온하고, 고요할 것입니다. 그러나 그렇지 못하기 때문에 세상은 역동적이며, 발전할 수도 있고, 쇠퇴할 수도 있게 됩니다. 그러니 당신이 선택하는 대처 방법에 따라 결과는 다르게 나타날 것입니다.

그래도 당신이 현재 대처하려는 방법이 현 상황에서 당신에게 맞는, 가장 최선의 방법이라는 것을 알아야 합니다. 그것이 실패하든 성공하든 그것은 현재의 상황에서 당신이 그렇게밖에 할 수 없었던 최선의 방법이었습니다. 그래서 그것은 당신이 겪어야 하며, 감내해야 할 일이었습니다. 이것은 피하려 한다고 해서 피할 수 있는 것이 아닙니다. 그러니 "그렇구나!", "이 또한 지나가리라!"라고, 알며 행동해야 자신에게 이득입니다. 그래서 현재에 일어난 일은 자신이 쌓은 원인에 의해 어쩔 수 없이 자신이 받아야 하는 결과물입니다. 또한 받아야 할 원인을 쌓았다면 당연히 그것을 결과로서 받아들여야 하는 것이 인과법으로 보는 세상의 이치입니다. 그리고 이렇게 지어진 원인에 의해 일어나는 결과를 지금의 내가 받지 않고 막을 방법은 없습니다.

그러니 이미 일어난 일에 대해 이를 후회하며 괴로움에 싸이지 말고, 현재의 상황을 겸허히 받아들이고, 이를 인정하는 것이 현재의 상황에 대처하는 최선의 방법입니다. 그리고 나서 벌어진 상황에 대한 대책을 수립하며, 이를 보완하고, 실행하면서 미래를 위한 성공의 발판으로 삼아야 합니다.

그런데 이렇게 상황에 대처하고, 이를 실행에 옮기는 방법에는 여러 가지 방법이 있습니다. 그것은 우선, 현 상황에 부딪치지 말고, 되돌아가는 방법이 있습니다. 그리고 현 상황을 무시하고, 이를 우회하는 방법이 있습니다. 또한 현 상황과 맞서 싸우며, 이를 이겨내는 방법이 있습니다. 그리고 더욱 노력해서 현상황을 개선하는 방법도 있습니다. 이렇게 다양한 방법 중에서 어느 길을 택할지는 자신의 현재 마음의 상태에 달렸습니다.

그리고 무엇을 선택해도 이는 당신이 현재 처한 상황에서 최선의 방법이라는 것을 알아야 합니다. 그러니 자신이 선택하고 결정한 일의 결과는 이를 있는 그대로 인정하고, 받아들일 줄 알아야 합니다. 그리고 결과가 좋지 않으면 이를 미래를 위한 발전의 발판으로 삼으면 됩니다. 이것이 현재 자신이 할 수 있는 최선의 선택인 것입니다. 그래서 행동의 결과가 좋으면 자신이 지난 세월 쌓아놓은 덕에 의한 복을 받고 있는 것입니다. 그리고 결과가 좋지 않으면 자신이 지난 세월 세상에 지은 빚을 갚고 있는 것입니다. 그래서 매 순간 복을 받고, 빚을 갚으며 살아가고 있는 우리네 인생길에서는 세상의 좋은 일과 나쁜 일이 섞이면서 교대로 일어나고 있습니다.

그래서 돈을 많이 벌고, 승진하며, 사업이 번창해도 앞으로 펼쳐질 그의 삶에 좋은 일들만 펼쳐지는 것은 아닙니다. 그리고 이렇게 좋은 일들이 이루어지면 잠시는 기쁠 수 있습니다. 그러나 이런 기쁨도 영구히 지속되는 것이 아닙니다. 그래서 시간이 흐르면 마음속에 숨어 있던 불안, 초조 및 우울이라는 괴로운 감정들이 다시 나타나며, 괴로워질 수 있습니다.

이들은 좋은 일 뒤에 잠시 숨어 있다가 자신들의 시간이 오면 다시 나타납니다. 물론 이들이 고정되어 마음속에 있다가 나타난다는 것은 아닙니다. 그러나 사람으로 태어났다면 이런 좋고 싫은 감정들의 종자들이 마음속에 공존하고 있습니다. 그래서 기쁘다가도 슬프고, 슬프다가도 기쁜 것이 우리네 마음입니다.

그리고 우리가 행한 행동의 결과가 좋지 않아도 알게 되는 것들이 있습니다. 그것은 돈이 없으면 시간이 많다는 것입니다. 그러면 사업을 구상하고, 정비하며, 자신만의 시간을 가질 수 있습니다. 그리고 돈의 가치와 맛을 알게 되며, 세상에서 가장 소중한 것은 건강이라는 것도 깨닫게 됩니다. 그리고 삶의 유한성도 알게 됩니다. 그러면 돈과 시간을 소중히 여기게 되며, 진실한 삶을 살 수 있는 기회가 되기도 합니다. 또한 세상은 내 마음대로 움직여주질 않습니다. 그러니 내 마음이라고 하더라도 그것은 내 것이 아니라는 것을 알게 됩니다. 그리고 우리의 삶에 나타나는 부정적인 상황 속에서도 긍정의 꽃을 피울 수 있습니다. 그러면 세상을 있는 그대로 받아들이며, 긍정적으로 살 수 있게 되고, 이는 진정한 행복을 추구하는 삶의 기회가 될 수도 있습니다. 그러면 현재 내가 처한 상황에서도 삶을 있는 그대로 행복한 것으로 받아들일 수 있게 됩니다. 이렇게 행동의 결과가 좋지 않아도 알게 되는 것들이 많습니다.

그리고 우리가 아무리 괴로워하더라도, 이미 일어난 결과를 바꿀 수는 없으며, 이미 일어난 일을 없었던 것으로 할 수도 없습니다. 그러니 마음이 과거나 미래에 머물며 괴로워하지 말고,

현재를 살아갈 수 있어야 합니다. 그래서 이런 마음을 갖고 일을 추진한다면 그는 하는 일마다 성공할 것입니다. 그러니 행복한 성공인은 과거나 미래가 아닌 현재를 사는 사람이며, 현실을 인정하고, 받아들이면서 미래를 향해 나아가는 사람입니다. 그것이 우리에게 주어진 인생을 살아나가는 최선의 방법입니다.

## ⑴ 괴로움을 넘어 긍정적 이미지를 갖춥니다

에너지명상의 가장 큰 특징 중의 하나는 따뜻한 빛에너지를 통해 마음에 있는 부정적 이미지를 긍정적 이미지로 바꿀 수 있다는 것입니다. 우리의 마음에 있는 대부분의 부정적 이미지들은 어두운 오류의 기억들로부터 파생된 것들입니다. 그래서 마음에 따뜻한 빛에너지를 보내주면 이두운 부정적 이미지는 사라지며, 마음은 평온하며 긍정적인 이미지로 바뀌게 됩니다.

그런데 지금 하는 명상이 효과가 있으려면 무엇보다도 치유가 된다는 믿음을 갖고, 꾸준하게 정진해야 합니다. 그래야 명상의 효과가 무의식에까지 전달될 수 있습니다. 그런데 어떤 이는 명상을 하더라도 효과가 없거나, 오래 걸리는 경우가 있습니다. 그것은 그에게 있는 부정적 이미지의 힘이 너무 강해서 치유된다는 믿음을 내지 못하기 때문입니다. 그러니 명상이 효과가 있으려면 치유된다는 믿음을 갖고, 꾸준하게 정진하면서 치유된다는 긍정적인 믿음을 무의식과 교감할 수 있어야 합니다.

이 세상에는 나만 괴로움 속에서 사는 것이 아닙니다. 모든 사람들의 마음속에는 괴로움의 종자들이 들어 있습니다. 그래서 발생하는 괴로움을 이겨내며 사는 것이 인생입니다. 그러니 괴로움이 있다는 것은 "내가 인간이라는 것이구나!"라는 것이니, "나와 같은 사람이 많구나!"를 알아야 합니다. 이렇게 이 세상에는 괴로움으로 힘들어하는 다양한 부류의 사람들이 있습니다.

그래서 삶의 두려움으로 밤에 잠을 못 이루는 사람, 돈으로 고민하는 사람, 질투심이 많은 사람, 사람을 무서워하는 사람 등 천차만별의 사람들이 있습니다. 이 중에는 내가 이해하지 못하는 괴로움으로 힘들어하는 사람들도 많습니다.

그러니 이렇게 세상을 살고 있는 많은 다양한 부류의 사람들 중에서 나에게만 특별하게 괴로움이 일어나는 것은 아닙니다. 그리고 괴로움이 일어난다는 것은 살아 있는 인간이라는 뜻이기도 하며, 괴로움이 있기에 인간은 이를 개선하고 보완하면서 더 나은 존재로 발전할 수도 있었습니다. 그러니 괴로움이 일어나더라도 이를 한 단계 도약할 수 있는 도약의 발판으로 삼아야 합니다. 또한 인간에게 괴로운 감정이 없었다면 인간은 인생을 폭력적으로, 분노하면서 막 살았을 것입니다. 그리고 다른 이에게 욕하고, 나쁜 일을 하면서도 죄의식이 없었을 것입니다. 그러면 세상은 파멸했을 것입니다. 그러나 인간은 괴로움이 있었기에 선하게 살려 하고, 서로 도와가며 살아가려고 합니다.

그런데 괴로운 감정이 일어나면 인간의 심신이 힘들어지는 것은 사실입니다. 그래서 이를 줄이려 하고, 소멸시키려고 합니다. 그리고 행복한 삶을 추구하려고 합니다. 그러니 마음에 있는 부정적인 이미지들을 긍정적인 이미지들로 바꿔줘야 합니다.

사람이 컵에 담긴 물을 보면서 긍정적인 단어를 머리로 생각하고, 입으로 말하면 물의 결정구조가 변한다는 연구 결과가 있습니다. 그래서 컵에 담긴 물에 사랑을 기반으로 하는 단어를 보내면 물의 결정구조는 아름답고, 변화무쌍하며, 반짝이는 눈송이로 변한다고 합니다. 그런데 우리 몸의 70% 이상은 물로 이루어져 있습니다. 그러니 일상생활에서 긍정적인 생각과 말을 한다면 우리 심신의 결정구조는 아름답고, 반짝이며, 긍정적인 이미지들로 바뀔 것입니다.

이렇게 마음이 치유된다는 믿음을 갖고, 괴로움에 내해 올바르게 알며, 이를 인정하고, 받아들일 수 있게 되면 마음의 부정적 이미지들은 점차 사라지게 되며, 긍정적 이미지들로 바뀔 것입니다. 이것이 에너지명상의 이익입니다. 이를 통해 마음의 여정은 점차 행복이라는 종착지를 향해 나아갈 것입니다.


## ⒂ 당신의 영적 지위는 높아집니다

자신을 한없이 부정하는 사람이 있습니다. 그는 자신은 살 가치가 없는 사람이며, 어느 누구도 자신을 좋아하지 않을 것이라고 여깁니다. 그래서 그는 사회적으로 자신을 고립시키며, 궁핍한 생활을 고수합니다. 그리고 그는 사회적으로 어려운 지금의 지위가 자신의 운명이며, 이런 삶은 바뀌지 않을 것이고, 영원히 지속될 것이라며 자신을 속박합니다.

이렇게 현실과는 전혀 맞지 않는 오류의 기억이 그의 마음을 괴로움 속에 가두어버리자, 그는 그곳에서 벗어날 엄두조차 내지 못하고 있습니다. 이런 방식으로 그는 자신의 사회적 지위를 비관하고, 여기에 속박당하면서도 그곳에서 벗어날 의지를 전혀 내지 못하며, 괴로움 속에서 힘들어하고 있습니다.

그러나 인간이 갖고 있는 사회적 지위는 영원히 고정되어 있는 것이 아닙니다. 인간이 세상을 살아가는 지위에는 사회적 지위와 영적 지위가 있습니다. 그런데 이들 지위는 삶의 여정에서 계속 바뀌고 있습니다. 그리고 당신의 사회적 지위가 영적 지위를 좌우하는 것도 아닙니다. 이런 사회적 지위는 직업, 소득 및 권세 등의 외적 요인에 의해 지위가 결정됩니다. 그리고 영적 지위는 내가 쌓아놓은 사랑, 자비, 평온 및 행복 등의 내적 요인에 의해 지위가 결정됩니다. 이렇게 사회적 지위는 외적 요인인 주변 환경에 의해 주어지지만 영적 지위는 내부 요인인 자신의 마음에 의해 주어집니다. 그래서 사회적 지위가 아무리 높다 하더라도 영적 지위는 낮을 수 있습니다.

그래서 재산이 아무리 많아도 영적 지위가 낮은 사람은 타인에게서 험담을 들으며, 불행한 삶을 살게 됩니다. 또한 사회적 지위가 아무리 낮아도 영적 지위인 사랑, 평온 및 행복 등이 높다면 그는 노숙자라도 거룩한 영적 지위로 행복을 누릴 수 있습니다. 그래서 영적 지위가 높은 사람은 인생을 거리낌 없이 행복하게 살 수 있습니다. 그리고 한순간에도 허물어져버릴 수 있는 것이 사회적 지위입니다. 그러니 사회적 지위가 내 삶의 전부이며, 영원히 지속될 것이라는 생각은 오류이며, 맞지 않는 생각입니다. 이런 생각은 버려야 합니다.

그러나 한번 쌓아놓은 거룩한 영적 지위는 내 마음의 내부 공간에 있기 때문에 이를 다른 사람들이 쉽게 허물어트릴 수 없습니다. 그리고 자신이 과거에 쌓아놓은 영적 지위만큼 현생에서 이를 복으로 누릴 수도 있습니다. 그러니 눈으로 볼 수는 없지만 내가 이전에 한 만큼의 결과가 현재에 주어진다는 것을 알아야 합니다. 그래서 다른 이가 나보다 현재 행복하게 잘 사는 것은 과거에 나보다 훌륭한 영적 요인을 많이 만들었다는 것입니다. 이렇게 자신이 한만큼의 결과를 갖게 되는 것이 인과법으로 보는 세상의 이치입니다.

이처럼 영적 지위는 사회적 지위에도 영향을 미칩니다. 이는 덕을 쌓으면 복으로 오기 때문입니다. 그래서 영적 지위가 높으며, 행복해하는 사람의 사회적 지위는 좋게 됩니다. 그러나 영적 지위를 쌓지는 않고, 사회적 지위를 누리려고만 한다면 결국 그의 복은 다할 것이며, 사회적 지위는 쇠락할 것입니다. 이런 인과법의 이치를 알고서도 영적 지위는 무시하고, 사회적 지위를 얻는 것만 추구한다면 이는 자신을 파멸의 길로 몰고 가는 어리석은 행동입니다. 그래서 그는 세속의 삶에서는 왕의 지위로 권세를 누렸을지 몰라도, 영적 세계에서는 거룩한 존재의 하인이 되어 비참한 생활을 할 수도 있습니다.

그러니 자신이 쌓아놓은 영적 지위를 탕진하지 말고, 덕을 더욱 높이 쌓아야 합니다. 그러면 존재로서 누릴 수 있는 최상의 행복인 대행복의 문이 열릴 것입니다. 이렇게 마음의 영적 지위인 사랑, 자비, 평온 및 행복 등을 키우기 위해 명상자는 에너지 명상을 합니다. 그러면 마음치유의 종착지에서 당신은 최상의 대행복과 대자유를 얻게 될 것입니다.

## 명상의 '화살 법칙'

마음을 움직이는 데는 '화살 법칙'이 있습니다. 우리의 마음에서 일어나는 화살에는 '맞는 화살'과 '쏘는 화살'이 있습니다. 우리의 마음이 맞게 되는 1차 화살은 외부의 대상에 대해 우리의 무의식에서 자동으로 일어나는 마음입니다. 그래서 이는 맞을 수밖에 없습니다. 그래서 이를 '맞는 화살'이라고 합니다. 그러나 우리가 1차 화살에 이어서 의도를 담아서 쏘는 2차 화살부터는 우리가 내는 의도에 따라 화살의 방향이 다르게 됩니다. 그래서 이것을 '쏘는 화살'이라고 합니다. 이처럼 화살에는 의도가 없는 '맞는 화살'과 의도가 있는 '쏘는 화살'이 있습니다.

그래서 1차 화살을 통해 분노가 일어나면 "나한테 어떻게 이럴 수 있어! 내가 너를 어떻게 키웠는데! 다시는 너를 안 볼 거야!"라며, 분노의 의도를 계속 날리면서 2차, 3차 화살을 만들어냅니다. 그러면 이렇게 분노를 키우며 괴로운 삶을 살게 됩니다.

그래서 이런 2차 화살의 의도가 선이면 행복의 방향으로 화살이 날아가고, 불선이면 괴로움의 방향으로 화살이 날아갑니다. 그러니 우리는 화살을 쏘려면 선한 의도를 내며, 행복이 있는 방향으로 화살을 쏴야 합니다. 그래야 마음이 괴롭지 않고, 행복하게 됩니다. 그러나 망상이나 탐·진·치가 있는 불선한 곳으로 불선한 의도의 화살을 쏘면 마음은 괴로움을 향해 날아갑니다. 이렇게 '쏘

는 화살'의 의도에 따라 인생의 항로가 달라집니다. 이것이 '명상의 화살 법칙'
입니다.

# 2
# 마음치유로
# 변화되는 마음

　사람은 기쁨과 평온이 있는 행복한 삶을 추구합니다. 그러나 이를 추구하는 모든 사람들이 이를 얻기 위한 행동을 하는 것은 아닙니다. 그래서 마음은 행복을 원하지만 행동은 탐·진·치의 행동을 하기도 합니다. 그러면서 자신은 행복을 원하며, 이를 추구한다고 말합니다. 그런데 이런 탐·진·치의 행동으로 일시적인 즐거움이 있을지라도, 이를 통해 영원한 행복을 얻지는 못합니다. 이런 탐·진·치의 즐거움은 시간이 지나면 사라질 것이며, 오히려 이는 괴로움의 원인이 되기 때문입니다. 그러니 행복을 얻기 위해서는 행복을 얻을 수 있는 행동을 해야 합니다.

　그것이 에너지명상을 통해 마음을 챙기며, 집중하고, 통찰하면서 현재를 사는 삶입니다. 그래야 마음이 괴로움으로 빠지지 않습니다. 그리고 마음은 기쁘며, 고요하고, 평온하며, 행복한 방향으로 잘 가게 될 것입니다. 그러면 인생은 밝아지고, 건강해지며, 살 만한 가치가 있는 곳이 됩니다. 이것이 마음치유로 변화되는 마음입니다. 이에 대해 살펴보겠습니다.

## ⑴ 우선, 용서하는 마음을 갖게 됩니다

마음치유를 통해 우선적으로 갖게 되는 마음에는 용서하는 마음이 있습니다. 이를 통해 나와 불편한 관계에 있던 이들도 용서할 수 있으며, 그들을 도와줄 수 있는 마음의 여유도 생겨납니다. 그래서 당신이 지금 이런 행동을 하고 있다면 이는 당신의 마음이 치유되고 있다는 뜻이기도 합니다. 그러나 타인과 자신을 용서하지 못하며, 용서받지도 못한다면 이는 괴로움 속에서 힘든 삶을 살게 될 것입니다.

그래서 인간의 마음에 있는 괴로움을 치유하기란 여간해서는 쉽지 않습니다. 그러니 내가 잘못한 것이 있다면 우선 이를 인정하고, 받아들이며, 용서를 구할 수 있어야 합니다. 그리고 다른 사람이 잘못한 것이 있다면 이를 용서해줄 수도 있어야 합니다. 이렇게 마음치유를 위해서는 용서해주고, 용서받을 수 있는 마음이 필요합니다. 그래야 마음은 치유될 수 있습니다.

그리고 이렇게 모든 것을 용서할 수 있을 때 더 이상의 집착이나 후회가 없게 됩니다. 이때 당신에게 해줄 수 있는 말은 "당신은 진정으로 잘 살았으며, 진실된 삶을 살았습니다."라는 것입니다. 이렇게 용서하는 마음은 모든 것을 포용할 수 있습니다. 그러면 마음을 편하게 내려놓을 수 있으며, 자신 앞에 놓여 있는 행복을 있는 그대로 받아들일 수 있게 됩니다. 그러니 용서하지 못하고 미워하면서 마음을 더 이상 방황시키지 말아야 합니다. 오히려 용서해주고, 용서받을 수 있어야 합니다. 그래야 마음은 편안하게 치유의 길을 향해 잘 갈 수 있으며, 이를 통해 행복의 길로 잘 들어설 수 있게 됩니다.

## (2) 마음에 기쁨과 즐거움이 자리를 잡습니다

마음치유를 통해 용서하는 마음을 갖게 되면 이는 기쁨과 즐거운 마음으로 이어집니다. 이런 마음은 괴로움 속에서도 좌절하지 않고, 다시 일어설 수 있는 마음의 힘을 우리에게 줍니다.

그리고 기쁨과 즐거움은 우리에게 살아갈 가치와 존재의 이유가 있다는 것을 일깨워줍니다. 또한 기쁨과 즐거움이 커진 만큼 삶에 대한 의욕과 믿음도 되살아납니다. 이렇게 기쁨과 즐거움은 현실 세계에서 힘들게 살아가고 있는 우리들에게 다시 일어나 굳세게 살아갈 수 있는 힘과 용기를 북돋아줍니다.

우리의 삶에서 기쁨은 어떤 감정보다도 심리적으로 성숙하고, 깊은 감정입니다. 그래서 우리가 갖고 있는 쾌감이나 만족감은 고통을 배척하지만 기쁨은 고통마저도 기꺼이 수용합니다. 그래서 열심히 사는 우리는 힘이 들어도 그 속에서 기쁠 수 있으며, 고통을 느끼지 않을 수도 있습니다.

그것이 기쁜 마음의 특성입니다. 이렇게 기쁨은 마음치유의 집중 속에서 얻을 수 있는 최상의 선물입니다. 그리고 기쁨이 지속되면 마음은 행복으로 이어지며, 마음에 행복이 지속되면 인간의 마음은 괴로움에서 벗어나며, 고요하고, 평온해집니다. 이렇게 기쁨과 즐거움은 행복과 평온으로 이어지는 징검다리와 같은 마음입니다. 그러니 마음치유를 통해 기쁨과 즐거움이 일어난다면 이를 통해 명상자는 행복과 평온을 향해 힘차게 나아갈 수 있어야 합니다.

## (3) 주변을 사랑하는 마음을 갖게 됩니다

　마음에 기쁨과 즐거움을 갖고 마음치유를 지속하면 이는 인간의 마음을 어둠에서 빛으로, 두려움에서 사랑으로 인도합니다. 그래서 마음치유가 되고 있는 사람들의 마음에는 사랑이 깃들게 됩니다. 그리고 이렇게 마음에 깃든 사랑하는 마음은 자신의 주변으로 퍼져 나갑니다. 그래서 사람은 자신을 사랑할 수 있게 되면 이를 발판으로 타인도 사랑할 수 있게 됩니다. 그러니 마음치유를 위해서는 타인의 인간성이 아니라, 자신이 갖고 있는 마음의 사랑에 호소해야 합니다. 이를 위해서는 매사에 감사해하며, 나와 남을 위한 삶을 실천해나가야 합니다. 이를 통해 자신을 사랑할 수 있게 되면 남도 사랑할 수 있게 됩니다.

　이렇게 사랑이 있는 마음은 행복을 향해 나아갈 수 있는 힘을 우리에게 줍니다. 그런데 자신이 세상에서 가장 사랑하는 사람은 자기 자신입니다. 그리고 자신을 사랑할 줄 아는 사람은 자신이 소중한 것처럼 남도 소중하게 대할 줄 알게 됩니다.

　그런데 이는 자신을 너욱 소중하게 만들어줍니다. 그러나 자신을 사랑하지 못하는 사람은 남도 사랑하지 못하게 됩니다. 그러면 그는 자신과 남에게 손해 되는 일을 하며 살아갑니다.

　그러니 마음에 사랑이 깃들도록 해야 합니다. 그래야 자신에게 행복한 일을 하게 되며, 오는 행복을 받아들일 수 있게 됩니다. 그리고 다른 이의 행복도 받아들일 수 있게 됩니다. 이렇게 사랑하는 마음을 활성화시키면 다른 이에게 주는 것도 사랑이요, 받는 것도 사랑이 됩니다. 그리고 사랑을 보내주면 사랑을 받을 수 있는 것이 마음의 성품입니다. 이를 통해 나와 남의 소중함도 알게 됩니다. 그래서 우리의 소중한 인생에는 사랑이라는 윤활유가 필요합니다. 그러면 이런 사랑의 에너지를 통해 인생의 수레바퀴는 잘 굴러갈 수 있게 됩니다.

그러니 지금 이 순간 나도 사랑하고, 남도 사랑할 줄 알아야 합니다. 이런 사랑은 선한 말, 선한 행위, 선한 생각으로부터 나타나며, 인간을 행복으로 인도합니다. 그래서 사랑의 힘은 신비하고, 위대한 것입니다. 이는 사랑으로 상대를 성장시키려고 하는데 내가 더 성장하게 되며, 사랑으로 상대를 행복하게 하려는데 내가 더 행복하게 됩니다. 이와 같이 마음치유는 인간을 사랑으로 인도하며, 주변을 사랑으로 물들게 합니다.


## (4) 모든 성향을 수용합니다

마음치유를 진행하다 보면 모든 성향을 수용할 수 있게 됩니다. 사람의 성향을 외향성인 사람과 내향성인 사람으로 구분할 수 있습니다. 그러나 이를 두부 자르듯이 정확히 구분하는 것은 어렵습니다. 그러면 "내향성인 사람과 외향성인 사람 중에서 누가 더 나은 사람인가요?" 그리고 "이들 중에 성공하는 사람은 누구일까요?" 이렇게 질문하면 우리는 보통 외향성인 사람이 우세할 것이라고 생각합니다. 그러나 그것은 맞지 않습니다.

세상의 위대한 인물 중에는 내향성인 사람들도 많습니다. 그래서 사람의 성향이 누가 더 나은 사람인지의 기준이 될 수는 없습니다. 그리고 이것이 성공의 법칙이 되지도 않습니다. 그것은 사람마다 성공의 지향점이나 방향성이 다르며, 주어진 원인, 조건 및 상황 등이 다르기 때문입니다.

그래도 이들 중에 성공하는 사람을 굳이 꼽는다면 이는 '자신의 환경 속에서 성공의 법칙을 발견하고, 이를 내면화하며, 발현시킬 줄 아는 사람'입니다. 이렇게 자신이 추구하는 방향을 구체적으로 내면화할 수 있는 사람이 성공할 것입니다. 그래서 이는 성격이 내향성이냐, 외향성이냐와는 관련이 없습니다. 그리고 인간이라면 누구나 이런 성향을 조금씩은 갖고 있습니다. 다만 한쪽 성향이 더 강할 뿐입니다. 그러니 이런 성향의 한쪽 면만을 보며 사람을 평가해서는 안 됩니다. 그를 제대로 알기 위해서는 그 사람의 다른 면도 볼 줄 알아야 합니다. 왜냐하면 사람에게는 그만의 특별한 성품과 소중함이 있기 때문입니다.

어린 시절 저의 성격은 대단히 내성적이었습니다. 그리고 대인기피증에 공황장애까지 있었습니다. 그래서 타인과의 관계가 원만하지 못했습니다. 그러니 마음에 괴로움이 많았으며, 자살 충동을 자주 느꼈습니다. 그런데 마음에 괴로움이 많은 것은 내성적인 성격 때문만은 아니었습니다. 그러면 예전에도 내성적이고, 지금도 내성적인데 지금은 왜 괴롭지 않을까요?

괴로움은 마음의 내성적 성격 때문이 아니며, 마음이 갖고 있는 괴로움의 종자들을 풀어내지 못하고 이를 마음에 가두면서 키우기만 했기 때문입니다. 그러니 자존심은 상하게 되고, 자존감은 극도로 추락하게 됩니다. 이렇게 괴로움은 마음이 추구하는 바를 내면화하며, 이를 발현시키지 못했기 때문에 발생하는 것입니다.

그래서 지금의 마음도 여전히 내성적이지만 지금은 마음이 추구하는 바를 내면화할 수 있으며, 이를 발현시킬 수 있습니다.

이는 현실을 인정하고, 받아들이며, 소중하게 여기는 마음이 있기에 가능했습니다. 이를 통해 마음에 긍정적인 힘이 세지며, 외부에서 오는 충격도 웬만해서는 여유 있게 이겨낼 수 있게 됐습니다. 그래서 예전에는 외부 충격에 열등감을 느끼며, 부정적인 감정을 키우고, 이를 마음 안에 가두면서 괴로움을 증폭시켰다면 이제는 외부 충격을 여유 있게 다스릴 수 있게 됐습니다.

그리고 내향성이라고 해서 대화가 어려운 것도 아닙니다. 오히려 내향성은 혼자서도 충분히 마음과 대화하며, 올바른 방향성을 성찰할 수 있습니다. 그리고 외향성이라고 해서 이것이 좋은 것만은 아닙니다. 외향성인 사람은 타인과의 관계를 통해서 마음의 방향성을 설정합니다. 그래서 그는 외부 관계를 중시하며, 이를 추구하는 삶을 살게 됩니다. 그러니 외부와의 관계가 잘못되면 외향성인 사람은 이로 인한 괴로움에 빠집니다. 그러니 마음치유를 통해 사람에게 있는 이런 다양한 방향성을 인정하고, 받아들이며, 이를 수용할 줄 알아야 합니다.

이와 같이 인생에서는 사람의 성향보다는 자신이 이들 성향을 받아들이고, 내면화하면서 이를 발현시킬 수 있는 마음이 더욱 중요합니다. 그러면 이를 통해 자신의 자존감을 키울 수 있으며, 존재로서의 삶의 가치를 마음에 갖출 수 있게 됩니다.

이처럼 내향성이냐 외향성이냐의 단편적인 구분에 의해 인생의 행복이 결정되는 것은 아닙니다. 마음치유를 통해 자신의 현상황을 인정하고, 받아들이며, 이를 수용할 줄 아는 사람이 행복을 향해 나아갈 수 있는 것입니다. 이렇게 마음치유는 모든 성향을 수용하며, 앞으로 나아갈 수 있게 합니다.

## ⑸ 건강한 정신을 유지합니다

마음치유는 건강한 정신을 유지할 수 있도록 합니다. 그래서 마음이 건강한 사람은 다른 이들을 용서하고 사랑할 줄 아는 사람이며, 이미 일어난 일은 인정하고 받아들이면서 이를 수용할 줄 아는 사람입니다. 그래서 이런 사람은 하는 일마다 장애가 없게 되고, 주변에 좋은 영향을 미치게 됩니다.

그러나 정신이 건강하지 못한 사람은 이미 일어난 일에 대해 이를 인정하지도 못하며, 받아들이지도 못하고, 수용하지도 못하면서 괴로움 속으로 자신의 마음을 밀어넣고 있습니다.

그러면 이는 자신의 일에도 장애를 일으키게 되며, 주변에도 나쁜 영향을 미치게 됩니다. 그러니 자신의 행복과 성공을 위해서는 정신을 괴로움 속으로 밀어서 빠트리지 말고, 정신이 건강하게 유지될 수 있도록 건전한 습관을 가져야 합니다.

이렇게 인생을 살아가면서 정신을 건강하게 유지할 수 있는 아홉 가지 습관이 있습니다. 이는 우선 독서를 통해 간접적인 경험을 쌓으며, 인생을 바르게 살 수 있는 지혜를 갖추는 것입니다. 그리고 마음에 여유를 갖고, 약속을 잘 지키는 것입니다. 또한 말은 진실되게 하며, 거짓말은 하지 않는 것입니다. 그리고 자신과 남을 비교하지 않으며, 다른 이들을 공평하게 대하는 것입니다. 또한 남에게 친절하며, 인간관계를 원만하게 유지하는 것입니다. 그리고 타인과의 공감 능력을 키우며, 세상에 대해 넓은 시야를 갖는 것입니다. 또한 현실에 충실하며, 부정적인 생각은 갖지 않는 것입니다. 그리고 자신의 형편에 맞게 생활하며, 자신에게 도움이 되는 일을 하는 것입니다. 또한 타인의 부탁과

거절에서도 자유로워야 합니다. 그래서 할 수 있는 것을 부탁하며, 할 수 없는 것은 거절해야 합니다.

이렇게 정신이 건강한 사람은 인생을 바르게 살아가는 좋은 습관을 갖고 있으며, 평상시에도 이를 유지하려고 노력합니다. 그러니 이 중에서 자신이 어떤 행동을 하고 있는지 살펴보고, 건강한 정신을 유지할 수 있는 올바른 습관을 가져야 합니다. 그러면 이는 명상자를 행복의 방향으로 잘 가게 할 것입니다.


## (6) 감정이 고요하고, 맑아집니다

마음치유를 통해 마음에서 일어나는 감정은 고요하고, 맑아집니다. 그리고 이런 밝은 감정은 마음에 행복을 일으킵니다. 그러나 어두운 감정은 마음에 괴로움을 일으킵니다. 그런데 우리가 감정을 알아차릴 때는 심신으로 나타나는 에너지의 변화를 통해 이를 알 수 있게 되는 것입니다.

그래서 일어난 감정의 에너지가 어둡게 나타나면 이는 몸에 안 좋은 영향을 미치게 되며, 이를 보고 우리는 '괴로움이 일어났구나.'라고, 알게 됩니다. 그리고 일어난 감정의 에너지가 마음에 밝게 나타나면 이는 몸에 좋은 영향을 미치게 되며, 이를 보고 우리는 '행복이 일어났구나.'라고, 알게 됩니다.

그런데 이런 감정은 호수의 물과도 같습니다. 그래서 호수로 들어오는 물이 맑으면 호수도 맑아지며, 퍼져 나가는 물보라도 맑아집니다. 이처럼 마음으로 들어오는 감정이 맑으면 마음도 맑아지며, 주위로 퍼져 나가는 감정도 맑아집니다. 그리고 호수가 넓으면 약간의 구정물이 들어와도 호수의 맑음에는 큰 영향을 미치지 못합니다. 이처럼 마음에 청정함이 가득하면 이곳으로 약간의 탐·진·치가 들어와도 마음의 청정함에는 큰 영향을 미치지 못합니다.

또한 이물질로 더러워진 물의 컵에 깨끗한 물을 많이 부으면 컵 안의 물은 맑아집니다.

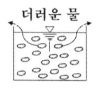

그러나 더러워진 물의 컵에 구정물을 넣으면 컵의 물은 뒤집어지고, 엉키면서 컵의 물은 더욱 더러워질 것입니다. 이렇듯 탐·진·치가 있는 마음에 집착이나 갈애 등의 부정물을 부으면 이는 마음을 더욱 괴롭게 만듭니다. 그러니 여기에서 벗어나기 위해서는 마음의 부정물을 정화시키거나, 마음에 청정하고 맑은 마음을 많이 넣어야 합니다. 그러나 우리는 행복을 추구한다고 하면서 오히려 탐·진·치를 마음에 집어넣고 있습니다. 그래서 마음에서 부정적인 감정을 없앤다고 하면서 오히려 더 많은 부정적 감정들을 마음에 집어넣고 있습니다. 그러나 이것은 마음을 오히려 오염시키는 것이며, 마음의 괴로움만 더 키울 뿐입니다. 그러니 이제는 긍정적인 마음을 일으키고, 선을 행하면서 고요하고 맑고 선한 마음을 마음에 넣어야 합니다.

이처럼 마음으로 선한 마음을 넣는 것은 탁한 물에 맑은 물을 붓는 것과 같습니다. 이를 통해 깨끗하고 선한 마음을 마음에 채울수록 마음은 깨끗하고, 맑아집니다. 그러니 이제는 나쁜 일에 빠져들면서 부정적인 감정들을 마음에 넣지 말아야 합니다. 그리고 선한 일에 집중하며, 긍정적인 마음을 마음속에 넣어야 합니다. 그러면 이를 통해 괴로운 감정은 치유되며, 마음은 고요하고, 맑아질 것입니다. 이렇게 에너지명상을 통해 감정은 고요하고, 맑아집니다.


## (7) 마음에 행복이 자리를 잡습니다

당신이 갖고 있는 인생의 목표는 무엇인가요? 모든 사람들은 "나는 행복을 원한다."라고, 말할 것입니다. 그러면 지금의 당신은 행복한가요? 유엔 UNSDSN의 발표에 의하면 2024년도 한국의 행복지수는 6.058로 조사 대상 143개국 중 52위라고 합니다. 그런데 우리나라의 경제력은 GDP(1인당 국내총생산) 기준 세계 13위에 해당합니다. 그러니 우리나라의 경제력에 비해서 행복지수는 매우 낮은 편에 해당합니다.

이렇게 나라의 경제력과 국민의 행복이 정비례하지는 않습니다. 그것은 행복은 물질에서 나오는 것이 아니며, 마음에서 나오기 때문입니다. 그래서 진정한 행복을 얻기 위해서는 물질을 추구하는 것보다 행복을 받아들이려는 마음자세가 더욱 중요합니다. 그리고 마음으로 행복을 받아들이려는 진정한 마음자세가 갖춰지면 인간은 작은 것에서도 행복을 느낄 수 있습니다.

그러나 마음에 현재의 행복을 부정하려는 마음이 있으면 아무리 큰 것을 갖다주어도 그는 "나는 부족하며, 불행하다."라며, 불평할 것입니다. 이렇듯 진정한 행복을 가져다주는 주된 요인은 외부의 물질이나 지위에 있는 것이 아닙니다. 이는 행복을 받아들이려는 자신의 마음에 있는 것입니다.

그런데 현대를 사는 대부분의 사람들은 외적 조건이 충족되면 행복할 것이라고 생각합니다. 그러나 행복의 우선 조건으로 물질을 내세운다면 이를 통해 진정한 행복을 얻을 수는 없습니다. 그래서 돈, 재물, 지위 등의 외적 조건이 충족될 때만 행복하다고 여긴다면, 이들이 사라지면 그는 괴로움에 빠질 것입니다.

이렇게 돈과 지위가 순간적인 즐거움을 줄 수는 있지만 이는 영원히 지속되는 것이 아닙니다. 그러니 이는 진정한 행복을 가져다주지 못합니다. 그래서 물질적인 즐거움을 추구한다면 물질은 시간이 지나면 사라질 것이며, 그러면 이는 허탈, 외로움 등으로 변하면서 인간을 다시 괴로움에 빠지게 할 것입니다.

그러니 사라지는 외적 조건이 아닌 마음에 항상 존재하고 있는 행복의 공간에서 행복을 찾아야 합니다. 그런데 인간은 자신은 행복을 추구한다고 하면서도 계속해서 외적 조건에서만 이를 찾으려고 합니다. 이를 통해 탐·진·치를 키우고, 행복의 공간에 막을 씌우며, 행복을 차단합니다. 그리고 자신은 불행하다고 하소연합니다. 그러니 이때는 가던 길을 잠시 멈추고, 자신이 행복을 위해 가고 있는 길을 다시 한번 살펴봐야 합니다. 그리고 내가 추구하는 행복이 외적 조건인지, 마음의 내적 행복인지 살펴봐야 합니다. 그리고 마음을 사랑, 평온 및 행복이 있는 내적 요인에 두도록 마음의 방향을 잘 잡아야 합니다. 그러면 내 안에 있는 행복이 드디어 자신의 모습을 살며시 드러낼 것입니다.

우리는 돈으로 물질을 살 수는 있지만 행복을 살 수는 없습니다. 그렇다고 돈이 없어야 행복하다는 말은 아닙니다. 행복하기 위해서는 삶을 영위할 수 있는 최소한의 의·식·주는 필요합니다. 이는 몸을 보호할 수 있는 옷, 몸을 유지할 수 있는 영양분, 휴식과 잠을 청할 수 있는 공간입니다. 여기에 행복을 받아들이려는 마음이 갖춰진다면 당신은 작은 것에서도 마음에 기쁨이 일어나고, 평온해지면서 행복을 느낄 수 있습니다. 그러니 지금 이 순간에도 당신은 얼마든지 행복해질 수 있습니다.

이렇게 우리가 추구하는 외적 조건인 돈과 지위가 나에게 진정한 행복을 가져다주지는 못합니다. 그래서 진정한 행복은 기쁨, 사랑, 고요함 및 평온을 바탕으로 하는 내적인 마음에 있습니다. 그러니 마음치유를 통해 마음에 있는 행복을 있는 그대로 받아들이려는 마음자세를 갖춰야 합니다. 그래야 마음 안에 이미 있는 행복이 자신의 모습을 드러낼 것이며, 우리의 마음 안에 안전하게 자리를 잡을 수 있게 됩니다.


## ⑻ 괴로움은 사라지고, 지혜로운 삶을 살게 됩니다

인간이 지구상에 모습을 드러낸 이후로 수백만 년의 세월이 흘렀습니다. 그리고 다른 동물들에 비해 신체적으로 미약했던 인간은 생존을 위해 수없이 많은 심신의 진화를 거듭해왔습니다. 이를 통해 인간은 신체적으로 진화했으며, 정신적으로도 진화했습니다. 이를 통해 고도의 지능과 통찰력을 가진 인간이 탄생하게 됩니다. 그래서 인간은 일어난 상황에 대해 고찰하고, 통찰하면서 올바른 길을 갈 수 있게 됐습니다.

또한 인간은 불안 등의 괴로운 감정을 비상경보팀으로 해서 인생에서 나타나는 각종 위험에 대비할 수 있게 되었습니다. 그래서 인간은 위급 시에 불안 등의 비상경보를 울리며, 위험에 대비하면서 생존을 이어갈 수 있게 됩니다. 이처럼 불안 등의 비상 경보팀이 없었다면 인간은 위험이 다가와도 태평하고, 느긋하게 행동하며, 주변의 사나운 동물들에게 잡아먹혔을 것입니다. 그리고 주변과의 경쟁에서 뒤처지며, 지구상에서 사라졌을 수도 있습니다. 이렇게 인간은 괴로운 감정들도 받아들이고, 이를 수용하면서 지구에서의 생존을 이어갈 수 있었습니다.

그러나 현대에 들어서자, 주변 환경이 급변하면서 괴로운 감정들이 커지고, 넘쳐나게 됩니다. 그래서 이제는 괴로운 감정들이 수시로 일어나고, 상관이 없는데도 일어나며, 급기야는 즐겁고 기쁜데도 마음은 불안합니다. 이렇게 현대사회에서는 인간의 생존에 도움을 줬던 불안 등의 괴로운 감정들이 이제는 인간의 생존을 위협하는 가장 강력한 위험 요소가 되고 있습니다.

그래서 이제는 과도하며, 불필요하게 일어나는 괴로운 감정들을 다스릴 줄도 알아야 합니다. 그러나 이렇게 일어나는 괴로운 감정들을 억지로 없애려고 이들을 억압하고 속박하면 이들은 더욱 반항하며, 날뛸 것입니다. 그러니 이들이 일어나면 이들에게 따뜻한 빛에너지를 보내주며, 어둠이 밝음으로 변할 수 있도록 이들을 동화시켜야 합니다. 그러면 이를 통해 어두운 괴로운 감정들은 밝은 선한 마음들로 바뀔 것입니다.

그리고 밝아진 마음들을 청정하게 하며 괴로움의 종자까지 소멸시키기 위해서는 괴로움이 일어나면 이들을 인정하고, 받아들일 줄 알아야 합니다. 그래서 지혜로운 사람은 괴로움이 일어나면 이들의 실상을 파악하고, 통찰하면서 이들을 있는 그대로 인정하며, 받아들이면서 수용하려고 합니다. 그러면 이들은 사라질 것이며, 다시는 일어나지 않게 됩니다.

이와 같이 괴로운 감정이 일어나면 이들을 억압하지 말고, 이들의 실상을 있는 그대로 볼 줄 알아야 합니다. 그래서 일어나는 괴로움의 실상을 에너지명상을 통해 있는 그대로 통찰한다면 마음에서 괴로움은 사라질 것이며, 앞으로는 괴로움의 원인인 탐·진·치를 무의식에 심지도 않을 것입니다. 이것이 괴로움을 소멸시키며, 괴로움에서 벗어나는 최선의 방법입니다.

이렇게 지혜로운 사람은 에너지명상을 통한 마음치유로써 괴로운 마음을 사라지게 하며, 대행복과 대자유를 증득하는 지혜로운 삶을 살아나갑니다. 그리고 이것이 명상자가 마음치유를 통해 얻을 수 있는 최상의 이득입니다.

# 에필로그: 즐거움보다는 평온

우리는 즐거운 인생을 살길 원합니다. 그런데 즐거움이 있다는 것은 마음에 괴로움도 있다는 것을 말해주기도 합니다. 그래서 우리는 즐겁다가도 괴로울 수 있으며, 괴롭다가도 즐거울 수 있습니다. 그리고 즐거움이 크게 되면 괴로움도 크게 됩니다. 그것이 인생입니다. 그러니 즐거운 인생을 원한다면 이와는 반대로 괴로운 인생이 있다는 것도 알아야 합니다. 그래서 마음에서 괴로움이 일어나면 이를 인정하고, 받아들이며, 수용할 줄도 알아야 합니다. 그래야 즐거움이 일어나면 이를 있는 그대로 받아들이고, 수용할 수 있습니다.

그러나 일어나는 괴로움이 내가 감내하지 못할 정도로 크게 일어난다면 이때는 이를 다스릴 수 있는 방법도 알아야 합니다. 그리고 마음에서 완전히 괴로움을 소멸시키고 싶다면 그럴 수 있는 방법도 알아야 하고, 이를 배우고 익히며, 실천할 줄도 알아야 합니다. 그래야 괴로움에서 벗어날 수 있습니다.

그런데 이때는 즐거움도 같이 사라지며, 마음에는 평온이 자리를 잡게 됩니다. 그러면 인생을 즐거움이 아닌 평온의 힘으로 살아나가게 됩니다. 그러면 이는 평온한 행복으로 이어집니다. 그러니 이를 알고 명상을 실행해야 합니다. 그리고 이것이 에너지명상의 활용이며, 이익입니다. 따라서 자신이 가고자 하는 인생의 목표 및 항로를 즐거움으로 선택할지, 평온으로 선택할지는 자신의 마음에 달려 있습니다.

II

에너지의 활용

우주의 탄생에 대해서는 다양한 의견들이 있을 것입니다. 그중에 빅뱅이론이 있습니다. 이에 의하면 우주는 무한하며, 무량한 일체의 에너지로부터 탄생했다는 것입니다. 그리고 지금도 우주는 팽창하고 있다고 합니다. 이렇게 일체로부터 탄생한 우주이기에 모든 존재들은 일체로 연결되어 있으며, 서로 영향을 주고받게 됩니다. 이것이 우주의 얽힘현상, 비국소성 원리, 상보성이론입니다. 그래서 우주의 모든 존재들은 '서로 에너지로 연결되어 있으며, 서로 간에 영향을 주고받는다.'라는 것입니다.

그리고 우주의 한 존재인 인간은 우주에서도 티끌만 한 지구상에서 우주의 생명에너지를 통해 현재의 몸과 마음을 형성하게 됐습니다. 그리고 이를 통해 활성화된 심신의 생체에너지를 통해 삶을 이어가고 있습니다. 그래서 인간의 심신을 건강하게 유지하기 위해서는 우주의 생명에너지와 심신의 생체에너지를 활용할 수 있어야 합니다. 이것이 에너지를 활용하는 에너지의학이며, 이는 지난 수천 년 동안 발전을 거듭해오고 있습니다.

그래서 이번 II부에서는 이런 '에너지의학'과 '양자의학'에서 다루고 있는 에너지의 활용에 대해 살펴보겠습니다.

# 제 4 장

# 우주에너지의 활용

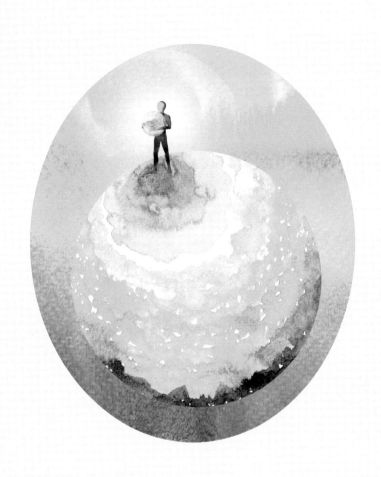

*

인간은 우주의 형성 과정에서 탄생했으며, 수백만 년의 진화 과정을 거치면서 오늘날의 몸과 마음을 갖추게 됐습니다. 그리고 현재까지도 우주와 에너지를 주고받으며 심신의 건강을 유지할 수 있었습니다. 그러니 우주의 생명에너지를 심신으로 원활하게 순환시키면서 심신으로 흐르는 에너지를 활성화시킬 수 있어야 합니다. 이를 통해 우주의 생명에너지는 따뜻하며, 맑고, 밝은 에너지를 우리에게 전해줄 것입니다. 그러면 이를 통해 심신의 생체에너지는 활성화될 것이며, 혼탁하고, 어두운 노화에너지는 외부로 배출될 것입니다.

그런데 인간의 마음에는 탐·진·치라고 하는 어둠의 장막이 있습니다. 이는 우주와 심신을 연결하는 에너지 통로를 막히게 합니다. 그러면 우주의 생명에너지가 심신으로 원활하게 흐르지 못하게 되며, 심신의 노화에너지는 외부로 배출되지 못합니다.

그러니 에너지명상을 통해 우주에너지와 인간에너지가 심신을 통해 원활하게 흐를 수 있도록 해야 합니다. 이를 통해 심신은 활성화될 것이며, 인간은 건강한 삶을 유지할 수 있게 됩니다. 이것이 앞으로 발전할 의학의 한 분야로 우주에너지를 활용하는 에너지의학이며, 양자의학입니다. 본 장에서는 이런 에너지들의 활용에 대해 살펴보겠습니다.

# 1
# 우주에너지의 구성으로
# 심신은 형성됩니다


 우주에는 '우주에너지'가 있으며, 인간에게는 '인간에너지'가 있습니다. 그리고 인간에너지에는 '심신에너지', '영적에너지', '뇌에너지', '신경에너지', '척추에너지', '생체에너지' 및 '세포기억에너지' 등이 있습니다.

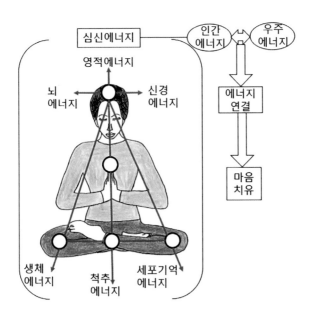

'우주에너지'는 초양자포텐셜, 초의식 및 양자에너지 등을 형성합니다. 그리고 '인간에너지'는 진동에너지이며, 전자기장을 형성하고, 생체자기장으로 나타나며, 우주에너지와 연결됩니다. 그리고 인간을 형성하면서 생명을 유지시킵니다. 그리고 '심신에너지'는 인간의 몸과 마음에 힘을 불어넣어주는 에너지입니다. 또한 '영적에너지'는 무의식의 세계와 연결되는 에너지이며, '생체에너지'는 심신의 각 기관을 활성화시켜주는 에너지입니다. 그리고 심신에너지로부터 발생하는 에너지에는 '뇌에너지', '신경에너지', '척추에너지' 및 '세포기억에너지'들이 있습니다. 이렇게 인간의 심신은 다양한 에너지들로 구성되어 있습니다. 그래서 이들 에너지들의 활성화를 통해 심신은 건강을 유지할 수 있게 됩니다.

## 2
# 우주에너지는 인간 생존의
# 토대가 됩니다

우주에너지에는 우주의 초양자포텐셜, 태양의 광명에너지, 지구의 지기, 공기, 불, 물, 자기장, 공명장 및 영양분 등의 에너지들이 포함되어 있습니다. 이들이 우주, 지구 및 인간 등의 존재를 탄생시켰으며, 지금도 이들에게 영향을 미치고 있습니다.

그런데 지구는 무한하게 넓은 광활한 우주에 있는, 아주 작은 티끌에 불과한 구체입니다. 그러나 이렇게 작은 지구 안에도 수없이 많은 다양한 존재들이 삶의 터전을 일구고, 이를 가꾸면서 삶을 살아나가고 있습니다. 그중에서도 인간은 수백만 년의 진화 과정을 거치면서 지구에 있는 다양한 존재들과의 경쟁을 물리치면서 현재의 찬란한 문명을 이룩할 수 있었습니다.

그런데 인간이라는 존재가 어디에서 갑자기 툭 떨어지며 형성된 것은 아닙니다. 인간은 우주의 생성과 더불어서 끊임없이 우주와 에너지를 교환하면서 진화하고, 성장했습니다. 그리고 지금도 우주와 에너지를 주고받으며 성장하고 있습니다. 그래서 우주에너지가 없었다면 지금의 인류는 존재하지 않았을 것이며, 생명을 유지하지도 못했을 것입니다. 이렇게 우주에너지는 인간의 형성과 생존에 밀접한 영향을 미치고 있습니다.

이를 통해 인간은 우주의 생명 에너지는 받아들이고, 심신의 노화에너지는 외부로 배출할 수 있었습니다. 이렇게 인간은 우주와 에너지를 주고받으며 진화하고, 성장해왔습니다.

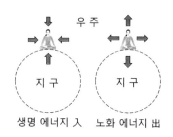

생명 에너지 入 　 노화 에너지 出

1952년 독일 뮌헨 공과대 물리학자인 윈프리드 오토 슈만은 슈만공명을 발표합니다. 지구는 약 초당 8회 정도의 공명 주파수를 가진 펄스 진동을 한다는 것입니다. 그래서 지구 표면과 그 위로 수백 마일의 전리층 사이에는 공명이 발생합니다. 그리고 이는 뇌 안의 주파수와 반응합니다. 그래서 이런 슈만공진주파수(7.83Hz)는 인간의 생존과 성장에 밀접한 영향을 미치게 됩니다. 이렇게 지구 표면과 전리층 사이 공간이 악기 안의 공간처럼 하나의 공명장을 형성합니다. 그런데 슈만공명은 지구와 지구 밖의 활동인 우주에너지에 의해 영향을 받고 있습니다. 그리고 인간은 이 안의 공간에서 지구와 공명하는 삶을 살고 있습니다. 그래서 인간은 주파수가 일정하지는 않지만 측정 가능한 생체자기장을 만들어내면서 삶을 유지할 수 있었습니다.

그리고 사람은 전도체이며, 지구 또한 전도체입니다. 그래서 지구 표면에 있는 풍부한 전자들과 몸은 연결되어 있습니다. 그리고 우리가 살고 있는 지구의 표면은 음전하를 띠고 있습니다. 그래서 맑은 날 외부에서 신발이나 비닐 같은 절연 바닥에 서 있으면 머리와 발가락 사이에는 약 200V의 전압 차가 존재하게 됩니다. 그래도 몸 전체가 지구 표면과 전기적으로 접촉된 상태에

있기 때문에 전기 쇼크는 받지 않습니다. 그리고 이런 접지 효과
는 몸의 모든 부분에 영향을 미치게 됩니다.

이렇게 지구와 신체가 접지된 상태에서 인간은 지구의 자연적
전기장의 보호 아래에 있습니다. 이런 신체 접지는 지구의 항산
화 전자들이 체내로 들어가 염증 부위에 있는 고도로 충전된 활
성 산소를 중성화시킵니다. 그리고 침대 시트, 매트, 베개 커버
등을 전도성 물질로 만들면 수면 시에도 심신은 우주의 에너지
와 연결됩니다. 이런 수면 개선을 통해 심신에 난 상처가 수면
중에 치유되며, 통증 등이 개선될 수도 있습니다.

이렇게 인간은 우주와 지구의 에너지들과 교감하면서 심신의
안정을 유지할 수 있었습니다. 그러나 절연 물질 등으로 우주와
의 에너지 소통이 차단되면 이는 에너지의 순환에 영향을 주게
되며, 심신에 부정적인 영향을 미치게 됩니다. 그리고 인간에게
있는 에너지 통로인 연결점이 막히면 심신으로 흐르는 에너지의
순환이 원활하지 못하게 됩니다. 그러면 우주의 생명에너지를
원활하게 받아들이지 못하게 되며, 체내에 축적된 노화에너지를
외부로 배출하지 못하게 됩니다. 그러면 심신은 활성화되지 못
하며, 노화에너지는 쌓이게 되고, 심신은 병들게 됩니다.

이렇게 우주에너지는 인간 생존의 토대가 되었으며, 이를 통
해 심신은 건강을 유지할 수 있었습니다. 그러니 이런 인간의 한
계점을 인정하고, 우주의 생명에너지를 받아들이며, 이의 순환
을 원활하게 하는 에너지명상을 해야 합니다.

# 3
# 인간에너지는
# 인간의 생명을 유지시킵니다

인간에너지는 진동에너지이며, 전자기장을 형성하고, 생체자기장으로 나타나면서 우주에너지와 연결됩니다. 이를 통해 인간이라는 존재가 형성됐으며, 생명을 유지할 수 있었습니다.

이렇게 인간은 우주와 지구로부터 에너지를 받아들이고, 공기, 물 및 음식 등의 영양분 등을 섭취하면서 인간에너지를 만들어내고 있습니다. 그러면 이렇게 형성된 인간에너지는 심신을 통해 흐르면서 심신에 활력을 불어넣어주게 되며, 이는 인간의 생명을 유지시키고, 건강을 유지할 수 있도록 했습니다.

이처럼 인간에너지는 우주와 지구로부터 에너지와 영양분 등을 공급받으면서 만들어지고 있습니다. 그래서 이렇게 우주의 생명에너지가 몸 안으로 들어오면 이는 심신을 순환하면서 인간에너지를 활성화시키며, 인간의 생명에 활력을 불어넣어줍니다. 따라서 몸 안의 전기적 성질을 분석해보면 우리 몸으로 에너지의 흐름이 있다는 것을 알 수 있습니다.

그런데 인간에너지는 음양이 조화를 이뤄야 합니다. 그래서 인간은 양의 시기인 낮에는 활발하게 움직이면서 태양으로부터 빛에너지를 받아들이며, 심신으로 흐르는 양의 에너지를 보충합니다. 그러나 음의 시기인 밤에는 잠을 청하며, 먹지도 않고, 움직이지도 않으면서 심신을 보호합니다. 그리고 지구로부터 토양의 음에너지를 받으며, 인간에너지를 충전하게 됩니다.

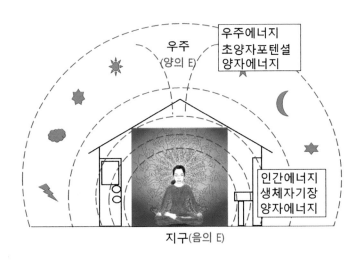

지구(음의 E)

이처럼 우리의 심신은 음과 양의 에너지가 조화를 이루고 있습니다. 그래서 이런 에너지들을 받아들임으로써 인간에너지를 활성화시킬 수 있었습니다. 이를 통해 인간의 마음으로도 에너지가 흐르게 됩니다. 그래서 마음을 통해 흐르는 에너지는 분노는 285kW, 슬픔은 125.8kW, 미움은 18.4kW의 전기에너지와 같은 수준의 주파수를 심신으로 발산하게 됩니다. 그러면 이들은 우리의 심신에 부정적인 영향을 미치게 되며, 이렇게 부정적인 에너지를 심신으로 반복적으로 보내면 심신은 허물어지고, 약해지게 됩니다.

의식 연구의 대가인 그렉 브레이든은 인간의 심장에도 두뇌와 비슷한 기능이 있다고 합니다. 그래서 심장이 감정을 품으면 신경망을 통해 뇌에 신호를 보냅니다. 이를 통해 뇌는 반응을 하게 되며, 마음의 감정이 부드러운 파동을 보내면 뇌에서도 부드러운 파동이 나오고, 부정적인 파동을 보내면 뇌에서는 부정적인 파동이 나옵니다. 이렇게 인간의 감정은 에너지의 형태로 반응하면서 심신에 영향을 주고 있습니다.

그리고 네덜란드의 생리학자 빌렘 아인트호벤의 심전도를 통해 신체 내에 에너지장이 존재한다는 것을 증명할 수 있습니다. 이런 에너지장의 흐름을 통해 우리 몸에서는 생체 전기의 흐름이 발생합니다. 그러면 이는 다시 몸 주위 공간에 생체자기장을 만들게 됩니다. 그리고 이는 빛의 속도와 맞먹는 3억㎧의 빠른 속도로 몸을 통해 주위로 전파됩니다. 그런데 우리 몸의 순환계는 연결되어 있기 때문에 이것이 몸 주위로 전파되면 우리 몸의 모든 조직들을 전기적으로 활성화시키게 됩니다.

이것은 우리 몸에 있는 기관들이 다른 기관이 하는 일에 서로 연결되어 있음을 말해줍니다. 그래서 심신에서 발생하는 스트레스는 에너지의 형태로 우리의 심신에 영향을 미치게 됩니다. 또한 몸의 특정 부위를 자극하면 연결된 다른 부위로 에너지가 전달됩니다. 이는 흡사 호수에 돌을 던지면 물의 파동이 주변으로 번지는 것과 같습니다. 그래서 에너지에 숙련된 사람들은 다른 이의 몸에서도 에너지장을 느낄 수 있으며, 몸에 에너지를 투사하며, 통증을 줄이고, 치유 반응을 촉진시킬 수 있습니다.

그러니 심신의 건강을 유지하기 위해서는 심신으로 흐르는 에너지의 흐름이 원활하게 흐르도록 해야 합니다. 그러면 이는 심신의 파동을 질서 있고 부드럽게 만들면서 인간의 심신을 건강하게 유지시켜줄 수 있습니다. 이렇게 인간에너지는 우주에너지와 연결되며, 인간의 생명을 유지시켜주고, 건강을 유지할 수 있도록 합니다.

# 4
# 심신에너지는 인간에게
# 힘을 가져다줍니다

심신에너지는 인간의 몸과 마음에 힘을 불어넣어주는 에너지입니다. 그래서 인간의 심신에는 매초 수천의 생리학적이며, 생화학적이고, 전자기적인 에너지들이 끊임없이 발생하고 있습니다. 이를 통해 몸속의 분자들은 진동하게 되며, 이들 진동에너지 중의 일부는 전자기장으로 전환되고, 공간 속으로 이동하면서 주위에 있는 공진 가능한 다른 분자들을 진동하게 합니다.

이를 통해 심박, 호흡 및 감정 등이 특정의 전자기장을 형성하게 되면서 심신에 영향을 미치게 됩니다. 이렇게 심신에너지는 진동에너지이며 전자기장을 형성하게 되는데, 이런 전하의 흐름이 심신의 주변으로 생체자기장을 만들게 됩니다. 그런데 인간의 신체에서 가장 큰 심신에너지를 일으키는 곳은 심장에너지입니다. 그래서 심장을 인체에서 자기장을 발생시키는 가장 큰 발전기라고 합니다. 이는 신체의 주변 공간으로 전파되면서 심신에 생체자기장을 발생시킵니다.

이렇게 우리의 심장은 인체에서 발생하는 거대한 자기장의 원천입니다. 그래서 우리의 숨이 멈추면 심장충격기를 사용해서

에너지를 심장으로 보내줍니다. 이를 통해 몸에서 떨어졌던 의식을 몸 안으로 되돌릴 수도 있습니다. 이렇게 심장의 생체자기장을 통해 느슨해진 몸과 의식의 연결을 강화할 수 있습니다. 이는 몸과 마음이 에너지이기 때문에 가능한 것입니다.

이렇게 우리 심장의 생체자기장인 전자기장은 공간으로 무한히 퍼져 나갑니다. 초당 186,000마일의 광속으로 공간으로 전파됩니다. 그래도 이들은 먼 거리나 주변 환경에 의해 약해질 수 있습니다. 그러나 이런 것들이 없다면 우리 심장의 전자기장은 우주 속으로 무한히 전파될 것입니다. 이를 물질적 도구로 측정하는 것은 어렵습니다. 그러나 이들의 효과는 관찰이 가능합니다. 그러니 이들은 존재한다는 것입니다.

그리고 인간의 손을 통해서도 심신에너지가 발산됩니다. 이를 이용한 것이 레이키 치유입니다. 그래서 특정 신체 부위에 손을 대면 에너지가 그곳으로 전달됩니다. 이렇게 몸을 통한 심신에너지의 공진 활동으로 심신은 치유될 수 있습니다. 그러나 심신에너지의 순환이 원활하지 못하게 되면 심신은 노화되며, 질병이 발생하게 됩니다. 그리고 만성 질환의 대부분은 심신에너지의 결핍에서 나타납니다. 이렇게 인간에게 발생하는 대부분의 질병들은 심신에너지와 연관되어 있습니다. 그래서 질병의 예방과 치유에도 이들을 활용할 수 있게 되는 것입니다.

현대사회는 이전에 비해 인간의 수명은 늘었으나, 심신을 연결시키는 연결고리인 심신에너지의 힘은 점차 약해지고 있습니다. 그래서 마음의 힘이 약해지면서 마음으로 접해지는 괴로움의 종류와 강도는 늘어나고, 커져만 갔습니다. 이는 현대에 들어서면서 인간에게 형성되는 탐·진·치의 장막이 더욱 진해지고, 다양화되었기 때문에 나타나는 현상입니다.

　그러나 지난 세월 수많은 심신 치료법과 건강법이 나오며 발전했어도 인간의 심신에너지를 강화하고, 활성화시키는 데는 미흡했습니다. 그러니 이제는 심신에너지를 활성화시키는 근본적인 대처 방법이 있어야 합니다. 이를 에너지의학과 양자의학에 의한 에너지명상에서 찾아볼 수 있게 됩니다.

　그래서 에너지명상을 통해 심신에너지를 강화시키고, 심신에 활기를 불어넣어줘야 합니다. 이를 통해 활성화된 심신에너지는 인간의 몸과 마음에 힘을 불어넣어줄 것입니다.

# 5
# 영적에너지는 무의식의
# 세계와 연결됩니다

영적에너지는 무의식의 세계와 연결되는 에너지입니다. 이렇게 우리에게는 인식할 수 없는 공간인 무의식의 세계가 있습니다. 이는 인식의 공간 아래에 위치하고 있습니다. 그래서 평상시에는 이를 인식할 수 없습니다. 그러나 무의식이 인식의 공간 밖으로 나오게 되면 표면의식은 이들의 통제를 받게 되며, 이를 통해 행동을 하게 됩니다. 그러면 이때서야 우리는 무의식에 무엇이 있었는지를 알 수 있게 됩니다. 이렇게 무의식을 형성하면서 이를 인식의 공간 밖으로 연결시켜주는 에너지를 영적에너지라고 합니다.

이렇게 영적에너지와 연결되는 무의식에는 잠재의식, 심층의식 및 최심층의식이 있습니다. 그리고 평상시에 우리의 인식체계로는 영적에너지를 인식하지 못하게 됩니다.

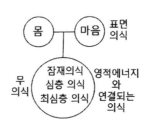

그런데 우리는 이것이 있다는 것을 느낌으로 알 수 있습니다. 이외에도 세상에는 눈에 보이지 않아도 존재를 알 수 있는 많은

것들이 있습니다. 난로의 열기(熱氣), 얼음의 냉기(冷氣), 사람의 기운(氣運), 군사의 기세(氣勢) 및 무덤의 한기(寒氣) 등이 있습니다. 이들은 에너지를 통해 나타납니다. 우리는 무덤이나 어두운 곳에 가면 한기로 오싹함을 느끼기도 합니다. 이때 심신의 기운이 약하면 주변의 부정적 에너지에 기가 눌려 혼비백산하며 도망가거나, 가위에 눌려 꼼짝도 못 하며, 기절하기도 합니다.

이처럼 무의식이 인식의 공간 밖으로 나오면 표면의식과 무의식이 연결되며, 그때서야 우리는 이를 알아차릴 수 있게 됩니다. 우리 인간은 가청주파수 20Hz 미만은 보지도 듣지도 못합니다. 그러나 보이지도 않고 들리지도 않는다고 해서 이들 주파수가 없는 것은 아닙니다. 이들 에너지들은 여전히 우리의 주위에 존재하고 있습니다. 우리 몸의 호흡도 눈에 보이지 않는 에너지의 흐름입니다. 그리고 호흡은 생존을 위한 중요한 에너지원을 우리에게 꾸준하게 공급해주고 있습니다. 이렇게 몸으로 직접 인식할 수 없다고 해서 없는 것이 되는 것은 아닙니다. 이렇게 우리가 직접 볼 수도 없고, 만질 수도 없지만 우리의 삶에서 우리들에게 영향을 주고 있는 많은 것들이 있습니다.

이들은 우리의 심신에 때로는 부정적인 영향을 주기도 하고, 때로는 긍정적인 영향을 주기도 합니다. 그런데 우리는 이를 직접적으로 느끼지 못하면 대부분 없는 것으로 간주합니다. 그래서 대부분의 사람들은 심신에서 발생하는 영적 에너지가 없다고 생각하며, 이를 무시하며 평생을 살기도 합니다. 이처럼 무의식은 보이지도 않으며, 만질 수도 없습니다. 그래서 이를 믿지 않으면 느낄 수도 없습니다. 그러나 이들이 있다고 믿으면 느낄 수 있으며, 그러면 이들이 있다는 것을 알게 됩니다.

우리는 몸이 아프면 병원에 갑니다. 그리고 치료받기 위해서 의사에게 자신의 아픈 곳을 이야기합니다. 그런데 몸이 아프다가도 진찰을 받으려고 병원 문을 들어서면 갑자기 아픈 곳을 찾아볼 수 없습니다. 아픈 곳의 증상을 말해야 치료를 받을 수 있는데 갑자기 아픈 곳이 느껴지지 않습니다. 그래서 이전의 기억으로 증상을 이야기합니다. 이것은 치료받는 것을 두려워하는 무의식의 작용입니다. 그래서 무의식은 아픔, 공포, 치료를 동일시하며, 이로 인한 두려움으로 증상을 숨기려고 합니다.

이렇게 사람에게는 평상시에는 인식할 수 없는 영적에너지들이 있습니다. 그러나 이런 에너지들의 작용이 있기 때문에 인간으로서의 생명을 받을 수 있는 것이며, 세대를 뛰어넘으면서 존재의 삶이 이어질 수도 있는 것입니다. 그러니 인간은 이들 영적에너지가 없으면 존재로서의 삶이 없게 되는 것입니다. 그래서 직접적으로 눈에 보이지 않더라도 영적에너지가 있다고 믿으면 이들을 느낄 수 있습니다. 이렇게 영적에너지는 무의식의 세계와 연결되며, 우리의 삶과 밀접하게 연결되어 있습니다.

# 6
# 뇌에너지는 심신을
# 컨트롤합니다

이미지는 말보다 전파 속도가 빠릅니다. 그래서 이미지를 마음의 언어라고 합니다. 이런 이미지는 뇌에서 형성되며, 온몸으로 빠르게 전파됩니다. 그리고 이렇게 이미지를 만드는 뇌에는 좌뇌와 우뇌가 있습니다. 좌뇌는 논리, 분석 및 합리성 등을 담당하며 우뇌는 감성, 직관 및 창의성 등을 담당합니다. 이를 통해 우리는 생각하고, 인식하면서 행동을 관장할 수 있게 됩니다. 이렇게 뇌에서 발생하는 에너지를 뇌에너지라고 하며, 이들이 적절하게 조화를 이뤄야 건강한 삶을 유지할 수 있습니다.

이런 뇌에너지는 뇌파의 형태를 통해 알 수 있습니다. 그런데 뇌의 에너지인 뇌파는 뇌 안에서만 작용하는 것은 아닙니다. 이는 이미지의 형태인 에너지 파동을 통해 심신으로 퍼져 나가게 됩니다. 그래서 뇌전도를 활용한 임상 진단법으로 뇌 손상, 뇌종양, 뇌 감염, 간질 및 퇴행성 질환 등을 진단할 수 있습니다.

그리고 뇌파에는 베타파, 알파파, 세타파 및 델타파 등이 있습니다. 우리는 이들을 주파수를 통해 구분할 수 있습니다. 우선, 베타파는 깨어 있는 상태이며, 눈을 뜨고 활동에 집중하고 있는 상태입니다. 이는 두뇌에서 가장 지배적이며, 강력하게 활동하고 있는 뇌파입니다. 그래서 이는 민첩성, 집중 및 인식력 등과 관련이 있으며, 그렇기 때문에 이것이 과도하면 불안 등을 유발하게 됩니다. 이의 주파수는 14~40Hz에 해당합니다.

다음으로, 알파파는 눈을 감고 이완된 상태이며, 수동적이고, 얕은 집중의 상태입니다. 그래서 이는 즐거운 느낌 및 고요함 등과 관련이 있습니다. 이때의 두뇌는 중립적이며, 고요한 상태이고, 건강하며, 스트레스에 지배되지 않는 상태입니다. 그러나 이것이 현저히 결핍되면 불안, 스트레스 및 뇌 손상 등을 유발합니다. 이의 주파수는 9~13Hz에 해당합니다.

그리고 세타파는 비예측적이며, 꿈 같은 이미지를 동반합니다. 그래서 이때는 환상, 연상, 통찰 및 창의적 아이디어 등이 떠오르게 됩니다. 이는 고요하고, 이완되며, 몽롱하고, 수면과 깨어 있는 것의 중간 정도 상태인 여명의 상태입니다. 그래서 이는 신비하며, 미묘한 상태입니다. 따라서 마음치유를 하다 보면 세타파가 활성화됩니다. 그래서 세타파를 통해 깊은 명상의 단계에 들 수도 있습니다. 그리고 이 상태에서 수면에 빠질 수도 있습니다. 그러면 세타파의 상태가 오래 유지되지 않습니다. 이의 주파수는 4~8Hz에 해당합니다.

다음으로 델타파는 아주 느린 주파수입니다. 이는 깊은 수면의 상태이며, 무의식이 활동하는 상태입니다. 이때는 황홀경을 경험하기도 하며, 두뇌에서 많은 양의 호르몬이 분비되기도 합니다. 이의 주파수는 4Hz 미만에 해당합니다.

이렇게 뇌에너지는 주파수에 따라 다양한 이미지의 형태로 나타납니다. 그래서 뇌파는 시공간상에서 다양한 이미지들을 나타낼 수 있습니다. 그리고 뇌에는 약 1,000억 개가 넘는 뉴런이 시냅스라는 연결고리를 통해 신호를 서로 주고받으며 정보를 교환하고 있습니다. 이를 통해 뇌는 생각을 관장하고, 인식하며, 어떤 행동을 할지 결정하게 됩니다.

그리고 인간의 몸은 소리와 빛 등의 진동에너지를 쉽게 전달할 수 있으며, 응력과 장력을 활용해 신체를 안정의 상태로 만드는 텐세그리티 시스템으로 구성되어 있습니다. 그래서 심신은 뇌에너지를 받아들이며, 이를 활용할 수 있게 됩니다. 그리고 이를 통해 어느 한 곳으로 뇌에너지가 치우치지 않게 할 수도 있으며, 이를 자신의 삶에 안정적으로 반영할 수도 있습니다.

이렇게 인간은 뇌에너지를 갖고 있으며, 이를 통해 심신을 컨트롤할 수 있게 됩니다. 그러니 심신을 통해 흐르는 뇌에너지가 적절하게 조화를 이루도록 해야 합니다. 그래야 인간의 심신을 건강하게 유지할 수 있게 됩니다.

# 7

# 신경에너지는 심신을
# 조율합니다

우리 몸에 있는 신경에너지는 자율신경계, 중추신경계 및 말
초신경계 등에 영향을 미치고 있습니다. 여기서 자율신경계는
말초신경계에 포함되며, 우리 몸의 행동을 자율적으로 조율하고
있는 신경계를 말합니다. 여기에는 교감신경계와 부교감신경계
가 있습니다. 그런데 교감신경계가 활성화되면 이는 몸의 활동
량을 늘리게 하며, 투쟁과 도피 등에 반응을 일으키게 합니다.

그리고 부교감신경계가 활성화되면 이는 몸을 편안하게 휴식
의 상태로 만들면서 성장과 치유에 반응하게 하며, 흥분을 가라
앉히는 작용을 하면서 심신을 안정화시킵니다. 그러니 이들 자
율신경계의 균형이 잡히는 것이 심신의 건강에 좋습니다.

이런 자율신경계는 매초 약 5조 바이트 정도의 정보를 뇌로 보
냅니다. 이때 의식하는 정보는 약 1만 바이트 정도입니다. 그리
고 나머지는 무의식적으로 작용하는 정보들입니다. 이런 무의식
적 작용은 음식을 소화시키고, 지방을 분해하며, 당분을 처리하
고, 간의 해독작용을 일으키며, 손톱, 발톱 및 머리카락 등을 자
라나게 합니다. 그리고 체온을 조절하고, 심장을 움직이며, 호흡

을 순환시키고, 혈압과 혈당 조절 등을 원활하게 합니다. 이렇게 자율신경계에 의한 신경에너지의 전달은 대부분 무의식적으로 이루어지며, 이를 통해 심신은 건강한 상태를 원활하게 유지할 수 있게 됩니다. 그러니 이들의 작용이 원활하지 못하게 되면 심신에는 질병이 발생하게 됩니다.

그리고 신경에너지를 발생시키는 신경계 중에서 뇌와 척수는 '중추신경계'에 해당합니다. 이는 감각신경과 운동신경을 조절하는 역할을 합니다. 그리고 척수는 뇌의 명령을 몸의 각 기관에 전달합니다. 또한 말초신경에서 받은 정보들을 종합해서 다시 뇌로 보내는 역할을 합니다.

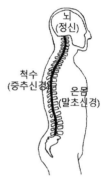

이렇게 척추 안의 중추신경계인 척수는 몸과 뇌 사이를 연결하며, 우리 몸의 전체를 관장합니다. 이의 길이는 45㎝ 정도이고, 무게는 약 25g이지만 여기서 나온 31쌍의 신경들이 몸 전체로 뻗어 나갑니다. 이는 뇌의 명령을 몸의 각 부위로 전달하고, 몸으로부터 오는 외부 정보를 뇌에 전달합니다. 이를 통해 정신활동이 인간의 신체 반응으로 이어질 수 있습니다.

그리고 스트레스가 우리 몸에 영향을 주는 경로가 중추신경계입니다. 그래서 뇌에 불규칙한 파동이 발생하면 우리는 이것을 부정적 감정이라고 느낍니다. 이렇게 인간의 감정은 중추신경계에서 발생하는 신경에너지를 통해 심신으로 흐르게 됩니다. 그러면 이런 감정의 변화는 에너지의 변화로 나타나며, 이는 우리 심신의 전체에 영향을 주게 됩니다.

이렇게 신경에너지는 뇌의 명령을 신체에 전달하고, 신체가 받은 외부 정보는 뇌로 전달합니다. 그래서 신경에너지에 문제가 발생하면 심신으로 흐르는 에너지에 문제가 발생하게 됩니다. 이는 근육 마비, 손발 저림, 감각 상실, 호흡 부조화, 맥박, 혈압, 체온 조절 이상, 뇌혈관 문제, 뇌경색 및 뇌출혈 등의 이상으로 나타납니다. 또한 지나친 감정 변화는 신경에너지의 흐름을 혼란스럽게 하며, 이는 심신에 문제를 발생시킵니다.

그래서 자율신경계는 교감신경계의 활동성과 부교감신경계의 안정성을 이용해서 심신의 건강을 유지할 수 있도록 합니다. 이렇게 신경에너지는 심신의 건강을 조율하고 있습니다. 이를 통해 인간은 세상에서 살아남을 수 있었습니다. 그러니 에너지명상을 통해 신경에너지가 심신을 통해 원활하게 흐르며, 심신을 건강하게 조율할 수 있도록 해야 합니다.

# 8
# 생체에너지는 심신의
# 각 기관에 활력을 줍니다

생체에너지는 심신의 각 기관을 활성화시켜주는 에너지입니다. 이렇게 생체에너지는 전자기장을 통해 형성된 생체자기장이며, 이는 심신에 있는 각 기관에 활력을 불어넣어줍니다. 이를 통해 인간은 생명 활동을 유지할 수 있었습니다. 그래서 이와 관련해서 에너지의학에서는 에너지를 다루는 두 가지의 중요한 물리법칙이 있습니다. 그것은 앙페르의 법칙과 패러데이의 전자기 유도법칙입니다. 그리고 이들은 에너지 보전법칙을 따릅니다. 이를 통해 형성된 생체에너지는 심신의 각 기관이 맡은 바 자기 일을 할 수 있도록 이들에게 활력을 불어넣어줍니다.

여기서 앙페르의 법칙은 전류가 흐르면 그 주위로 자기장이 형성된다는 것입니다. 이는 사람 몸을 둘러싼 생체자기장의 근원을 설명해줍니다. 그리고 우리 몸에 있는 가장 강한 전기장은 심장에서 만들어집니다. 이는 몸의 순환 시스템을 타고 온몸으로 흐르며, 생체자기장을 만들게 됩니다. 이렇게 만들어진 생체자기장을 통해 몸의 각 기관에는 생체에너지가 흐르게 됩니다. 이를 통해 생체에너지는 심신의 각 기관에 활력을 불어넣어주며, 인체의 생명 활동이 유지될 수 있도록 합니다.

그리고 패러데이의 전자기유도법칙은 앙페르 법칙의 반대입니다. 이는 자기장이 전도체를 흐르는 전류를 만들어낸다는 것입니다. 그래서 사람 몸을 둘러싼 생체자기장인 생체에너지가 자기장을 일으키면 심신의 각 기관에는 전류가 흐르게 되며, 이를 통해 심신의 각 기관이 활성화될 수 있으며, 활력을 갖게 됩니다. 그리고 현대의학에서는 에너지 의료 장비나 에너지 테라피 등의 활용에 이들 법칙을 활용하고 있습니다.

이를 통해 만들어지는 전기장과 자기장의 에너지는 전자기장이며, 이들은 서로 간에 수직을 이루며, 공간 속을 파동의 형태로 이동하면서 생체자기장을 형성하게 됩니다. 그러면 이런 작용을 통해 우주의 모든 존재들은 진동을 하게 되며, 이를 통해 활력을 얻게 됩니다. 그리고 이런 진동은 정지-움직임-정지의 연속이며, 전기장-자기장-전기장의 사이클을 반복합니다. 이렇게 생체에너지는 전자기장에서 발생하는 파동의 형태로 진동하면서 심신의 각 기관에 활력을 불어넣어주게 됩니다.

콜로라도 의대의 존 지머맨 박사는 1980년 자력계를 이용해서 접촉요법을 실험하며, 초전도양자간섭장치인 SQUID탐지기를 활용했습니다. 이는 차폐된 방에서 치료자가 손을 환자에게 놓습니다. 그리고 치료자는 명상과 치유 상태로 들어갑니다. 그러자 치료자의 손에서 커다란 생체자기장이 탐지됩니다. 이는 0.3~30Hz이며, 주로 7~8Hz로 나타납니다. 이때 치료자의 손에서 발생한 생체자기장은 심장 생체자기장의 1,000배이며, 뇌 장의 백만 배로 강력하다고 합니다. 그리고 치료자의 손이나 전자기장의 치료 장비에서 나오는 2~30Hz 범위의 저주파수는 신체에 유익하다고 합니다.

이렇게 발생하는 생체에너지는 에너지 보존법칙을 따르게 됩니다. 이것은 에너지의 총량은 항상 동일하게 유지된다는 것입니다. 이를 통해 생체에너지는 심신의 각 기관에 에너지를 보내주며, 이를 활성화시킬 수 있습니다. 그리고 한국의 많은 사람들은 날씨에 민감합니다. 날씨가 좋지 않으면 에너지를 보존하기 위해 두통, 졸음, 소화불량, 천식, 수면장애, 피로, 혼란 등의 증상들이 발생합니다. 그러면 이는 사람의 정서나 행동에 변화를 줍니다. 그래서 기억력과 집중력이 저하되며, 교통사고, 산업재해, 범죄율 및 자살률 등이 증가합니다. 이렇게 에너지가 주변으로 이동하면서 주변의 에너지 흐름에 영향을 미칩니다.

그러면 이는 지구의 공명에너지에도 영향을 줍니다. 그리고 이는 우주에너지에 영향을 주며, 이는 다시 공명에너지의 변화를 유도하게 되고, 이는 우리의 심신에 영향을 줍니다. 이렇게 생체에너지의 변화로 인해 우리의 감정이 변하며, 이는 지구와 우주의 에너지에도 영향을 미칩니다. 그러면 이는 다시 인간의 생체에너지에 영향을 미칩니다. 이렇게 세상의 에너지들은 에너지 보전법칙에 의해 서로 돌고 돌며, 서로 간에 영향을 미치고 있습니다. 이처럼 우주의 생명에너지와 인간의 생체에너지는 서로 간에 영향을 미치며, 연결되어 있습니다.

그래서 에너지명상으로 우주에너지의 순환이 심신을 통해 원활하게 흐를 수 있도록 해야 합니다. 그래야 이를 통해 힘을 받은 생체에너지는 심신의 각 기관에 활력을 불어넣어주게 되며, 이를 통해 심신은 건강과 행복을 유지할 수 있게 됩니다.

# 9
# 세포기억에너지는
# 인간 행동을 관장합니다

내가 새로운 생각을 할 때마다 뇌 속에는 새로운 신경망이 하나씩 추가됩니다. 이를 통해 예전에 경험했던 사건과 비슷한 사건이 일어나면 그때의 생각과 감정이 신경망을 통해 일어나며, 지금 하려는 행동에 영향을 주게 됩니다. 이렇게 세포기억에 저장된 생각과 감정들이 이미지의 형태로 마음에서 나오며, 자신들이 맡은 바 위치에서 인간의 행동을 관장하게 됩니다.

그래서 비슷한 상황에서 세포기억이 부정적인 이미지를 갖고 있다면 부정적인 생각과 행동을 하게 됩니다. 이렇게 세포기억에는 인간의 심신을 활성화시키는 긍정적인 이미지도 있지만, 심신을 불편하게 하는 부정적인 이미지들도 들어 있습니다.

그리고 이런 세포기억들은 뇌에만 있는 것이 아니며, 인체의 곳곳에 내재되어 있습니다. 그래서 뇌를 여러 조각으로 잘라내도 기억의 상당 부분은 그대로 남아 있으며, 장기이식을 한 이식자의 감정, 취향 및 성격 등이 이식을 받은 사람에게서도 나타나는 것을 볼 수 있습니다. 이렇듯 유전체계와 기억은 몸의 특정 부위가 아닌 몸 전체에 있는 세포들에 저장되어 있습니다.

그런데 우리가 스트레스를 받게 되면 몸의 세포에는 부정적인 막이 씌워집니다. 그러면 세포는 산소, 영양소, 수분 및 이온 등을 제대로 흡수하지 못하게 되며, 이는 심신에 발생하는 질병의 원인이 됩니다. 그리고 이는 질병의 유전자를 주변에 퍼트리면서 신체를 질병으로 물들게 합니다. 또한 세포기억의 무의식에 오류의 기억이 저장되어 있다면 이는 우리의 생각과 행동에 부정적인 영향을 미치게 됩니다.

그런데 이런 부정적인 기억에는 어린 시절 겪었던 '트라우마 믿음'도 있습니다. 이는 '나는 실패한다.', '나는 못났다.', '어둠은 공포다.', '빨강은 죽음이다.', '물은 두려움이다.' 등의 오류의 기억들입니다. 이들은 이미지인 에너지의 형태로 무의식에 저장되어 있다가 마음의 동요를 통해 인식의 공간에 나타나서는 표면의식에 영향을 미치게 됩니다.

세포를 둘러싼 부정적인 세포기억의 틀은 자기의 일을 합니다. 그래서 그런 기억들은 부정적이며, 인간관계를 방해하고, 각종 질병이나, 부정적인 증상들을 일으킵니다.

그래서 우리가 없애고 싶은 문제의 근원은 부정적 세포기억에 있습니다. 그래서 세포기억에 있는 부정적 이미지들의 치유를 통해 분노, 좌절, 공포, 절망 등의 부정적인 감정들을 해소할 수 있습니다. 그런데 우리가 갖고 있는 기억의 90% 이상은 무의식 속에 있습니다. 이런 무의식에는 태어난 순간의 기억들과 미세한 경험들도 들어 있습니다. 그래서 뇌수술 중에 뇌의 특정 부위를 자극하면 자궁 속의 경험을 기억했다는 사례도 있습니다.

그러나 우리는 평상시에는 표면의식에 있는 10%의 기억들만을 인식할 수 있습니다. 그리고 표면의식과 무의식이 충돌하면 항상 무의식이 승리합니다. 그래서 무의식이 하자는 대로 표면의식은 끌려갈 수밖에 없습니다. 그래서 우리가 의식적인 결정을 내리기 1초 전에 이미 뇌에서는 급격한 화학적 변화가 일어난다고 합니다. 이를 통해 무의식은 표면의식에게 지금 해야 할 행동의 지침을 내려줍니다. 이렇게 우리는 세포기억에 저장된 지침대로 무의식적으로 행동을 하게 됩니다.

그래서 부정적인 세포기억은 별일 아닌 것도 두려워하게 만들며, 인체에 스트레스 반응을 일으키게 합니다. 그래서 이들 부정적인 세포기억을 긍정적인 세포기억으로 치유하면 인생의 해답이 뚜렷하게 보일 것입니다. 이처럼 현재의 내가 아닌 과거의 내가 만든 원인으로 인해 현재의 내가 결과로서 받는 것이 세포기억의 부정적 이미지들입니다.

그리고 세포기억은 그 일부가 계속해서 유전되고, 변화되며, 일부는 생성되고, 작용한 후에는 소멸됩니다. 그러니 세포기억의 작용을 통해 지금 일어나고, 벌어진 일은 내가 어쩔 수 없이 받아야만 하는 것입니다. 그러나 앞으로의 미래는 지금의 내가 어떻게 하느냐에 따라 세포기억의 틀이 바뀔 것입니다.

그러니 에너지명상으로 우주의 따뜻한 생명에너지를 심신으로 원활하게 받아들이면서 세포기억의 에너지를 맑고 밝게 치유해야 합니다. 그러면 미래의 인생은 긍정적으로 바뀌게 될 것이며, 지금과는 다른 인생이 펼쳐질 것입니다. 이렇게 세포기억에 있는 에너지는 인간 행동을 관장하게 됩니다.

# 10
# 척추에너지는 에너지를
# 서로 연결합니다

우리 심신을 연결해주는 컨트롤타워는 척추입니다. 그리고 척추 안의 척수는 심신의 곳곳을 에너지로 연결시키며, 뇌와 말초신경을 연결하는 중간 다리 역할을 합니다. 이를 통해 심신의 에너지들은 서로 간에 연결되며, 영향을 미치게 됩니다. 이렇게 심신을 통제하는 중추는 척추에너지를 중심으로 이루어집니다.

또한 척추는 우리 몸에 있는 뼈의 골격을 형성합니다. 그리고 이는 혈액을 만들어내고, 생체 전기를 만들어내면서 온몸으로 에너지를 전달하게 됩니다. 그래서 뼈를 자극하면 생체 전기가 발생하며, 피로가 풀리고, 통증이 사라지며, 생체에너지의 발생을 촉진시킵니다. 이렇게 나타나는 생체에너지는 인체의 에너지원으로 사용될 수 있습니다. 그리고 뼈는 몸을 지탱하고, 형태를 유지하며, 장기를 보호하고, 근육을 고정하면서 몸에 지렛대 역할을 하고 있습니다. 그래서 외부에서 오는 충격을 흡수할 수 있으며, 심신으로 에너지를 전달하고 있습니다.

그리고 척추는 인후, 가슴, 배중 및 단전의 우주연결점들과 연결되어 있습니다. 그래서 이런 척추의 연결점들은 심신의 각종 질병과 연관이 있게 됩니다. 우선 인후연결점은 척추의 경추와 연관되어 있습니다. 그래서 이는 조현병, 정신 박약증, 간질, 편두통, 현기증, 불면증, 뇌 질환, 눈 질환, 코 질환, 구강 및 혀 질환 등과 관련이 있게 됩니다. 그리고 가슴연결점은 척추의 흉추와 연관되어 있습니다. 그래서 이는 신경쇠약, 히스테리, 신경통, 심장 질환, 심혈관 질환, 폐 질환, 위장 질환, 간 질환, 담낭 질환 및 비장 질환 등과 관련이 있습니다.

그리고 배중연결점은 척추의 요추와 연관되어 있습니다. 그래서 이는 신경쇠약, 신장 질환, 대장 질환, 소장 질환, 삼초 질환, 요통 및 다리 통증 등과 관련이 있습니다. 그리고 단전연결점은 미추와 연관되며, 이는 신경성 질환, 좌골신경통, 방광 질환, 요통 및 다리 통증 등과 관련이 있습니다.

이렇게 척추와 연결되는 우주의 연결점들은 심신의 건강에 영향을 미치고 있습니다. 그래서 에너지명상에서는 척추와 연결되는 에너지의 연결점들을 마음치유에 활용하고 있습니다.

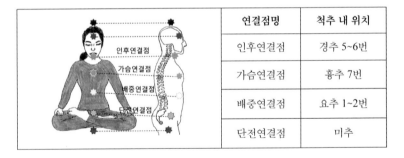

| 연결점명 | 척추 내 위치 |
|---|---|
| 인후연결점 | 경추 5~6번 |
| 가슴연결점 | 흉추 7번 |
| 배중연결점 | 요추 1~2번 |
| 단전연결점 | 미추 |

2020년 미시간 대학 연구팀은 외상성으로 척추가 손상된 6,847명을 대상으로 정신 질환의 발병율을 조사했습니다. 이들

은 우울증 20%, 심리적 다중 질환 13.5%, 불안장애 5.2%, 불면증 3.7% 등으로 정신 질환의 발병률이 높게 나타난다고 합니다. 이렇게 척추와 심신의 건강은 밀접하게 연결되어 있습니다.

이와 같이 척추에너지는 심신의 에너지들을 서로 연결하는 인간 생명의 중추가 됩니다. 그러니 척추에너지를 통해 심신의 에너지들을 서로 연결하면서 이들을 활성화시켜야 합니다.

그래서 에너지명상을 통해 척추에너지가 안정되면 심신도 안정화될 것입니다. 이처럼 척추에너지는 심신의 건강에 밀접한 영향을 미치게 됩니다. 그러니 이를 잘 활용해야 합니다.

# 11
## 인간의 에너지는
## 서로에게 영향을 줍니다

에너지는 마음일까요? 물체일까요? 그런데 에너지는 눈에 보이지도 않으며, 잡을 수도 없습니다. 그러면 에너지는 마음인가요? 그러나 에너지가 없으면 육체는 형성될 수 없습니다. 그러면 에너지는 물체인가요? 이렇게 심신을 통해 흐르는 에너지는 육체와 정신의 형성에 영향을 주게 됩니다. 그래서 몸을 형성하면 물질이 되고, 정신을 형성하면 마음이 됩니다. 이처럼 몸과 마음은 에너지로 형성되어 있기 때문에 서로 간에 연결될 수 있으며, 서로에게 영향을 줄 수도 있습니다.

또한 사람과 물체 간에도 에너지로 연결될 수 있습니다. 『물은 답을 알고 있다』의 저자인 에모토 마사루 박사가 있습니다. 그는 인간이 물에게 사랑의 감정을 표현하면 물의 결정체가 좋아진다고 합니다. 그러니 몸의 70% 이상이 물로 형성된 인간의 심신도 타인이 보내주는 의식에 의해 영향을 받을 수 있다는 것입니다. 그리고 미국 프린스턴 공대 교수인 로버트 얀과 심리학과 교수인 브렌다 듄은 의식이 파동으로 전환되면 다른 이에게 전달될 수 있다고 합니다. 또한 우리말에도 이심전심이라는 말이 있듯이 사람 간에도 마음의 에너지가 전달될 수 있으며, 이를 통해 서로에게 동화되고, 동조될 수 있습니다.

그리고 우리의 심신은 수많은 생체 리듬이 만들어내는 하나의 교향곡과 같습니다. 따라서 한곳이 어긋나면 전체의 화음이 깨져버리게 됩니다. 그러면 이는 심신의 흐름에 문제를 발생시키게 됩니다. 또한 타인과의 관계에서도 에너지의 흐름이 선한 화음을 이뤄야 합니다. 그래야 우리의 심신이 타인의 생체 리듬과 선하게 동조될 수 있습니다. 여기서 동조란 비슷한 주파수를 가진 두 개의 리듬이 결합해서 같은 리듬을 갖게 되는 것을 말합니다. 그래서 같은 벽에 걸린 수많은 괘종시계들은 얼마간의 시간이 흐르면 서로 동조되고, 동화되면서 일치해 움직이게 되며, 동일한 주기를 갖게 됩니다. 이처럼 우리의 심신을 형성하는 에너지들도 주위에 동화되고, 동조될 수 있습니다. 그리고 진동수, 파장, 색채 스펙트럼(띠)이라는 에너지의 3요소를 통해 인간의 에너지들도 서로 간에 동화되고, 동조될 수 있습니다.

아인슈타인이 1935년에 실험한 '원격작용'의 효과를 확증할 수 있는 실험이 있었습니다. 이것이 '유령 같은 원격작용'의 실험입니다. 이를 위해 일면식도 없는 두 명의 실험 대상자들을 선정합니다. 이들에게 간단한 인사를 몇 분간 나누게 하고는 떨어져 있는 차단 부스 안으로 이들을 들여보냅니다. 이 부스는 주파수는 차단하지만 양자에너지는 차단하지 못합니다. 이들에게 뇌파 검사 장치를 연결합니다. 그리고 한 사람의 눈에 광선을 쬐자 다른 사람도 동공 축소와 같은 반응을 보였다고 합니다. 또한 이들은 일정 거리와 일정 기간까지는 서로 간에 의식이 연결된 상태에 있었다고 합니다. 이렇게 상호 간에 얽힘이 있는 실험 대상자들은 양자에너지를 통해 서로 연결되어 있다는 것입니다. 이것이 떨어져 있는 대상인데도 이들은 서로에게 연결될 수 있다는 '원격작용'의 실험입니다.

이렇게 우리는 에너지를 통해 서로 간에 연결되어 있습니다. 그래서 비접촉을 통해서도 접촉과 같은 효과를 낼 수도 있습니다. 이처럼 우리가 갖고 있는 인간에너지는 서로에게 영향을 주고 있습니다. 그러니 우리는 에너지를 통해 타인에게 선한 영향을 줄 수 있도록 마음을 선하게 가꾸어야 합니다.

# 12
# 미래의학은 에너지로의
# 전환점에 들어서고 있습니다

의사를 찾을 때 우리가 알아야 할 것이 있습니다. 그것은 우리 심신은 이미 자연이 만들어놓은 완전체라는 것입니다. 그래서 인간이 겪어온 진화의 과정에서 알 수 있듯이 인간은 외부의 각종 바이러스와 맞서 싸울 만큼 충분한 힘을 갖고 있습니다. 그러나 외부 환경에 의해 심신으로 흐르는 에너지의 흐름이 원활하지 못하기 때문에 이들의 작동이 효과를 발휘하지 못하는 것입니다.

그러니 심신으로 흐르는 에너지의 순환이 원활하게 되도록 해야 합니다. 그러면 인간에너지의 자연치유 능력에 의해 심신은 건강을 회복할 것이며, 이를 유지할 수 있게 될 것입니다.

이렇듯 미래의학은 물질 중심에서 에너지 중심으로 치유의 형태가 바뀌고 있습니다. 현대의학은 질병의 진단과 치료에 기술적인 발전을 이룩해왔으며, 이룩해가고 있습니다. 그래서 에너지장을 이용한 진단 장비와 치료 장비 등이 의료현장에서 이미 활용되고 있습니다. 이런 장비들은 빛, 소리, 자기, 전기, 전자기, 열 및 진동 등 다양한 형태의 에너지들을 활용합니다. 이들은 현대사회에서 심신의 진단과 치유에 중요한 역할을 담당하고 있습니다. 이렇게 과학의 발전은 미래의학의 핵심이 되고 있습니다.

그래서 미래의학은 에너지의학으로 전환되는 단계에 들어서고 있습니다. 물질은 고체, 액체 및 기체로 나뉩니다. 그런데 스마트폰의 액정은 액체처럼 움직일 수 있으며, 고체와 같은 결정구조를 갖고 있습니다. 그래서 주파수를 통해 스마트폰을 연결할 수 있게 되며, 이를 통해 서로 간에 각종 정보를 교환하기도 하고, 갖가지 기능들을 작동시킬 수도 있습니다.

이처럼 인체도 체내가 일종의 액정 상태로 유지되며, 고체와 같은 결정구조를 갖고 있습니다. 그래서 인간의 주파수가 우주 생명에너지의 주파수와 연결되면 인간은 우주의 생명에너지를 받아들일 수 있게 되며, 이것이 심신에 형성되는 생체에너지와 연결되면 이를 활성화시키게 됩니다. 이를 통해 심신의 면역 기능은 활성화되고, 자연치유 능력은 강화되면서 인간은 건강을 회복할 수 있게 되고, 이를 유지할 수 있게 됩니다.

이처럼 인간은 지구와 태양 등으로부터 지구와 우주에너지를 받아들입니다. 그리고 이를 심신으로 순환시킵니다. 그러면 인간의 심신을 통해 원활하게 흐르는 인간에너지는 질병의 근본적인 치유에 효과를 발휘합니다. 특히 낮은 주파수의 에너지장은 효과적인 치료 수단으로 활용될 수 있습니다.

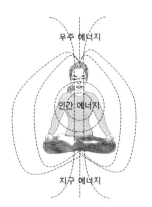

그래서 낮은 주파수(1~2Hz)는 신경세

포 등의 치유에 활용하며, 중간 주파수(5~40Hz)는 염증이나 피부 등의 치유에 활용하고, 높은 주파수(50~200Hz)는 뼈 등의 치유에 활용할 수 있습니다. 이런 주파수들은 심신에 활력을 일으키며, 이를 통해 심신 치유를 활성화시킬 수 있게 됩니다.

그리고 사람의 손이나 자연을 통한 수기치료법도 무시할 수 없습니다. 그래서 이런 자연의 공명 주파수가 의료 장비, 목소리, 손, 허브, 아로마 및 음악 등을 통해 심신의 치유에 활용되고 있습니다. 이렇게 작은 전자기장을 통해서도 심신치유에 효과를 가져올 수 있습니다. 그리고 현대에서도 사용하고 있는 공명 활용 치유법들이 있습니다. 이는 기도, 기공, 접촉요법, 레이키, 힐링터치 및 바디토크 등 에너지를 활용한 기법들입니다.

그리고 심신에는 우주의 생명에너지를 받아들이는 약 8만여 개소의 수많은 연결점들이 있습니다. 이런 연결점들이 활성화되면 이들은 우주의 따뜻한 생명에너지들을 심신으로 원활하게 받아들일 수 있게 하면서 심신을 활성화시킵니다. 그리고 심신 안의 독소나 노폐물들은 심신의 바깥으로 빼내줍니다. 이를 통해 불안과 우울 등의 부정적 마음들이 긍정적 마음으로 변하게 되며, 마음은 치유되고, 행복은 드러나게 됩니다. 이처럼 연결점의 원활한 작용은 우주 생명에너지를 받아들이며, 심신에 자연치유 능력을 갖출 수 있도록 해줍니다.

이와 같이 미래의학의 발전은 에너지로의 전환점을 맞이하고 있습니다. 그래서 다음 장에서는 인간의 심신을 형성하면서 자연치유 능력을 갖게 하는 양자에너지에 대해 살펴보겠습니다.

# 에필로그: 에너지의학의 발전

의학은 다양한 시대를 거치면서 서양의학, 한의학, 중의학 및 아유르베다의학 등의 다양한 갈래를 형성해왔습니다. 그리고 현대에 이르러서는 서양의학이 대세로 자리를 잡게 됩니다. 그러나 20세기에 양자물리학이 발표되면서, 양자에너지를 활용하는 양자의학이나 에너지의학에 대한 관심이 높아지고 있습니다.

이 중에서 에너지를 활용하는 인도의 아유르베다 의학은 힌두교의 전승의학이며, BC 3000년경에 나타났다고 합니다. 이는 우주의 근본 원리를 치유에 도입했으며, 치과 및 안과 등에 외과적인 의술을 시행하기도 했습니다. 그리고 BC 500년경 인도의 전통의술이 체계화되면서 철학과 결합해서 식이요법, 호흡, 약물 및 마사지 등을 종합적으로 활용하게 됩니다.

이렇게 아유르베다 의학은 고대 인도의 사상적 의학을 토대로 하고 있습니다. 여기서 프라나는 태양이 만들어내는 생명에너지이며, 이는 한의학의 기에 해당됩니다. 그리고 우주의 생명에너지를 심신으로 연결하는 차크라는 에너지의 중심센터이며, 집결소를 의미합니다. 그래서 본 도서에서는 차크라를 우주의 생명에너지와 인간의 심신에너지가 연결되는 중심점이라는 의미에서 '연결점'이라고 통칭하겠습니다. 그리고 우리 심신에는 약 88,000개소에 이르는 우주에너지와의 '연결점'이 있습니다.

이렇게 에너지의학은 오랜 세월 동안 시대를 거치면서 발전해왔습니다. 이를 통해 에너지의학에서는 인간의 심신치유에 다양한 에너지 모델들을 활용하고 있습니다. 그리고 서양의학에서도 해부학과 생화학적 모델에서 에너지를 활용하고 있습니다.

그런데 서양의학은 외부 에너지를 주로 활용하며, 에너지의학은 심신의 내외부에서 발생하는 자연적 에너지들을 활용합니다. 그리고 이는 증상의 치유뿐만이 아니라, 질병의 예방과 원인의 치유에 대해서도 다루고 있습니다. 이런 의미에서 '양자의학'과 '에너지의학'은 인류가 겪고 있는 심신의 괴로움을 치유하고, 건강을 유지하기 위한 미래 의학에 해당합니다.

# 양자에너지의 활용

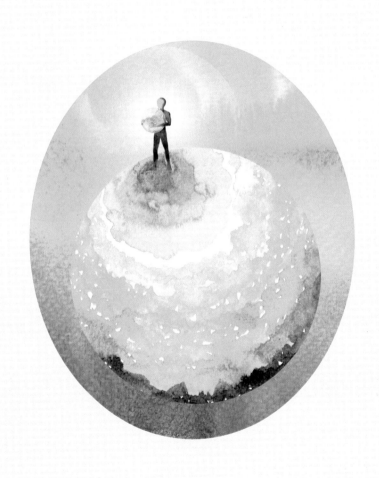

인류 역사는 발전의 역사입니다. 특히 약 400년 전부터 시작된 데카르트, 뉴턴, 다윈의 연구를 기반으로 하는 서양의학의 성장은 최근 수십 년간에 걸쳐 비약적인 발전을 거듭해왔습니다. 그런데 서양의학은 인체를 하나의 기관으로 보았으며, 질병이 발생하면 이를 약물과 수술 등을 통해 교체하며, 치유해왔습니다. 그런데 20세기에 양자물리학이 나오면서 의학의 개념이 바뀌기 시작합니다. 일반물리학에서는 빛을 알갱이로 보고, 입자로 봤습니다. 그래서 태양의 빛은 입자의 상태로 세상을 환하게 밝힙니다. 그러나 양자물리학에서는 빛은 입자이면서 동시에 파동입니다. 그래서 태양의 빛은 물질인 동시에 파동에너지입니다. 그래서 세상을 환하게 비추면서 동시에 주변에 영향을 주게 됩니다. 그래서 양자의학은 일어난 현상만 치유하는 것이 아니며, 현상을 예방하고, 그의 원인과 주변도 치유하려 합니다.

우리가 아는 양자는 더 이상 나누어지지 않는 가장 작은 단위의 에너지를 말합니다. 그래서 세상을 형성하는 모든 것들은 양자에너지의 집합입니다. 동물, 식물, 나, 반려견, 컴퓨터, 스마트

폰 등 이들 모두는 양자에너지를 통해 형성된 것들입니다. 또한 우리의 심신도 양자에너지로 구성되어 있으며, 이는 파동의 형태로 심신을 순환하면서 심신에 영향을 주고 있습니다.

세계적인 생물학자이며 의학자인 브루스 립턴 박사는 양자물리학에서는 물질은 에너지로 형성되며, 물질인 몸은 에너지인 마음과 얽혀 있다고 합니다. 그래서 몸과 마음은 에너지로 형성되어 있으며, 몸의 질환과 정신의 문제는 연결되어 있다는 것입니다. 그러니 심신을 통해 흐르는 양자에너지의 흐름이 원활하게 순환될 수 있도록 해야 합니다. 그래야 심신은 건강을 유지할 수 있습니다. 이렇게 미래의학인 양자의학에서는 심신의 치유에 양자에너지를 활용하고 있습니다. 그래서 본 장에서는 이런 양자에너지의 활용에 대해 알아보겠습니다.

# 1
# 마음은 양자에너지를 통해
# 세상과 호흡합니다

세계적으로 유명한 스위스의 정신분석학자이자 심리학자인 칼 융은 분석심리학에서 마음은 인간 활동을 가능하게 하는 정신에너지라고 합니다. 그리고 물리학자이며 노벨상 수상자인 볼프강 파울리는 마음에는 양자에너지의 성질이 있으며, 다른 이에게 전달될 수 있다고 합니다. 또한 미국 양자화학자인 레인과 맥크레이티는 마음은 에너지와 같아서 몸 밖으로 방사되며, 분자에 영향을 준다고 합니다. 그리고 캐나다 퀸스 대학 물리학자 피트는 마음을 몸 밖으로 방사하면 다른 사람에게 전달될 수 있다고 합니다. 또한 미국 공학자 딘, 프랑스 심리학자 배리, 네덜란드의 심리학자 허럴드슨은 수천 마일 떨어진 두 사람 사이에 마음이 전송될 수 있다고 합니다. 그리고 호주 시드니 공대 교수 레스 커컵은 마음 전송 장치인 마인드 스위치의 작동을 통해 감지기를 머리에 두르면 전등, TV 등을 켤 수 있다고 합니다. 이렇게 몸과 마음은 양자에너지로 구성되어 있으며, 이를 통해 주변과 연결될 수 있다는 것입니다.

그래서 인간의 마음은 양자에너지의 흐름을 통해 주변으로 전파될 수 있으며, 이를 통해 인간은 외부와 공명하고, 공조할 수 있게 됩니다. 이런 마음에 대해 칼 융은 의식이 모여진 형태에 따라 마음을 삼층구조로 해석하고 있습니다. 이는 표면의식, 개인무의식 및 집단무의식입니다. 여기서 개인무의식은 잠재의식과 연결되며, 집단무의식은 심층의식과 연결됩니다. 이런 의식 중에서 표면의식은 현재 내가 행동을 하고 있는 의식을 말합니다. 그래서 이는 우리가 깨어 있을 때 행동의 주체가 되는 의식입니다.

그리고 개인무의식은 표면의식을 통제하는 의식입니다. 이는 태어나는 순간부터 지금까지 경험한 모든 의식들이 저장되어 있는 기억의 창고입니다.

그리고 집단무의식은 세대를 뛰어넘으면서 존재하는 공통의식입니다. 이는 단세포로부터 출발한 인간의 모든 기억들이 저장되어 있는 기억의 보물창고입니다. 이곳에 인류가 진화하며 갖게 된 공통의 기억들이 저장되어 있습니다. 이를 통해 시공간을 초월하고, 세대를 뛰어넘으면서 이어질 수 있었습니다.

이처럼 인간의 마음은 우주의 무량한 에너지들과 연결되어 있습니다. 그런데 인간은 현재 형성되어 있는 '의식의 겉표면에 있는 표면의식'과 몸을 나라고 생각합니다. 그리고 표면의식은 2m도 안 되는 몸속에 갇혀 괴로워하며 살고 있습니다. 그러나 이는 '가짜 나'입니다. '진짜 나'는 우주에 널리 퍼져 있으며, 누구나의 마음속 깊은 곳에 자리 잡고 있는 최심층 의식입니다.

그리고 이는 시대적, 문화적, 종교적 차이로 인해 여러 이름으로 불립니다. 그것은 참나, 진아, 불성, 하느님, 본성, 궁극의 나,

절대 신성 및 주지자 등으로 불리며, 이들의 의미와 해석은 종교마다 차이를 두고 있습니다. 그러나 우리는 무언가 있음을 직관적인 느낌을 통해 알 수 있습니다. 이렇게 인간의 마음은 다양하게 구성되어 있으며, 우주의 생명에너지인 무량한 양자에너지와 연결되어 있습니다. 그리고 인간은 이런 양자에너지를 통해 세상과 호흡하며, 삶을 유지할 수 있게 됩니다.

# 2
# 양자에너지는
# 시공간을 통해 흐릅니다

　근대에 들어오면서 물리학의 발전은 인간의 삶에 많은 변화를 가져왔습니다. 특히 세계적 물리학자인 뉴턴은 물리학의 발전에 큰 영향을 줬습니다. 그는 빛은 입자이며, 인간의 몸은 물체라고 보았습니다. 그러나 세월이 흐르며 양자역학인 양자물리학이 물질현상론으로 대두됩니다. 그래서 빛을 입자이면서 동시에 파동이라고 봅니다. 그리고 양자물리학의 대세인 코펜하겐 해석에서는 빛은 한편으로 보면 입자이며, 다른 편으로 보면 파동이라고 합니다. 이런 양자물리학을 통해 우주의 구성 원리에 얽힘현상, 비국소성 원리 및 상보성이론 등이 등장하게 됩니다.

　여기서 얽힘현상은, 초기우주는 초거대 질량의 입자였으며 이는 모두 연결되고 얽혀 있다는 것입니다. 이때 쌍둥이 전자인 (+)전자와 (-)전자가 있다고 했을 때 이들은 우주의 팽창과 함께 양극단으로 팽창합니다. 이때 한쪽 전자가 (+)라면, 다른 쪽의 전자는 (-)가 된다는 것입니다. 그러나 아인슈타인은 이를 부정했습니다. 그의 상대성이론에 의하면 모든 물체는 빛보다 빨리 움직일 수 없습니다. 그래서 한쪽 전자가 (+)로 됐다고 해서, 반대쪽 전자가 (-)가 되는 것은 아니라는 것입니다. 이에 대해 데이비드 봄은 상보성 원리에 의해 이들은 이미 연결되어 있다고 합니다. 양쪽 주먹은 모여 있어도 왼손과 오른손으로 나뉘며, 이들은 무한히 떨어져 있어도 한 쌍이라는 것입니다. 이들은 이미 형성되어 있다는 것이며, 성질도 이미 구성되어 있다는 것입니다. 그리고 이들이 거리만 멀어질 뿐 이들은 이미 연결되어 있다는 것입니다. 그것은 세상이 초양자포텐셜인 양자에너지로 가득 차 있으며, 이에 의해 연결되어 있기 때문에 가능한 것입니다. 그러니 이처럼 무궁무진한 세계 속에서 과거, 현재, 미래도 함께 연결되어 있는 것입니다.

그래서 인간에게 있는 과거의 기억은 과거 자체로 인간의 마음속에 있는 것입니다. 그리고 수시로 이들 기억이 떠오릅니다. 그러면 과거의 기억은 어디에 있기에 마음에서 떠오르나요? 그것은 이미지인 에너지의 형태로 세포기억에 담겨 있는 것입니다. 그리고 이들은 세대를 뛰어넘으면서 전해지고, 이어지고 있습니다. 그런데 우리는 가끔 처음 가는 길을 걷다 보면 주변 상황이 익숙하며, 이미 경험해 본 것처럼 느낄 때가 있습니다. 이렇게 과거, 현재 및 미래는 공존하고 있습니다.

그래서 우리는 인생을 살아가면서 미래가 존재하고 있음을 확인하며 살아가고 있는 것입니다. 이렇게 의식의 세계에서는 과거, 현재, 미래가 함께 공존하고 있습니다. 다만 우리가 그것을 인지하지 못하고 있을 뿐입니다.

이를 통해 우리가 살고 있는 우주에도 삼세가 공존하고 있습니다. 우주도 그것을 확인하며, 앞으로 나아가고 있을 뿐입니다. 그래서 우주의 시계가 뒤로 가면 과거가 있는 것이고, 앞으로 가면 미래가 있을 뿐입니다.

이렇게 양자물리학에서는 모든 존재는 양자에너지로 구성되어 있으며, 이들의 과거, 현재 및 미래는 공존하고 있습니다. 즉, 양자에너지의 흐름은 시공간을 초월해서 흐르고 있으며, 이들의 틀은 이미 갖추어진 일체성을 띠고 있다는 것입니다. 그리고 그 안에서 우주의 인식공간이 넓어지는 만큼 우주는 확장되고 있을 뿐입니다. 이렇게 과거, 현재 및 미래가 공존하면서 확장되고 있는 것이 우주입니다. 이처럼 양자에너지는 시공간을 초월해 흐르면서 우주의 삼세에 영향을 주고 있습니다.

이렇게 인간의 몸와 마음도 양자에너지로 연결되어 있습니다. 그러니 마음치유를 위해서는 우주에너지와 인간에너지의 상보성을 활성화시켜야 합니다. 그래서 우주의 생명에너지는 받아들이고, 심신의 노화에너지는 우주로 배출시켜야 합니다. 그런데 우주의 생명에너지가 심신으로 들어오지 못하게 되고, 심신의 노화에너지가 우주로 배출되지 못하면 심신은 병들고, 약해지게 됩니다. 그러니 양자에너지의 흐름이 시공간을 통해 심신으로 원활하게 흐를 수 있도록 해야 합니다. 이를 위해 에너지명상으로 심신의 연결점들을 청정하게 해줘야 합니다. 이렇게 양자에너지는 시공간을 통해 흐르면서 심신에 영향을 주고 있습니다.

# 3
# 양자에너지는
# 우주를 형성합니다

1950년대 데이비드 봄은 우주의 구성 원리에 대해 새로운 상보성 및 비국소성이론을 제시합니다. 그의 상보성 원리는 존재하는 모든 것은 입자이면서 동시에 파동이라는 것입니다. 그래서 우리가 원통을 정면에서 보면 사각형이지만 이를 위에서 보면 원형으로 보이며, 동전의 앞면을 보면 숫자가 있지만 뒷면을 보면 글자가 있습니다. 이렇듯 존재는 입자와 파동의 상보성을 이미 갖고 있으며, 이를 한 가지로 규정할 수 없다는 것입니다.

그리고 비국소성 원리는 우주는 있는 그대로 모두 연결되어 있다는 것입니다. 그래서 우주의 진공은 꽉 차 있는 공간이며, 이는 초의식인 초양자포텐셜로 가득 차 있습니다. 이는 양자에너지입니다. 그래서 이로부터 고체, 액체 및 기체가 나오고 태양, 지구, 달 및 혜성이 형성됐으며, 인간과 동식물 등의 다양한 존재들이 탄생하게 됩니다. 이렇게 우주공간은 '초의식'으로 가득 차 있습니다. 이를 두고 영국의 생물학자인 루퍼트 셸드레이크는 우주의 허공은 마음으로 가득 차 있다고 합니다.

여기서 '초의식'을 '영점장에너지', '초양자포텐셜', '집단무의식'

및 '확장된 마음'이라고도 합니다. 이렇게 '초의식'은 태초부터 있었던 것이며, 이것의 시작과 끝은 알 수 없고, 우주에 가득 차 있으며, 우주를 형성하고 있습니다.

우리 앞에 같은 높이로 물이 담긴 두 개의 그릇이 놓여 있습니다. 이 두 그릇이 연결되어 있지 않다면 한쪽 그릇에 담겨져 있는 물이 빠져도 다른 쪽 그릇의 물에는 변동이 없을 것입니다. 그리고 이 둘이 연결되어 있다면 한쪽 그릇의 물이 빠지면 다른 쪽의 물도 같은 높이로 물이 빠질 것입니다.

이렇게 양쪽 그릇 모두에 같은 변화가 일어나는 현상이 바로 비국소성 원리입니다.

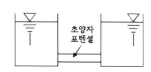

이렇게 우주 전체에는 일체성이 있다는 것입니다. 이런 현상이 일어나도록 하는 것이 우주에너지이며, 양자에너지인 '초양자포텐셜'입니다. 그리고 이런 '초양자포텐셜'을 '생명에너지', '공에너지', '정보에너지', '스칼라에너지' 및 '복사에너지'라고도 합니다. 이런 '초양자포텐셜'에 의해 우주에너지인 양자파동장은 인간의 몸과 마음에 영향을 미치게 됩니다. 또한 우주에너지에 '초양자파동장'도 있습니다. 이는 모래시계 모양이며, 6차원 구조이고, 시공간을 초월해 이동하면서 우주로 전달됩니다.

이렇게 우주를 형성하는 '양자에너지'를 '양자파동장', '초의식', '초양자포텐셜' 및 '초양자파동장'이라고도 합니다. 이를 통해 우주는 일체성을 갖게 되었으며, 모든 존재들은 다른 존재들에게 영향을 미치게 됩니다. 이렇게 우주에 있는 양자에너지는 얽힘 현상, 상보성 및 비국소성 원리를 통해 서로 연결되어 있으며, 이것이 우주를 형성하는 원리가 되고 있습니다.

# 4
# 양자에너지는
# 인간 생명의 기원입니다

인간 생명의 기원인 탄소, 질소, 수소 및 산소는 양자파동장을 통해 형성됐습니다. 여기서의 양자파동장은 양자에너지를 말합니다. 이런 양자파동장에 의해 단세포인 생물이 탄생했으며, 이는 진화 과정을 거치면서 자기복제를 했습니다. 이를 통해 단세포인 개체가 형성됐으며, 동식물이 출현하고, 인간이 탄생했습니다. 이렇게 생명의 기원은 무한 능력이 주어진 양자파동장의 주도적인 역할에 의해 이루어졌습니다.

이를 통해 생명체들은 환경에 맞게 진화할 수 있었습니다. 그래서 생명의 진화는 적자생존에 의한 우연의 결과물이 아니며, 존재들이 살아남기 위해 계획적이며 필연적으로 진화를 일으킨 것입니다. 이것은 단순한 다윈의 진화론이 아닌 창조적 진화론입니다. 그래서 몸과 마음만으로는 생명의 탄생을 전부 설명할 수 없습니다. 생명이 탄생하기 위해서는 몸과 마음뿐만이 아니라, 이들을 연결시켜주는 양자파동장이 있어야 합니다.

그래서 인간은 몸, 마음 및 양자파동장으로 형성되며, 이는 인간이 생명을 갖고 활동하기 위해 갖춰야 할 필수 요소들입니다.

이렇게 인간은 몸과 마음으로 구성
되었으며, 이들이 화합하고, 활력을
갖기 위해서는 양자파동장이 있어야
했습니다. 이처럼 몸과 마음의 생성,

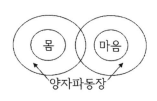

결합 및 활력을 위해 양자파동장이 필요했습니다. 그리고 이를
통해 심신은 건강을 유지할 수 있었습니다.

또한 심신의 생존을 위해 인간의 기억을 두뇌뿐만이 아니라
심신 전체의 세포에 저장했습니다. 그래서 갓 태어난 짐승이나
사람도 본능적으로 행동할 수 있게 되었으며, 생존을 유지할 수
있게 됐습니다. 이런 본능은 과거생을 살아온 기억에서 나왔습
니다. 그래서 본능이란 과거생의 재생입니다. 이를 통해 인간이
나 동물들은 본능적으로 살아남을 수 있는 방법을 습득할 수 있
게 됐습니다. 그래서 세포기억이 갖고 있는 본능은 인간이 생존
을 유지하기 위해 갖춰야 할 필수적인 능력입니다. 이렇게 인간
은 심신의 전체 세포에 기억을 저장하게 되면서 본능적으로 삶
을 헤쳐나갈 수 있게 됐습니다.

이처럼 인간의 본능은 생존을 유지하기 위해 세포기억에 저장
됐으며, 양자파동장을 통해 후대로 계속 유전됐습니다. 또한 이
렇게 유전된 인간의 양자파동장에는 심신을 치유할 수 있는 면
역 기능도 포함됐습니다. 그리고 이는 인간의 심신 곳곳에 자연
치유력을 갖게 했습니다. 따라서 인간의 자연치유력은 세포, 조
직 및 장기들에 있는 양자파동장의 고유 기능인 것입니다.

이처럼 인간 생명의 기원은 양자파동장에 의한 단세포의 진
화, 창조적 진화, 생존본능, 기억의 유전 및 면역세포의 자연치
유력 등을 통해 탄생됐습니다. 그래서 양자파동장에는 우주의

무한한 능력이 담겨 있습니다. 그러나 인간의 지적 능력은 개인 무의식에 가려 있기 때문에 이를 제대로 알지 못하고, 활용하지 못하게 됩니다. 그래서 심신의 연결점을 통해 우주의 양자파동 장을 활성화시킨다면 우주의 무한한 자연치유력을 얻게 될 것입니다. 이것이 양자에너지를 통한 인간 생명의 기원입니다.

# 5
# 양자에너지는 심신을 통해
# 순환합니다

　우주의 생명에너지는 양자에너지이며, 이는 심신의 연결점을 통해 인체로 흘러들어오고 있습니다. 그리고 나선형으로 회전하면서, 인체를 순환합니다. 이를 통해 심신의 생체에너지를 활성화시킬 수 있으며, 노화에너지는 우주로 배출할 수 있게 됩니다. 이와 같이 인간은 우주 생명에너지의 원활한 순환을 통해 심신의 건강을 유지할 수 있었습니다.

　그리고 인간의 신체를 구성하고 있는 분자, 세포, 조직 및 장기들도 생체에너지를 통해 활성화될 수 있습니다. 그래서 뼈를 만지면 파동이 주변으로 전파되고, 경혈이나 연결점을 자극하면 파동이 연결부위로 퍼져 나가면서 심신을 활성화시킵니다.

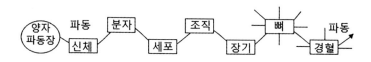

　이렇게 우리의 심신은 양자에너지인 양자파동장의 원활한 흐름을 통해 건강을 유지할 수 있었습니다. 그리고 우리의 의식은 몸의 신경세포에 있는 미세소관에서 작용하는 양자파동장입니

다. 이렇게 몸과 마음은 양자파동장을 통해 형성되고, 결합되면서 주변과 영향을 주고받게 됩니다. 그러니 병든 세포의 양자파동장이 주위로 방사되면 이는 주위의 다른 세포로 전달되며, 주위 세포를 병들게 합니다. 이렇게 생명체에는 유익한 에너지만 있는 것이 아니며, 무익하거나 노화된 에너지들도 있습니다.

이처럼 인체 내에 있는 양자파동장은 주변에 있는 우주의 생명에너지는 흡수하고, 인체의 노화에너지는 배출하는 기능이 있습니다.

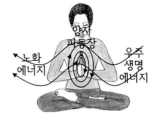

그래서 양자파동장은 강물이 바다로 흘러가듯이 심신의 연결점을 통해 조직과 장기 등으로 계속 흐르면서 우주로 노화에너지를 배출합니다. 그러나 어떤 부위에서 양자파동장이 흐르지 못하고 정체되면 이는 에너지의 순환을 원활하게 하지 못하게 하며, 노화에너지의 배출을 방해합니다. 그런데 이런 상황이 지속되면 에너지의 이동 통로가 막히면서, 이는 심신의 순환을 방해합니다. 그러면 혈액 속의 백혈구와 항체가 부족해지고, 면역력은 떨어집니다. 또한 이는 슬픔, 불안, 우울, 공포, 스트레스, 만성피로 증후군, 수면장애, 편두통, 혈관 질환, 비만, 당뇨, 류마티즘, 염증, 부종, 통증 및 식욕 감퇴 등의 장애를 일으키게 됩니다. 이렇게 심신은 불편을 호소하게 됩니다.

이와 같이 에너지의 원활한 순환은 심신의 건강에 필요합니다. 그래서 우리는 해가 지면 멜라토닌을 분비하며, 잠을 편히 잘 수 있게 됩니다. 그리고 해가 뜨면 세로토닌을 분비하며, 일상생활의 활동을 촉진시킬 수 있게 됩니다. 또한 에너지가 필요하면 렙틴이 지방세포에서 지방질을 꺼내 연소하며, 에너지를 얻을 수도 있습니다. 그리고 에너지는 혈관 벽의 나쁜 콜레스테롤이나 칼슘을 제거하며, 동맥경화증을 치유하기도 합니다.

이렇듯 우리 몸을 흐르고 있는 양자에너지는 인체를 순환하면서 생체에너지에 활력을 불어넣어줍니다. 그리고 심신을 건강하게 유지시키는 자연치유력을 향상시켜줍니다. 그래서 양자에너지의 원활한 흐름이 끊어지면 세포의 자연치유력도 사라지며, 이는 심신을 고통 속에 빠트리게 합니다. 그러니 인간의 심신으로 흐르는 양자파동장의 순환이 원활하게 되도록 해야 합니다. 이렇게 양자파동장은 심신을 통해 순환하면서 생체에너지를 활성화시키고, 심신이 건강을 유지할 수 있도록 합니다.

# 6
# 양자에너지를 통해
# 인간은 유전합니다

　다윈의 진화론, 멘델의 유전법칙 및 왓슨 & 크릭의 DNA 발견 등은 유전자 결정론의 토대가 됩니다. 이는 인간의 몸과 마음은 유전자로 이미 결정되어 있다는 것입니다. 그래서 생각, 감정, 행동 및 생리적 현상들도 유전자를 통해 이미 프로그래밍 되어 있다는 것이며, 인간의 게놈 프로그램은 이런 '유전자 결정론'에 입각해서 유전자의 염기서열을 연구합니다.

　우리 인간의 유전자는 2만 5천여 개에 달합니다. 이는 초파리나 생쥐의 유전자 수와 비슷합니다. 그리고 인간은 생쥐의 유전자와 99%를 공유합니다. 그러면 대략 250여 개 유전자들의 차이로 인해 인간과 생쥐의 다름이 있는 것입니다. 그러나 이렇게 인간과 생쥐는 유전자 수에서는 큰 차이가 없지만 실제의 삶에서는 큰 차이를 보입니다. 그러니 인간의 유전자를 조절하는 특정한 무언가가 있다는 것입니다. 그것이 '후성 유전학'입니다. 이렇게 인간의 특성을 갖게 하는 독특한 유전자가 인간에게 있다는 것입니다. 그리고 이런 유전자의 특성은 인간의 마음에 있는 개인무의식과 집단무의식으로부터 나오게 됩니다. 이를 통해 인간의 유전은 양자파동장을 통해 이어질 수 있게 됩니다.

영국의 생물학자인 루퍼트 셸드레이크는 형태형성장이론을 통해 이전의 모든 종들에게서 집단기억을 물려받으며, 기억을 통해 과거와 연결된다고 합니다. 형태형성장에 인류가 진화를 통해 경험한 모든 기억들이 저장되어 있다는 것입니다. 또한 미국의 코네티컷 대학 심리학과 교수인 케네스 링은 죽음 후의 의식은 진동, 주파수 및 진동의 조합이며, 죽음은 이런 파동이 우주의 홀로그램으로 진입하는 것이라고 합니다. 그리고 진화생물학자 카프만은 진화는 우연이 아니며, 세포의 파동구조인 마음에 의한 창발성의 결과라고 합니다. 그리고 미국 하버드 대학의 저명한 심리학과 교수인 윌리엄 맥더걸은 쥐들이 길을 찾는 시행착오를 22세대를 걸쳐 실험한 결과 시행착오의 횟수가 현저히 줄어들었으며, 이를 통해 마음은 유전된다고 주장합니다. 또한 일본의 과학자 스즈키 다쿠지는 마음은 (-)질량을 가진 시타라는 초소립자로 되어 있으며, 이는 사후에도 사라지지 않는다고 합니다. 그래서 유전이란 양자파동장이 한 곳에서 다른 곳으로 이동하는 것을 말하며, 죽음이란 양자파동장의 흐름이 한 곳에서 다른 곳으로 이동하는 것을 말합니다. 이렇게 양자에너지의 흐름을 통해 인간은 세대를 뛰어넘으며 유전할 수 있게 되었으며, 이런 흐름을 통해 우리 몸의 세포들은 자연치유력을 갖게 된다는 것입니다.

우리의 지방세포는 3일, 위벽은 5일, 후각 세포는 4주, 피부는 5주, 적혈구는 2~3개월, 머리뼈는 3개월 정도에서 교체되며, 매년 몸 전체 원자 수의 98%가 교체된다고 합니다. 이는 세포와 조직에 있는 양자파동장의 흐름을 통해 이루어지고 있습니다.

이렇게 인간의 몸은 찰라생 찰라멸하며, 매 순간 다음 생으로 이어지고 있습니다. 이는 세포를 통해 이어지고, 세포기억을 통해 이어지고 있습니다. 이렇게 인간의 심신은 양자에너지의 흐름을 통해 매 순간 유전되면서 이어지고 있습니다. 그런데 우리는 이를 보고 '이것은 나다.'라고 인식합니다.

이처럼 한 곳에서 다른 곳으로 양자에너지의 흐름이 이어지며, 인간의 유전은 지속되고 있습니다. 이를 통해 세포의 자연치유력도 이어지고 있습니다. 그리고 이렇게 양자에너지에 의해 이어지는 세포의 자연치유력을 바탕으로 해서 심신은 건강을 유지할 수 있게 됩니다. 이처럼 양자에너지의 흐름을 통해 인간은 진화하면서 유전을 지속하고 있습니다.

# 7
# 양자에너지는
# 심신을 연결합니다

　생물학자인 브루스 립턴은 물질과 에너지가 서로 연결되듯이 몸과 마음도 에너지로 서로 연결되어 있다고 합니다. 그래서 TV를 통해 폭력적인 영화를 보면 마음에 스트레스가 증가하게 되며, 이를 통해 몸의 혈압과 맥박은 상승하게 됩니다. 이것은 몸과 마음이 연결되어 있기 때문입니다. 그리고 뇌와 면역 계통, 내분비 계통 및 인체에 있는 모든 조직들도 양자파동장에 의해 마음과 연결되어 있습니다. 이를 통해 뇌의 정신적 활동들이 인체 내의 조직들에 영향을 미칠 수 있게 됩니다.

　그리고 미국의 뇌생리학자이며, 신경외과 의사인 칼 프리브람은 눈, 귀, 코, 혀, 몸의 다섯 감각기관을 통해 들어오는 외부 정보는 뇌에 디지털 파동의 형태로 전달된다고 합니다. 또한 미국 하트매스 연구소에서는 마음의 변화에 따라 심장 패턴이 다르게 나타난다는 연구 결과를 발표했습니다. 이를 통해 사랑, 감사 및 기쁨 등의 긍정적인 마음일 때는 심장에서 규칙적인 파형이 나타나며, 슬픔, 불안, 공포 및 분노 등의 부정적인 마음일 때는 불규칙한 파형이 나타난다고 합니다. 이렇게 심장에서 일어나는 파형의 분석을 통해 사람의 감정도 알아차릴 수 있게 됩니다.

그리고 인간의 마음에서 사랑 등의 감정이 일어나면 심장 박동에서 소리에너지, 전기에너지 및 자기에너지 등의 다양한 종류의 양자에너지가 발생합니다. 그래서 심장은 우주의 고차원적인 에너지를 수신하고 송출할 수 있는 중요한 연결점이며, 안테나의 역할을 할 수 있는 곳입니다. 이렇게 양자파동장은 심장을 통해 받아들인 생명에너지를 인체가 사용 가능한 생체에너지로 변환시키며, 이를 몸 안의 세포들에게 전달합니다. 이를 통해 몸 안으로 들어온 생명에너지는 몸 안의 노화에너지를 몰아내고, 이를 건강한 생체에너지로 대체할 수 있게 됩니다.

또한 우리의 마음에 나타나는 부정적인 에너지인 슬픔과 불안 등은 교란된 양자파동장입니다. 이런 부정적인 에너지들은 심신에 나쁜 영향을 줍니다. 이런 현상을 (-)스트레스라고 합니다. 그런데 우리의 집단무의식 속에는 헤아릴 수 없이 많은 부정적인 기억들이 있습니다. 그리고 이들은 마음에서 일어날 조건이 형성되면 언제든지 마음에서 일어나 자신들의 일을 하려고 합니다. 그러면 이는 폭력, 약물중독, 고소공포증, 만성 질환 및 암 등을 발생시키는 원인이 됩니다. 그리고 긍정적인 기억은 좋은 마음을 일으키며, 이는 심신치유에 좋은 영향을 미칩니다. 그래서 믿음이라는 긍정적 에너지로 몸과 마음의 치유를 활성화시킬 수 있게 되며, 이를 우리는 플라시보 효과라고 합니다.

이렇게 양자파동장은 몸과 마음을 활성화시키고, 발육시키면서 심신에 영향을 주고 있습니다. 그래서 양자파동장에 의해 마음이 물질에 영향을 주기도 하고, 물질이 마음에 영향을 주기도 합니다. 이렇게 양자파동장은 몸과 마음을 연결시키며, 이들 간에 좋고 나쁜 영향을 주고받게 합니다.

# 8
# 양자에너지는
# 심신을 치유합니다

　인간을 구성하는 3요소로는 물질로 된 몸이 있고, 의식으로 된 마음이 있으며, 이들을 연결시키는 양자파동장이 있습니다, 그래서 인간은 몸, 마음 및 양자파동장의 삼사화합을 통해 삶을 유지할 수 있었습니다. 그러니 이들 중에 하나라도 부족하거나 사라지면 심신의 생존에는 심각한 문제가 발생합니다. 그래서 심신을 치유할 때도 몸, 마음 및 양자파동장의 3가지 측면으로 심신을 살펴보고, 이를 치유에 활용해야 합니다.

　우선, 양자파동장을 이용해 몸을 치유할 수 있습니다. 그래서 에너지명상을 통해 우주의 생명에너지를 심신으로 순환시키면 에너지가 높은 곳에서 낮은 곳으로 흐르듯이 에너지가 질병이 있는 곳으로 흘러들어갑니다. 그리고 이것이 몸 밖으로 빠져나가면서 몸의 노화에너지를 배출시킵니다. 이를 통해 몸의 질병은 치유되기 시작합니다. 그러나 우리 몸에 있는 노화에너지가 몸 밖으로 빠져나오지 못하고 정체되면 그곳의 근육이 굳어지고, 세포가 파손되며, 질병이 발생합니다.

　그래서 이를 치유하기 위해 에너지가 심신으로 원활하게 순환될 수 있도록 다양한 방법들을 활용하기도 합니다. 이에는 광천수 목욕, 기공체조, 요가, 광선요법, 자기요법 및 레이키요법 등이 있습니다. 그리고 온열치유를 위해 찜질을 하거나, 40도 정도의 팩이나 담요를 덮기도 하며, 사우나를 하기도 합니다. 이외에도 심신을 통해 흐르는 에너지들을 이용하면서 몸을 치유하는 다양한 방법들이 있습니다.

두 번째로, 양자파동장을 이용해 마음을 치유할 수 있습니다. 그래서 에너지명상을 통해 마음에 있는 부정적인 기억들을 긍정적인 이미지들로 바꿔주며 마음을 치유하게 됩니다. 이렇게 마음을 선으로 통합하고, 선을 향해 나아가도록 하는 방법이 홀로트로픽 치유입니다. 최면도 이의 일종입니다. 그리고 파동에너지를 활용하는 기계명상 장치들을 이용해 분노, 성적 불감증, 치통, 간질 발작, 자폐 및 정신 박약 등을 치유할 수 있습니다.

또한 마음과의 대화를 통해 마음을 치유할 수 있습니다. 그래서 질병 환자가 "나는 치유된다."를 반복하면, 이것이 무의식으로 전달되며, 이를 통해 치유 효과가 있다는 연구 결과도 있습니다. 프랑스의 유명한 정신치료사인 에밀 쿠에는 "나는 날마다 모든 면에서 좋아지고 있다."를 매일 20번씩 반복하자, 각종 질병이 치유되는 효과가 있었다고 합니다. 이런 방법은 마음에 플라시보 효과를 가져오며, 이를 의심하지 않고 실천하면 이루어진다는 것입니다. 이를 신경언어 프로그램이나 자비명상 등에서도 이용할 수 있습니다. 이를 통해 마음을 치유하면 의식의 주파수가 세타파로 진입하면서 마음은 각성되고, 뇌에서 산화질소가 생성되며, 각성과 관련된 마음들이 개선됩니다. 이렇게 양자에너지의 순환을 통해 마음의 괴로움을 치유하면서, 건강을 이어갈 수 있습니다. 이외에도 심신을 통해 흐르는 에너지들을 이용하면서 마음을 치유하는 다양한 방법들이 있습니다.

세 번째로, 심신을 연결시키는 양자파동장이 밝고 긍정적인 에너지를 갖도록 하는 것입니다. 그러면 이는 몸과 마음의 연결을 활성화시키며, 이를 통해 이들의 연결은 견고하게 됩니다.

미국의 과학자 클로 워즈워스는 실제로 존재하는 모든 것들은 양자파동장을 갖고 있다고 합니다. 그래서 양자파동장을 통해 개인의 의식, 성격 및 감정 등을 주파수로 분석하며, 이를 치유에 활용할 수 있습니다. 이를 위해서는 심신을 연결하고 있는 양자파동장이 밝고, 긍정적인 에너지를 담고 있어야 합니다.

그렇지 못하고, 우주나 주변으로부터 부정적에너지가 심신으로 전해지면 이때 작용되는 양자파동장은 부정적인 에너지를 담고 있을 것입니다. 그러면 이는 심신에 부정적인 영향을 미치게 됩니다. 그러니 심신을 연결하는 양자파동장이 밝고, 긍정적인 에너지를 갖고 있도록 해야 합니다.

이를 위한 방법에는 양자파동장 발생장치를 이용해 심신을 자극하는 방법, 심신을 활성화시키는 방법 및 심신을 교정하는 방법 등이 있습니다. 이외에도 에너지명상의 다양한 방법들을 활용하면서 우주나 주변으로부터 긍정적인 생명에너지를 받아들일 수 있습니다. 그러면 이를 통해 심신은 건강을 회복할 수 있으며, 이를 유지할 수 있게 됩니다.

이와 같이 인간의 심신을 몸, 마음 및 양자파동장의 3가지 측면으로 치유할 수 있습니다. 이를 통해 인간의 심신은 건강하고, 평온하며, 행복하게 될 것입니다. 이것이 바로 에너지명상의 이익입니다. 이렇게 질병에 걸려 고통과 괴로움을 겪은 후에 하는 치료보다는 사전적인 예방이 중요합니다. 그러니 에너지명상을 평상시에도 활용해야 합니다. 이를 바탕으로 해서 다음 장에서는 에너지명상의 활용에 대해 살펴보도록 하겠습니다.

# 명상의 '작용 반작용의 법칙'

우리의 마음에는 "즐겁다."는 '락의 마음'이 있고, "괴롭다."는 '고의 마음'이 있습니다. 그런데 이들은 마음에서 함께하지 못하며, 서로 양극을 달리고 있습니다. 그래서 마음에 락이 들어서면 고는 물러나며, 고가 들어서면 락이 물러납니다. 그리고 락이 커지면 고도 커집니다. 이는 '골이 깊으면 산이 높은 것'과 같은 이치입니다. 그래서 즐거움이 크면 즐거움이 지나간 뒤에 오는 괴로움도 커집니다. 그리고 괴로움이 크면 뒤에 오는 즐거움도 크게 느껴집니다. 그래서 '즐거움'에 너무 깊게 빠지는 것은 피해야 합니다. 이는 괴로움을 일으키는 원인이 되며, 이를 통해 괴로움의 크기도 커지기 때문입니다. 그러니 즐거움을 원하더라도 이는 괴로움의 원인이 될 수 있다는 것을 알면서 행동을 해야 합니다.

이처럼 즐거움이라는 작용이 크게 일어나면, 괴로움이라는 반작용도 크게 일어납니다. 그러니 이미 일어난 일에 대해 너무 일희일비하며, 시시비비를 따지지 말아야 합니다.

그래서 에너지명상을 통해 감정의 깊이를 줄여가며, 마음의 골도 줄여나가야 합니다. 그래야 괴로움도 줄어들게 됩니다. 이렇게 에너지명상을 통해 락의 감정을 줄여나가면 이와 연관된 고의 감정도 줄어들게 됩니다. 이것이 '명상의 작용 반작용'의 법칙입니다.

제 6 장

# 에너지명상의 활용

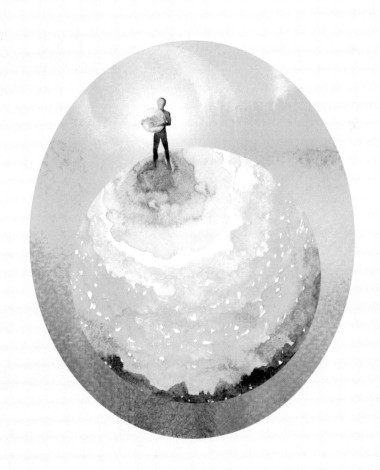

*

　우주의 생명에너지는 인간의 심신에너지와 연결됩니다. 이는 양자에너지이고, 양자파동장이며, 초양자포텐셜이고, 초의식입니다. 그리고 이렇게 심신과 연결된 생명에너지는 심신의 생체에너지에 활력을 불어넣어줍니다. 그러면 이를 통해 인간의 몸과 마음은 건강을 유지할 수 있게 됩니다.

　그러니 심신의 건강을 유지하기 위해서는 우주의 생명에너지가 인간의 심신으로 원활하게 흐를 수 있도록 해야 합니다. 이렇게 우주에너지와 심신의 에너지를 활용해서 심신의 건강을 유지하려는 것이 에너지명상의 활용입니다. 또한 이를 통해 마음은 고요하고, 평온하며, 행복하게 될 것입니다. 이렇게 마음을 치유하고, 심신의 건강을 유지시켜주는 에너지명상의 활용에 대해 살펴보겠습니다.

# 1
# 에너지를 활용하는
# 원리가 있습니다

우리의 심신은 우주에너지와 연결됩니다. 이는 우주와 지구로부터 전해지는 에너지입니다. 우주에너지에는 초양자포텐셜, 초의식, 태양의 광명에너지, 지구의 지기, 공기, 불, 물, 자기장, 공명장 및 영양분 등이 있습니다. 이는 인간이 지구상에서 삶을 유지하는 데 필요한 에너지입니다. 그래서 에너지명상은 이런 에너지들을 활용하면서 인간이 심신을 치유하고, 건강을 유지할 수 있도록 심신의 힘을 키워줍니다. 그리고 에너지명상에는 이를 가능하게 하는 '에너지를 활용하는 원리'가 있습니다. 이런 에너지명상의 활용 원리에 대해 살펴보겠습니다.

우선, 에너지명상은 심신이 우주에너지와 연결되는 심신의 연결점들을 활용할 수 있도록 합니다. 심신에는 약 8만여 개소의 연결점이 있으며, 에너지명상에서는 이 중에서 가장 중요한 11개소의 연결점을 활용합니다. 이를 통해 심신과 연결되는 우주에너지는 생명에너지이고, 양자파동장이며, 초의식입니다. 그래서 심신의 연결점을 통해 심신으로 들어온 우주에너지는 심신을 순환하면서 심신의 생체에너지는 활성화시킵니다. 그리고 노화에너지는 배출하면서 심신을 건강하게 유지시킵니다. 이렇게 에너지명상은 우주의 생명에너지를 받아들이는 심신의 연결점들을 활용할 수 있도록 합니다.

두 번째로, 에너지명상은 심신의 생체에너지가 심신을 통해 흐르는 연결통로가 막히는 장애를 제거합니다. 그런데 심신의 에너지 통로에 장애가 있으면 심신을 통해 흐르는 에너지의 흐름이 원활하지 못하게 됩니다. 그러면 그곳이 막히게 되고, 노화에너지가 고이게 되며, 이를 통해 교란된 에너지들이 심신에 쌓이게 되면 이는 심신에 불안정한 영향을 주게 됩니다. 그러면 이는 심신에 질병을 가져오게 합니다. 그러나 이때 연결통로를 뚫어주면 에너지의 흐름이 자연스럽게 유지될 수 있게 되며, 심신은 건강을 유지할 수 있게 됩니다.

그런데 심신의 연결통로를 가장 막히게 하는 장애가 바로 탐·진·치이며, 이를 유발하는 것이 갈애와 집착입니다. 그래서 탐·진·치로 인해 에너지의 연결통로가 막히면 심신에 장애를 갖게 됩니다. 그러니 우주에너지를 통해 이를 풀어줘야 합니다. 그러면 에너지의 순환은 다시 원활해지며, 심신은 건강을 되찾을 수 있게 됩니다.

우주의 생명에너지가 심신의 연결점을 통해 심신으로 들어오면 이는 심신의 생체에너지를 활성화시킵니다. 그러면 생체에너지는 심신의 연결통로를 따라 심신을 순환하면서 심신의 세포, 조직 및 장기들에 활력을 불어넣어줍니다.

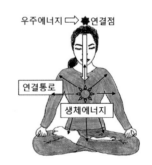

이렇게 에너지명상을 통해 탐·진·치를 소멸시키며, 심신으로 흐르는 에너지의 연결통로가 막히는 장애를 제거할 수 있습니다. 그러면 심신을 통해 흐르는 생체에너지가 원활하게 흐를 수 있게 되며, 이를 통해 심신은 건강을 유지할 수 있게 됩니다.

　세 번째로, 마음에 형성된 어둡고 부정적인 에너지들을 에너지명상을 통해 밝고 긍정적인 에너지로 바꿔줍니다. 우리의 마음은 한번 형성되면 쉽게 바뀌려 하지 않습니다. 특히 부정적인 마음은 더욱 그렇습니다. 그리고 이들을 억지로 바꾸려 한다면 이들은 오히려 저항하고, 엇나가면서 더욱 바뀌려 하지 않을 것입니다. 그러니 우주의 따뜻하며, 빛나는 생명에너지를 마음이 따뜻해지도록 불어넣어줘야 합니다. 그러면 따뜻한 생명에너지가 심신을 따라 순환하면서 심신의 에너지들을 밝고, 따뜻하게 바꿔줄 것입니다. 이렇게 마음의 에너지가 밝고, 따뜻하게 바뀌면 마음도 긍정적으로 바뀌게 되며, 이를 통해 마음의 괴로움도 사라지게 됩니다. 이렇게 에너지명상을 통해 불안과 초조 등의 어두운 부정적 에너지들을 밝고 긍적적인 에너지들로 바꿔주며, 마음에 평온과 행복이 깃들도록 합니다.

　네 번째로, 에너지명상은 마음이 괴로움과 싸우지 않고, 괴로움을 해소하는 방법을 알려줍니다. 인간이 세상에 태어나면 늙고, 병들며, 죽는 것을 막을 수는 없습니다. 그러니 인간의 삶에서 괴로움이 발생한다는 것은 어쩌면 당연한 현상일 수도 있습니다. 그래서 에너지명상은 인간이 괴로움과 싸워서 이기려는 것이 아니며, 싸우지 않고도 이를 해소할 수 있는 방법들을 활용하려는 것입니다. 그래서 에너지명상을 통해 마음을 선하게 키우며, 맑고 밝게 만들어갑니다. 이를 통해 밝게 활성화된 마음은 내외부의 부정적인 힘에 휩쓸리지 않게 됩니다. 그러면 마음은 현실을 인정하고, 받아들이며, 수용할 수 있게 됩니다. 이것이 바로 괴로움과 싸우지 않고도 괴로움을 이겨낼 수 있는 최선의 방법입니다. 이처럼 에너지명상은 괴로움과 싸우지 않고, 괴로움을 이겨낼 수 있는 자연적인 치유 방법입니다.

마지막으로 에너지명상은 치유의 부작용이 적으며, 치유 시간이 단축되고, 고통이 적으며, 스트레스가 작고, 치유 결과가 좋습니다. 이를 통해 심신은 건강하고, 평온하며, 행복하게 될 것입니다. 이렇게 에너지명상은 인간의 삶이 올바르며, 행복한 방향으로 나아갈 수 있도록 도와줍니다.

이와 같이 에너지명상은 에너지의 연결점을 활용하며, 연결통로의 장애를 제거하고, 따뜻한 긍정적인 에너지들을 활성화시키며, 괴로움의 자연적인 해소 방법을 알려주고, 치유 결과가 좋습니다. 이렇게 에너지명상에는 심신을 치유할 수 있는 효과적인 에너지의 활용 원리들이 있습니다.

# 2
# 우주와 심신의 연결점을 활용합니다

에너지명상에서는 우주와 심신을 연결하고 있는 연결점을 활용합니다. 이를 위해 수천 년의 기간 동안 인류의 역사를 통해 이어져 내려오는 전통적인 명상 방법인 차크라와 위빠사나명상 등을 활용합니다. 차크라는 산스크리트어로 '지속적으로 회전하는 원형이나 바퀴'를 의미하며, 우주와 연결되는 에너지의 연결 센터를 말합니다. 그래서 본서에서는 이를 '연결점'이라고 통칭하겠습니다. 이런 연결점의 바퀴는 꾸준히 구르고, 회전하면서 우주의 생명에너지를 심신으로 연결시킵니다. 그리고 위빠사나 명상은 붓다가 계발한 통찰명상 방법입니다. 이는 실상의 본질에 대한 통찰을 통해, 마음에 대행복을 증득하도록 합니다.

그런데 어린 시절에는 연결점이 활짝 열려 있으며, 우주에너지의 순환이 원활하게 유지될 수 있었습니다. 그래서 심신은 역동적으로 성장할 수 있었으며, 건강을 유지할 수 있었습니다. 그러나 세월이 흐르면서 내외부의 여러 요인들로 인해 연결점의 통로가 점차 혼탁해지며, 막히게 됩니다. 그러면 우주의 생명에너지가 심신으로 원활하게 들어오지 못하며, 노화에너지가 외부로 원활하게 배출되지 못합니다. 이렇게 생명에너지를 원활하게 흐르게 하던 바퀴가 멈추거나 연결점이 막히게 되면, 노화에너지는 고이고, 썩게 됩니다. 그러면 이는 심신을 쇠퇴시키게 하며, 심신에 부정적인 영향을 미치게 됩니다.

그러니 연결점에 있는 에너지의 바퀴가 원활하게 회전할 수 있도록 에너지명상을 해야 합니다. 그래야 심신으로 흐르는 에너지의 흐름이 원활하게 될 수 있으며, 이는 심신의 생체에너지를 활성화시키고, 심신에 활력을 불어넣어주게 됩니다. 그러면 이를 통해 심신은 건강을 유지할 수 있습니다.

우리의 몸에는 약 8만여 개의 연결점이 있습니다. 그런데 에너지명상에서는 이 중에서도 중요한 에너지센터이며, 전체의 연결점에 영향을 미치는 11곳의 중요한 연결점들을 활용합니다.

이를 통해 심신에 에너지의 회전 바퀴를 돌리며, 생명에너지인 따뜻한 광명에너지 등으로 심신의 에너지를 활성화시키면서 심신이 안정, 건강, 평온 및 행복을 유지할 수 있도록 합니다.

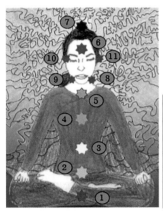

에너지명상은 몸에 있는 8만여 개의 연결점 중 가장 중요하며, 전체에 영향을 주는 11곳의 연결점을 활용합니다.

| 몸 관련 연결점 | 1~11 |
|---|---|
| 마음 관련 연결점 | 4~11 |
| 영성 관련 연결점 | 5~11 |
| 연결 관련 연결점 | 8~11 |

이런 연결점은 우주와 심신을 연결하고, 표면의식과 무의식을 연결해줍니다. 그래서 심신의 연결점은 우주에너지와 연결되는 안테나 역할을 하게 됩니다. 그리고 세상에 생명을 가진 모든 존재들은 끊임없이 진동하고 있습니다. 이들은 정지 상태로는 존재하지 못합니다. 인간 존재들도 움직이지 못하면 죽은 것입니다. 그래서 지구상의 모든 생명체들은 끊임없이 진동하고 있습니다. 이를 통해 심신으로 우주에너지가 연결될 수 있으며, 이것이 심신을 통해 흐르면서 생명을 유지할 수 있도록 합니다.

이처럼 생명에너지인 양자파동장이 심신을 통해 흐르지 않으면 지구상의 존재들은 삶을 이어갈 수 없습니다. 따라서 TV에 코드를 연결하면 영상물이 활성화되듯이 심신의 연결점에 우주에너지를 연결하면 심신의 생체에너지는 활성화됩니다. 이렇게 에너지명상은 우주와 심신의 연결점을 활용하면서 심신이 건강을 유지할 수 있도록 합니다.

| 번호 | 연결점명 | 위치 | 원소 | 강화 |
|---|---|---|---|---|
| 7 | 정수 연결점 | 정수리 | 영성 | 영성 지혜 |
| 10, 11 | 관자 연결점 | 관자놀이 | 빛 | 소통 연결 |
| 6 | 미간 연결점 | 미간 / 이마 | 빛 | 통찰 지성 |
| 8, 9 | 턱끝 연결점 | 턱끝 | 에테르 (빛전달물질) | 소통 연결 |
| 5 | 인후 연결점 | 목구멍 | 에테르 (빛전달물질) | 소통 연결 |

| 4 | 가슴<br>연결점 | 심장 / 명치 | 바람 | 마음<br>강화 |
|---|---|---|---|---|
| 3 | 배중<br>연결점 | 배중 | 불 | 몸의<br>활성 |
| 2 | 단전<br>연결점 | 단전 | 물 | 몸의<br>강화 |
| 1 | 회음<br>연결점 | 회음부 | 땅 | 몸의<br>토대 |

# 3
# 연결점이 막힐 때 나타나는
# 증상들이 있습니다

심신에 있는 에너지 연결점을 통해 우주의 생명에너지는 들어오고, 노화에너지는 배출되면서 심신은 건강을 유지할 수 있게됩니다. 그래서 연결점이 활성화되면 심신은 건강해지고, 연결점이 막히면 심신은 약화됩니다. 이렇듯 연결점의 상태는 심신의 건강에 큰 영향을 미칩니다. 그래서 심신에 있는 연결점이 노화되거나, 막히면 심신으로 나타나는 부정적인 현상들이 있습니다. 이에는 다음과 같은 부정적인 현상들이 있습니다.

회음연결점이 노화되거나 잘못되어 막히면 우유부단, 두려움, 편견, 증오, 편협, 탐욕, 변비, 치핵, 비만, 체중감소, 관절염, 허리통증, 좌골신경통 등의 증상들이 나타납니다.

단전연결점에서는 신경성 질환, 우울, 조현병, 수치심, 배신, 질투, 공격성, 위선적 감정, 즐거움 거부, 이유 없는 죄책감, 성적 불감증, 섹스에 대한 공포, 좌골신경통, 동맥경화, 빈혈, 신장 문제, 방광 질환, 요통, 월경 문제, 발기부전, 다리 통증 등의 증상들이 나타납니다.

배중연결점에서는 우울증, 짜증, 허영심, 자만심, 증오, 분노,

감수성 결핍, 우유부단, 신경쇠약, 혈장 문제, 당뇨, 소화 문제, 마비, 근육경련, 삼초 질환, 신장 질환, 대장 질환, 소장 질환, 요통, 다리 통증 등의 증상들이 나타납니다.

가슴연결점에서는 슬픔, 분노, 두려움, 죄책감, 수치심, 질투, 집착, 불만족, 강한 소유욕, 강한 자의식, 반사회성, 신경통, 신경쇠약, 히스테리, 호흡장애, 동맥경화, 심장 질환, 심혈관 질환, 폐 질환, 간 질환, 비장 질환, 위장 질환, 담낭 질환, 요통, 다리 통증, 천식, 폐렴, 기관지염, 어깨 통증, 폐암, 유방암 등의 증상들이 나타납니다.

인후연결점에서는 불안, 불만, 두려움, 조현병, 신경쇠약, 히스테리, 상부 두통, 현기증, 정신 박약증, 신경성 질환, 불면증, 간질, 편두통, 두통, 호흡곤란, 뇌 질환, 뇌출혈, 뇌경색, 뇌졸중, 동맥경화증, 눈 질환, 코 질환, 구강 질환, 알콜 의존증, 부정적인 습관, 식사장애, 청각장애 등의 증상들이 나타납니다.

턱끝연결점은 인후연결점과 증상들이 연결되며, 이는 감정과 정서에 부정적인 영향을 미치게 되며, 이와 관련된 무의식의 부정적인 기억들이 나타나게 됩니다.

미간연결점에서는 비현실성, 정신착란, 독단·거만·권위적, 기억력 감퇴, 불면증, 두통, 편두통, 현기증, 급성 비동염 등의 증상들이 나타납니다.

관자연결점은 미간연결점과 증상들이 연결되며, 이는 인식과 이성적 판단에 부정적인 영향을 미치게 되고, 이와 관련된 무의식의 부정적인 기억들이 나타나게 됩니다.

정수연결점에서는 자기중심적, 시각 협소, 완전한 물질주의, 극단주의 등의 증상들이 나타납니다. 이를 통해 개인무의식과 집단무의식은 연결됩니다. 그래서 이는 우주에너지로 들어가는 관문이며, 생명에너지인 프라나가 들어오는 입구이고, 우리를 영성, 집단무의식 및 절대적 자유로 이끄는 에너지의 통로입니다. 그래서 모든 연결점 중에서도 가장 웅장하며, 하늘에서 천 개의 태양이 동시에 비추는 광채에 이를 비유합니다. 따라서 이 곳이 막히면 심층적 이해와 견실한 영성 등이 낮아지며, 심신의 에너지 통로가 막히게 되고, 삶은 불안정하게 됩니다.

이처럼 에너지의 연결점이 막힐 때 심신으로 나타나는 부정적인 현상들이 있습니다. 그러니 연결점들을 활성화시켜서 심신의 안정과 평온을 유지할 수 있도록 해야 합니다.

# 4
# 있는 것을 그대로
# 드러냅니다

에너지명상의 최종 목표는 없는 것을 만들어내는 것이 아닙니다. 이미 심신에 있는 평온과 행복이 자신들의 모습을 드러내도록 하는 것입니다. 이를 위해 에너지명상에서는 집중, 마음챙김 및 통찰이라는 명상기제를 활용합니다. 여기서 집중은 일상생활에서 매 순간 활용되고 있는 기제이기도 합니다. 그래서 이때는 우리가 선에 집중하면 마음에 행복을 느끼게 되며, 불선에 집중하면 괴로움이 일어납니다. 그런데 우리는 행복을 원하지 괴로움을 원하는 것이 아닙니다. 그래서 에너지명상에서는 집중을 하더라도 선에 집중하도록 하며, 마음챙김과 통찰이라는 기제를 활용해서 대행복이 모습을 드러내도록 합니다.

따라서 명상자는 마음챙김이 있는 집중을 하도록 해야 합니다. 그러면 이는 탐·진·치로 가려는 마음을 기쁨과 평온이 있는 행복으로 이끌 것입니다. 특히 통찰이 있는 마음은 괴로움의 종자를 소멸시키며, 대행복이 있는 곳으로 우리를 안내합니다. 그러니 우리는 집중, 마음챙김 및 통찰이라는 명상기제를 활용하며, 마음이 대행복이 있는 곳으로 가려고 해야 합니다. 이것이

에너지명상이 가려고 하는 마음치유의 방향이며, 목표입니다.

　그런데 인간은 마음챙김하며 평온을 유지하는 것보다는, 탐·진·치를 취하며 쾌락에 빠지는 것을 더 좋아합니다. 그리고 마음에 강렬하게 나타나는 탐욕을 바람직한 것이라고 여기며, 이를 따르는 행동을 기꺼이 하려고 합니다. 그러면서 한편으로는 괴롭지 않고, 행복하기를 원합니다. 그러나 탐·진·치라고 하는 행동을 하면서 괴로움에서 벗어나는 길은 없습니다. 탐·진·치라는 원인은 괴로움이라는 결과로 이어지기 때문입니다. 이렇게 인간은 탐·진·치에 대한 잘못된 믿음을 갖고 행복을 추구하지만 이는 오히려 인간에게 괴로움을 안겨줍니다. 그러니 괴로움과 행복에 대해 바르게 알고, 에너지명상을 통해 마음이 괴로움에서 벗어나면서 평온하고, 행복한 길로 가도록 해야 합니다.

　하루의 일과를 시작할 때 아주 중요한 것을 해놓으면 그 힘으로 하루를 잘 보낼 수 있습니다. 그리고 나머지 시간은 덤으로 잘 살 수 있습니다. 그래서 명상을 통해 마음에 집중력, 마음챙김 및 통찰력을 길러놓으면 당신의 나머지 인생은 편해지며, 삶의 질이 달라질 것입니다.

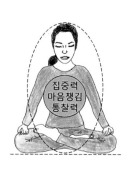

　이렇게 집중력, 마음챙김 및 통찰력은 인생의 목표인 행복에 도달할 수 있는 힘을 우리에게 줍니다. 그리고 다음 생을 대비할 수 있는 든든한 버팀목이 되어주기도 합니다. 그러니 인생에서 이보다 더 값지며, 소중한 것은 없을 것입니다.

　그리고 우리가 이번 생에서 쟁취한 어떤 값비싼 물건일지라도 그것들 중의 어느 것 하나 다음 생으로 가져갈 수 있는 것은 없습니다. 그러나 명상을 통해 성취한 마음의 보물인 집중력, 마음챙김 및 통찰력은 의식을 통해 금생에서도 잘 활용할 수 있으며, 다음 생에서도 유용하게 사용할 수 있을 것입니다.

이것은 우리의 의식은 다음 생으로도 연결되기 때문입니다. 그런데 우리는 이를 모르거나, 무시하기 때문에 이를 무심코 지나치며, 이를 활용할 줄 모릅니다. 그러니 이는 순간적인 선택으로 인해 우리에게 주어지는 아주 큰 손해인 것입니다. 이처럼 에너지명상은 없던 것을 새롭게 만들어내려는 것이 아닙니다. 마음에 이미 있는 평온과 행복을 집중력, 마음챙김 및 통찰력이라는 명상기제를 활용해서 이들이 드러나도록 하려는 것입니다.

# 5
# 평온과 행복으로
# 우리를 인도합니다

명상이라는 것이 따로 있는 것이 아닙니다. 명상은 인간의 탄생과 함께했습니다. 그래서 인간이 무의식에서라도 명상을 하지 않았다면 인간은 지구 생활에서 발생하는 괴로움으로 인해 생존을 유지할 수 없었을 것입니다. 그리고 걸을 때 넘어지지 않고 걸으려는 것, 식사할 때 젓가락으로 음식을 잘 집으려는 것, 옷을 입을 때 단추를 바르게 끼우려는 것, 방패와 칼을 잘 다루려는 것, 마음이 괴로울 때 마음을 고요히 하려는 것 등 인간이 하는 모든 행동에는 집중이 필요했으며, 또한 마음을 다스리기 위해서는 마음챙김과 통찰이 필요했습니다.

그래서 과거의 인간은 이런 기제에 대해 명칭을 붙이지는 않았지만 직감적으로 이를 활용하면서 삶의 괴로움에서 벗어나며, 삶을 유지할 수 있었습니다.

이렇게 인간에게 집중, 마음챙김 및 통찰이라는 마음을 안정화시키는 마음기제가 마음속에 이미 있었기에 인간은 험난한 지구 생활 속에서도 살아남을 수 있었습니다. 그리고 다른 존재들과의 경쟁 속에서도 찬란한 문명을 이룩할 수 있었습니다.

그러니 복잡하게 변해가는 현대사회에서는 이런 마음치유의 기제에 대해 알고, 배우고, 익히며 이를 적재적소에서 활용할 줄 알아야 합니다. 그래서 명상자는 마음에 불안 등의 괴로운 감정이 일어나면 마음의 진행을 일단 멈춥니다. 그리고 이것이 더 큰 괴로움으로 진행되지 않도록 마음챙김하면서 일어난 현상에 대한 실상을 통찰할 줄 알아야 합니다. 이를 통해 명상자는 삶에 대한 진정한 의미를 알아갈 수 있게 되며, 마음에 괴로움은 사라지고, 대행복이 모습을 드러내게 될 것입니다.

　이와 같이 점차 혼탁해지고, 복잡해지는 현대인의 삶에서는 에너지명상을 통해 선한 곳에 집중하고, 현재에 마음챙김하며, 실상을 통찰하는 방법을 배우고, 익혀야 합니다. 그러면 이는 삶에서 다시 활력을 얻을 수 있는 힘을 우리에게 줄 것입니다. 그리고 평온하고, 행복한 곳으로 우리를 인도할 것입니다.

　그래서 삶이 괴롭다가도, 에너지명상을 통해 집중하고, 통찰하면 마음은 다시 고요해지고, 평온해질 것입니다. 이렇게 평온과 대행복으로 우리를 이끄는 에너지명상의 실천 방법에 대해서는 다음 장에서 알아보겠습니다.

# 명상의 '덧셈, 뺄셈 법칙'

우리의 마음속 깊은 곳에는 이미 행복이 자리를 잡고 있습니다. 그러나 마음이 탐·진·치라고 하는 불선의 장막에 가려져 있기 때문에 행복이 모습을 드러내지 못하고 있습니다. 그래서 마음에서 불선을 제거(뺄셈)하면 행복이 모습을 드러내며, 불선이 더해지면(덧셈) 행복이 모습을 감추게 됩니다. 따라서 명상을 통해 마음에서 불선은 제거(뺄셈)하고, 행복이 모습을 드러내도록 해야 합니다. 이렇게 마음에서 괴로움을 제거(뺄셈)하면 행복이 자신의 모습을 드러낼 수 있게 됩니다.

이와 같이 마음에 불선을 더하면(덧셈) 마음은 괴로움으로 향하며, 불선을 제거(뺄셈)하면 마음은 행복으로 향합니다. 이것이 명상의 덧셈, 뺄셈 법칙입니다. 그래서 마음에 무언가를 자꾸 덧붙이려고 하면 마음은 괴로워지며, 빼려고 하면 그만큼 마음은 가벼워지고, 편해지며, 행복해집니다.

그러니 마음에 무언가 탐·진·치라고 하는 것을 자꾸만 덧붙이면서 마음이 행복해지기를 바라는 것은 이치에 맞지 않습니다. 따라서 마음에서 괴로움의 원인인 탐·진·치를 뺄 수 있도록 해야 합니다. 이것이 명상기제인 마음챙김, 집중 및 통찰이 하는 마음작용이며, 이를 통해 마음에 괴로움은 점차 사라지고, 대행복이 모습을 드러낼 것입니다.

# III

PT 에너지명상의
실천

현재의 지구상에는 수많은 마음치유 프로그램이 존재하고 있습니다. 이렇게 마음치유 프로그램이 많다는 것은 그만큼 마음치유가 어렵다는 말이기도 하며, 모든 이에게 단박에 효용이 있는 치유 방법이 없다는 말이기도 합니다. 그래서 전통적이면서도 현대적이며, 기술적인 에너지명상을 활용할 줄 알아야 합니다.

우리 인류는 수백만 년의 역사 속에서 수많은 진화의 과정을 거치면서 현재의 심신을 형성하게 됐습니다. 이렇게 긴 세월을 거치며 형성된 인간의 마음이기에 마음은 쉽게 바뀌려 하지 않습니다. 그리고 한번 마음이 문을 굳게 닫으면 쉽게 마음을 열려고 하지도 않습니다. 그래서 괴로움으로 닫힌 인간의 마음을 열고, 이곳을 행복한 마음으로 채운다는 것은 이미 형성된 강의 물길을 바꾸려는 것처럼 쉽지 않습니다. 그러니 마음을 강제로 열려고 해서는 열리지 않습니다.

그래서 마음이 스스로 문을 열고 변화할 수 있도록 마음에 따뜻한 에너지를 보내주며, 통찰과 지혜의 힘으로 이를 다스릴 줄 알아야 합니다. 이것이 바로 'PT 에너지명상'입니다. 이를 통해 마음이 따뜻한 생명에너지로 치유될 수 있도록 해야 합니다. 이의 약칭인 PTEM은 'Powerful Technic Energy Meditation'의 약자입니다. 이는 역사적으로 정통하며, 기술적이고, 전문적이며, 과학적이고, 숙련된 기술들을 활용하는 에너지명상을 말합니다. 그래서 이를 '파워풀한 기술의 에너지명상'이라고 합니다. 이에 대해 살펴보겠습니다.

# 제7장

# PT 에너지명상의 여정

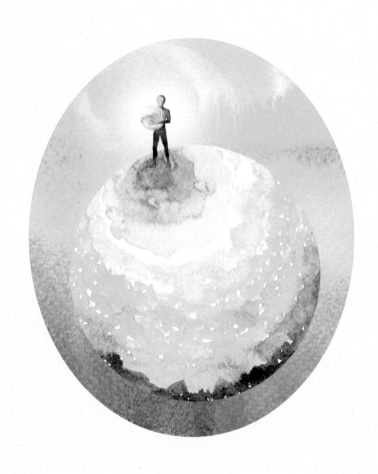

＊

에너지명상은 심신에 따뜻한 생명에너지를 불어넣으며, 심신의 생체에너지는 활성화시키고, 노화되고 탁한 에너지는 밖으로 배출시키면서 심신을 활성화시키는 명상입니다. 이를 통해 마음은 맑고 밝게 되며, 마음에 있는 괴로움은 사라질 것입니다.

그래서 에너지명상의 여정을 가기 위해서는 평상시에도 마음을 긍정적으로 가지려는 마음자세가 필요하며, 행복해지려는 열의와 정진력도 있어야 합니다. 그러면 이를 통해 행복을 향한 에너지명상의 여정은 잘 진행될 수 있을 것입니다.

이렇게 행복을 얻기 위해 에너지명상을 하려는 마음을 내었다면 이제는 에너지명상이 무엇인지 알고, 사유하며, 실천해나가야 합니다. 그러면 명상자가 도달하려는 그곳에서는 대행복과 대자유가 당신을 기다리고 있을 것입니다. 그러니 행복을 얻으려는 현재의 마음을 목표가 달성되는 그날까지 유지하시기 바랍니다. 이제 PT 에너지명상의 여정을 시작하겠습니다.

# 1
# 우선 마음의 주인이
# 되어야 합니다

우리 인생은 표면의식이라고 하는 '가짜 나'가 주인 행세를 하며, 삶을 살아나가고 있습니다. 이는 자신이 '진짜 나'라고 우기고, 뽐내며, 마음의 주인인 것처럼 으스대며 행동하고 있습니다. 그런데 이런 '가짜 나'가 하는 대부분의 행동에는 탐·진·치가 들어 있을 것입니다. 그래서 이런 행동을 하고 나면 마음은 괴롭게 됩니다. 그래도 가끔은 마음에 '진짜 나'가 나타날 때도 있습니다. 그는 마음속 깊은 곳에 있는 최심층의식이며, 마음을 밝고, 맑고, 빛나게 하는 의식입니다. 그래서 그가 나타나면 마음은 평온하고, 행복하게 됩니다.

그래서 '진짜 나'로 행복하게 살기 위해서는 우선 마음의 주인이 돼야 합니다. 다 같이 30초간 아래의 노란 코끼리를 생각하지 않도록 해보겠습니다. 그러나 생각만큼 쉽지 않으셨을 것입니다. 우리는 내 마음(G)이라고 하지만 내 마음(S)대로 할 수 없는 것이 내 마음(G)입니다.

그래서 노란 코끼리를 생각하지 않으려고 할수록 노란 코끼리는 더 생각날 것입니다. 그래도 노란 코끼리를 생각하지 않으신 분들도 있을 것입니다.

이들은 '마음챙김'이라는 명상을 하셨을 것입니다. 이처럼 '내 마음을 챙기는 행동'은 나를 '마음의 주인'이 되도록 하며, 이를 통해 나는 내가 하는 행동의 주인이 될 수 있습니다.

그러나 마음을 가만히 놓아두면 마음은 자동적으로 탐·진·치와 자동화·동일화·중심화(삼체화)하려고 합니다. 그래서 마음은 탐·진·치의 방향으로 자동적으로 향하게 되며, 나와 탐·진·치를 동일시하게 되고, 탐·진·치의 중심에 나를 둡니다. 이렇게 삼체화하면 마음은 탐·진·치의 방향으로 끌려가게 됩니다. 이처럼 마음이 탐·진·치에 이끌리면 마음에 괴로움이 일어나며, 당신이 정신을 차릴 때쯤에는 이미 사건 사고는 벌어져 있을 것입니다.

그때서야 아차 하며 후회해보았자 이미 때는 늦게 됩니다. 그러니 행동을 하기 전에 마음을 챙기면서 마음의 주인이 돼서 행동을 통제할 줄 알아야 합니다. 그래서 내가 하려는 행동이 바른 것인지, 거짓인지 알고 행동해야 합니다. 이를 위해서는 평상시에도 마음을 챙기며, 내가 하는 행동을 알아차리면서 마음의 주인이 되는 연습을 해야 합니다. 그래야 마음을 단속하며, 올바른 행동을 할 수 있게 됩니다. 그러면 후회하지 않으며, 평온하고, 행복한 삶을 살 수 있게 됩니다.

이렇게 탐·진·치의 방향으로 자동적으로 삼체화하려는 마음을 선한 마음의 방향으로 옮겨주는 것이 마음챙김입니다. 그러면 집중과 통찰을 통해 행복의 길로 잘 갈 수 있게 됩니다. 이것이 바로 마음의 주인이 되는 길이며, 에너지명상의 길입니다. 그러면 이를 통해 사랑, 자애, 평온 및 대행복을 만날 수 있게 됩니다. 이것이 진정으로 마음의 주인이 되는 길입니다.

# 2
# 마음의 힘을
# 키워야 합니다

우리는 몸의 건강을 지키기 위해 체력을 단련합니다. 이를 통해 몸의 힘을 50kg까지 키우면 외부에서 오는 10kg의 충격은 능히 이겨낼 수 있게 됩니다. 마음도 이와 같습니다. 명상을 통해 선한 마음의 힘을 키워놓으면 그보다 작은 크기의 괴로움이 들어오더라도 마음은 능히 이를 이겨낼 수 있게 됩니다. 그리고 이보다 훨씬 작은 괴로움은 우리의 마음에 아무런 영향도 주지 못하게 됩니다. 이렇게 신체의 건강을 위해 몸의 근력을 키우듯, 정신의 건강을 위해 선한 마음의 근력도 키워야 합니다.

이를 위해서는 마음에 있는 할 수 없다는 '부정적인 생각'을 할 수 있다는 '긍정적인 생각'으로 바꿔야 합니다. 우리에게 일어난 괴로운 감정이 우리를 급작스럽게 죽이지는 못합니다. 우리를 죽음의 길로 모는 것은 괴로움으로 죽을 것이라고 단정 짓는 마음입니다. 그러니 삶을 비관하지 말고, 이미 일어난 결과에 대해서는 "이것은 이미 일어난 현상이구나!"라며, 이를 있는 그대로 받아들일 수 있어야 합니다. 그리고 부정적인 생각에서 떠나 긍정적인 생각을 가져야 합니다.

그래서 "그렇구나!", "이 또한 지나가리라!"라며, 마음에 긍정적인 힘이 들어서도록 마음챙김하며, 일어난 현상의 실재를 볼 수 있어야 합니다. 그리고 이것을 다음에 하게 되는 행동의 올바른 발판으로 삼으면 됩니다. 그러면 마음에 있는 긍정적이며, 선한 힘의 크기는 점차 커질 것입니다.

그리고 선한 마음의 힘을 키우기 위해서는 명상자가 하는 행동에서 지켜야 할 다섯 가지 실행 과제가 있습니다. 그것은 자신이 하는 행동이 진실해야 하며, 다른 이에게도 이득인 것이고, 자애를 기반으로 해야 하며, 현재 할 수 있는 것이어야 하고, 실현 가능한 것이어야 합니다. 이렇게 진실, 이득, 자애, 현재 및 실현이라는 실행 과제를 갖추고 행동을 해야 무의식도 이를 올바르게 인정할 것이며, 이를 통해 명상자가 갖게 되는 선한 마음의 힘은 점차 커질 것입니다.

이외에도 선한 마음의 힘을 키우는 방법에는 자애 에너지명상, 십수념, 부정관명상, 죽음명상 등의 보호명상이 있습니다. 이를 통해 선한 마음의 힘과 크기는 강화되고, 커질 것입니다. 이처럼 평상시에도 긍정적인 마음을 갖고, 자애 에너지명상 등으로 마음을 밝고, 맑게 만들어야 합니다. 그러면 선한 마음의 힘은 점차 커질 것이며, 행복의 길로 잘 갈 수 있게 될 것입니다.

# 3
# 어둠의 장막을
# 걷어내야 합니다

　인생길은 생·노·병·사하는 길입니다. 그래서 살면서 늙고, 병들며, 죽는 것이 인생입니다. 그러니 이를 통해 일어나는 괴로움은 어쩌면 당연한 현상이기도 합니다. 그러니 괴로움이 일어난다는 것은 당신이 인간임을 말해주는 것이기도 합니다.

　그리고 대부분의 괴로운 감정들은 당신이 이를 감내할 수 있는 범위 내에서 일어납니다. 우리 마음에 형성된 마음의 크기가 그렇기 때문입니다. 다시 말해 내가 그것을 부풀리고, 키우지 않는다면 사람이 감내하지 못할 만큼의 커다란 괴로움은 마음에 일어나지 않는다는 것입니다. 그리고 우리가 죽을 만큼 괴로웠던 감정들도 시간이 지나고 나면 "별일도 아닌데 그때는 왜 그렇게 괴로워했나!" 싶습니다. 그럼에도 불구하고 우리는 마음에서 일어나는 괴로움을 거기에서 멈추지 못하고, 스스로 괴로움을 키우면서 스스로를 힘들게 하고 있습니다. 그것은 마음에 탐·진·치라고 하는 어둠의 장막이 드리워져 있기 때문입니다. 그래서 그곳을 통해 나오는 마음은 현상을 제대로 반영하지 못하게 하며, 탐·진·치를 추구하면서 인생을 허비하고, 방황하도록 만듭니다. 그러니 이렇게 탐·진·치로 둘러싸인 어둠의 장막을 마음에서 걷어내야 합니다.

당신이 인생의 마지막 순간에 있다고 상상해봅니다. 그러면 지금 이 순간 당신에게 필요한 것은 무엇일까요? 당신이 그토록 원하며, 찾아 헤매던 재물과 지위 등의 외적 조건들은 죽으면 부질없고, 필요 없는 것들입니다. 이들 중에 죽음의 순간에 나에게 도움을 주는 것은 어느 것 하나 없습니다. 그리고 이들 중에서 어느 것 하나 다음 생으로 가져갈 수 있는 것도 없습니다.

오직 마음에 쌓아놓은 기억인 의식만이 다음 생으로 이어질 뿐입니다. 그러니 찰라생, 찰라멸하는 인생에서 선한 마음을 의식에 심어야 합니다. 이를 위해 마음에 있는 부정적인 어둠의 장막은 걷어내고, 긍정적이며 선한 의식을 쌓아야 합니다.

그런데 이렇게 부정적인 어둠의 장막을 걷어내기 위해서는 자신의 의식에 어떤 괴로움이 있는지 살펴볼 줄 알아야 합니다. 그래야 이를 통해 어두운 장막을 걷어낼 수 있습니다. 한번 해볼까요? '마음에 있는 어둠의 장막을 걷어내고 마음을 치유하는 방법', 여기에는 많은 방법이 있을 수 있습니다. 이 중에서 마음에 괴로운 감정이 일어나면 여기에 점수를 매겨보며, 이를 치유하는 방법이 있습니다. 이를 한번 해보도록 하겠습니다.

우선 자신에게 자주 일어나는 괴로운 감정이 있다면 이것이 떠오를 때 여기에 고통의 점수를 매겨봅니다. 자신이 느끼는 가장 심한 고통의 점수를 10이라고 여깁니다. 그리고 괴로운 감정이 일어날 때 발생하는 고통의 정도를 1에서 10 사이의 점수 중에서 어느 정도의 강도인지 이를 점수로 매겨봅니다. 또한 이와 연관된 기억의 형상, 색깔 및 모습 등이 떠오르면 이것 역시 있는 그대로 바라봅니다. 이때는 아무것도 바라지 말고, 일어나는 현상을 '있는 그대로 바라봄'과 따뜻한 빛에너지를 그곳에 보내주는 '광명 에너지명상'을 시행합니다. 그러면 괴로운 감정은 일어났다가 사라질 것입니다. 그리고 따뜻한 빛에너지를 받은 괴로운 감정은 어둠의 장막을 걷어내며, 다음에는 일어나는 정도가 줄어들고, 종국에는 소멸할 것입니다.

그 후에도 다시 나타나는 괴로움이 있다면 여기에도 점수를 매겨봅니다. 그리고 '있는 그대로 바라봄'과 '광명 에너지명상'을 반복하며, 일어나는 고통의 점수가 1 이하가 될 때까지 이를 반복하며 실행합니다. 이때 괴로움을 일으키는 다른 기억이 일어난다면 그 기억으로 이동해서, 고통의 정도가 1 이하로 될 때까지 앞의 과정을 실행합니다. 이때 나타나는 기억들 중에는 몇년, 몇십 년 및 몇 세대 간에 걸쳐서 마음속에 숨어 있던 것들도 있을 수 있습니다. 그래서 이를 바라보며, 에너지를 순환시키면서 어둠의 장막을 걷어내고, 세포기억에 있는 부정의 장막을 걷어냅니다. 이때는 자애명상이나 스마일명상 등을 병행하며, 세포기억에 긍정의 마음을 심어줄 수도 있습니다.

이와 같은 방법이 괴로운 감정에 점수를 매기며, 마음을 치유하는 방법입니다. 이를 통해 괴로운 감정을 일으키는 어둠의 장막을 걷어내고, 마음을 치유할 수 있게 됩니다.

이때 우리가 하는 점수 매기기에는 부정과 긍정이 있습니다. 부정은 -10에서 -1까지의 점수를 매기고, 긍정은 +1에서 +10까지의 점수를 매깁니다. 부정은 불안, 초조 및 우울 등의 괴로운 감정이며, 긍정은 즐거움, 사랑 및 기쁨 등의 즐거운 감정입니다. 그래서 긍정의 점수는 조화시키고, 부정의 점수는 최소화시킵니다. 그리고 부정의 점수 중에서 최저 점수를 기록한 기억에 대해 우선하여 치유를 진행합니다. 그래서 모든 부정의 점수에 대한 어둠의 장막을 걷어내고, 이를 긍정으로 바꿔주면 외적 조건에 관계 없이 당신은 행복한 삶을 유지할 수 있을 것입니다. 그러면 대부분의 사람들이 마셔보지 못한 신선한 공기를 마시며, 행복을 누릴 수 있을 것입니다.

이처럼 우리에게 필요한 것은 내적 행복입니다. 그러니 이제는 마음을 둘러싸고 있는 어둠의 장막을 걷어내고, 내 마음에 있는 행복이 모습을 드러낼 수 있도록 해야 합니다. 그러면 지금 이 순간에도 당신이 원하는 행복을 얻을 수 있을 것입니다.

# 4
# 에너지로 세상을
# 연결합니다

우리가 갖고 있는 생체에너지는 심신에 활력을 불어넣어줍니다. 이는 진동에너지이고, 전자기장이며, 생체자기장을 통해 주위로 전파될 수 있습니다. 이는 우주의 생명에너지인 초양자포텐셜과 연결됩니다. 이를 통해 활성화된 생체에너지는 인간의 심신에 활력과 건강을 불어넣어주며, 심신을 활성화시킵니다.

그러나 심신에 있는 어둡고 탁한 노화에너지가 심신의 외부로 배출되지 못하고, 심신에 축적된다면 이는 마음을 위축시킬 것이며, 불안, 초조 및 우울 등의 괴로운 감정을 만들게 됩니다.

이런 생체에너지를 인간의 외적 눈으로는 볼 수 없지만, 마음의 눈으로는 볼 수 있습니다. 그리고 이를 통해, 어떤 장소에 들어가면 활기를 느끼기도 하고, 두려움을 느끼기도 합니다. 그리고 조용한 방에서 눈을 감고, 마음을 집중하고 있으면 마음의 눈으로 생체에너지가 어떤 상태인지 감지할 수도 있습니다.

이때 눈을 감으면 암흑이며, 이어서 하얀 빛이 나타납니다. 그리고 마음으로 빛의 색이 들어옵니다. 이는 점차 더 진한 빛으로 변합니다. 그리고 여러 색으로 보이기도 합니다. 이때는 빛의 크기와 선명도에 따라 울퉁불퉁함, 구멍 및 혹 등으로 나타나기도 합니다. 이렇게 심신으로 나타나는 생체에너지의 흐름을 통해 마음을 관찰할 수도 있습니다.

자석은 주위에 자기장을 만들며, 서로 다른 극을 끌어당깁니다. 이렇게 자석은 눈에 보이지 않지만 상대방을 끌어당기거나 밀쳐낼 수 있는 힘을 갖고 있습니다. 이처럼 생체에너지도 눈으로 볼 수는 없지만 생체자기장을 발생시키면서 주위의 다른 존재들을 끌어당기기도 하고, 밀쳐내기도 합니다. 이때 다른 사람을 끌어당기면 친한 사람이 되고, 밀쳐내면 원수지간이 됩니다. 그것은 인간에게서 발산되는 에너지의 파동과 패턴이 서로 다르기 때문에 일어나는 현상입니다.

이와 같이 생체에너지를 통해 인간은 서로 연결될 수 있습니다. 그래서 타인의 에너지가 내 마음 영역 안으로 들어올 수 있으며, 자신의 에너지도 타인의 마음 영역 안으로 들어갈 수 있습니다. 이를 통해 우리들의 마음은 서로 이어질 수 있습니다. 그래서 생체에너지의 크기가 미약하더라도 내가 그 안으로 들어가면 우리들은 에너지를 통해 서로를 교감할 수 있게 됩니다. 이처럼 인간은 에너지를 통해 서로 연결되어 있습니다.

그리고 이렇게 심신을 연결하는 생체에너지의 형태에는 네 가지의 유형이 있습니다. 우선 '몸에너지'가 있습니다. 이는 육체의 영역을 유지합니다. 그래서 우리는 몸으로 들어오는 형상, 소리 및 냄새 등의 감각을 통해 상대방을 알아차릴 수 있게 됩니다. 다음으로 '감정에너지'가 있습니다. 이것도 육체의 영역과 비슷합니다. 그래서 우리는 상대방의 감정을 심신으로 전해지는 느낌을 통해 알아차릴 수 있게 됩니다. 그리고 '마음에너지'가 있습니다. 이는 육체 주위로 수 미터까지 전해집니다. 이를 통해 타인의 마음도 알 수 있게 되며, 서로에게 끌리기도 하고, 서로를 밀쳐내기도 합니다. 그리고 상대방과 교감할 수도 있고, 상대를 배척하기도 합니다. 그래서 좋아하는 사람도 있게 되며, 싫어하는 사람도 있게 되고, 나와 마음이 맞는 사람도 있고, 맞지 않는 사람도 있게 됩니다.

마지막으로 '영적에너지'가 있습니다. 이를 '무의식에너지'라고도 하며, 이는 넓고, 둥그런 형태를 띠고 있습니다. 이는 육체 주위로 수 킬로미터까지 전해질 수 있습니다. 그래서 어렴풋한 기억만으로도 상대방과 무의식적으로 연결될 수 있습니다. 따라서 영적에너지를 통해 집단으로 모이면 이들의 신뢰는 아주 두텁게 됩니다. 이렇게 우리는 무의식을 통해 상대방과 집단적으로 지속되는 영적 관계를 형성할 수도 있습니다.

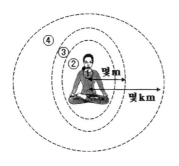

인간의 생체에너지

① 몸에너지
② 감정에너지
③ 마음에너지
④ 영적에너지

이때 느낌과 감정 등을 나타내는 '감정에너지'는 투명한 광채가 나며, 이를 통해 가까운 사람들과 교감을 이룰 수 있게 됩니다. 그리고 사고, 지각 및 생각 등의 '마음에너지'는 짙은 색을 띠고 있으며, 이를 통해 몇 미터 내의 사람들과도 교감을 이룰 수 있게 됩니다. 또한 '영적에너지'는 칠 층의 '빨·주·노·초·파·남·보'의 부드럽고 깊은 색을 띠고 있으며, 이는 몇 킬로미터까지도 주위로 퍼져 나갈 수 있습니다. 그래서 눈을 감고 내면을 바라보면 흰색에서 시작하여 점차 일곱 색의 생체에너지 빛이 보일 것입니다.

이렇게 생체에너지는 몸 주위로 확산되면서 전파됩니다. 이는 진동에너지이며, 전자기장이고, 생체자기장으로 전파됩니다. 그래서 이런 전파를 수신할 수 있다면 생각으로도 의사를 전달할 수 있게 됩니다. 그래서 생각을 전달하는 안테나가 있다면 생각으로 TV도 켜고, 전화도 할 수 있을 것입니다. 그러면 말을 못하는 장애인이라도 자신의 의사를 타인에게 전달할 수 있게 됩니다. 또한 상대방이 내 마음의 영역 안으로 들어오면 상대방을 만지거나, 소리를 듣지 않아도 상대방의 마음을 알 수 있게 됩니다. 그래서 우리는 밖에 있다가 집, 사무실 및 모임 장소 등에 들어서면 그곳의 분위기를 직감적으로 감지할 수 있습니다. 이때는 밝거나, 어두운 느낌을 느끼기도 합니다. 이것은 그곳에서 일어나는 다른 이들의 생체에너지의 흐름을 우리의 마음이 감지하고 있는 것입니다.

그리고 다층대조간섭사진술을 이용해서 생체에너지의 색조를 알아볼 수도 있습니다. 이를 통해 나타나는 교란된 마음의 상태는 청색이나 검은색으로 나타나며, 정상의 생체에너지는 노란색으로 나타난다고 합니다. 이렇게 생체에너지를 통해 사람들은 서로의 마음을 느낄 수도 있으며, 이를 통해 서로 간에 좋고 나쁜 관계를 유지할 수도 있습니다.

그러니 우리의 심신을 잘 가꾸어놓아야 합니다. 그렇지 않으면 우리의 잘못된 생각이나 행동은 생체에너지를 어둡게 하며, 이는 주변을 부정적으로 만들게 될 것입니다. 그러니 에너지명 상으로 마음의 생체에너지를 밝고, 맑게 만들어야 합니다. 그러 면 마음에 있는 부정적인 에너지는 긍정적인 에너지로 바뀔 것 이며, 마음은 한층 평온하고, 행복하게 될 것입니다.

# 5
# 에너지명상을 향한
# 여정을 실행합니다

에너지명상을 하기 위해서는 우선 자신이 명상을 하려는 목적과 목표를 알아야 합니다. 그리고 그에 맞는 연결점에 대한 명상 방법을 선정할 수 있어야 합니다. 그러기 위해서는 에너지명상의 종류에 대해 알아야 합니다. 그리고 명상을 실행할 방법, 장소 및 시간 등을 정합니다. 그리고 편안한 복장을 갖추고, 마음을 경건하게 하며, 명상을 실행합니다. 그리고 자신의 명상 목표가 이루어질 때까지 이를 통해 꾸준하게 정진해야 합니다.

이런 에너지명상의 종류에는 본명상과 보조명상이 있습니다. 본명상은 에너지명상의 주명상이며, 여기에는 광명 에너지명상과 호흡 에너지명상이 있습니다. 그리고 주명상을 보조하는 보조명상이 있습니다. 이는 본명상을 유지하는 데 도움을 주는 명상입니다. 여기에는 자애 에너지명상, 레이키 에너지명상, 마음 스크린 에너지명상, 소리 에너지명상 및 기타 명상 등이 있습니다. 이런 에너지명상의 종류는 다음과 같습니다.

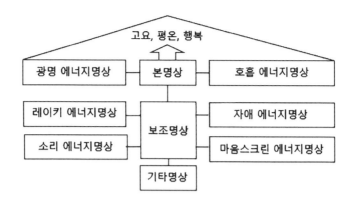

에너지명상의 실행을 통해 명상자는 평온과 행복을 향해 나아갈 수 있습니다. 그러니 명상자는 명상 목표에 도달할 때까지 꾸준하게 정진해야 합니다. 이때 명상 장소는 가급적 조용하고, 편안한 장소를 선정합니다. 그리고 이는 정기적이며, 장기적으로 사용할 수 있는 공간이 좋습니다. 또한 명상 시의 복장은 편안하고, 간편한 옷을 착용합니다.

그래서 남성은 안경, 재킷, 넥타이, 벨트 및 신발 등은 벗습니다. 그리고 여성은 안경, 벨트, 신발, 스카프, 몸 주위 장신구 및 꽉 죄는 옷 등은 착용하지 않습니다. 이렇게 명상을 하기 위해 편안한 옷으로 갈아입었다면 이제는 시원하게 흐르는 물에 손을 20~30초간 씻으며, 손에 흐르는 에너지의 흐름을 차단해줍니다. 그러나 물이 없는 경우에는 기도 자세로 손을 맞대고 20~40초간 손바닥을 꽉 눌러줍니다. 그리고 준비물로는 휴지나 담요 등을 주위에 놓아두며, 비상시를 대비합니다. 이렇게 조용하고, 편안한 환경에서 명상을 하는 것이 좋습니다. 또한 명상수련을 실행하려는 실천 의지가 더욱 중요합니다. 그러면 이런 실행은 명상자에게 이익으로 다가올 것입니다.

그리고 명상수련 기간에 갖춰야 할 다섯 가지 마음자세가 있습니다. 이는 우선 마음을 경건하게 유지하며, 자신이 지켜야 할 계를 지킵니다. 그리고 자신과 주위에 감사해야 합니다. 또한 일상생활에서 감정의 변화를 적게 일으키며, 마음에 여유를 가져야 합니다. 그래서 일어나는 일에 즉각적으로 반응하지 말고, 분노하지 않으며, 걱정하지 않습니다. 그리고 정직하게 행동해야 합니다. 또한 다른 이들에게 친절해야 합니다.

이렇게 수련 기간에는 경건, 감사, 여유, 정직 및 친절이라는 다섯 가지 마음자세를 유지하며, 마음을 경건하게 유지하는 것이 좋습니다. 그러나 수련 기간 동안 자신이 알게 모르게 이를 어기며, 저지른 잘못이 있을 수 있습니다. 그러니 명상 전에는 이를 참회하고, 다짐하며, 용서하고, 감사하는 시간을 갖는 것이 좋습니다. 이렇게 마음을 유지하며, 에너지명상에 임합니다.

# 명상의 '경주마 법칙'

명상에는 경주마의 법칙이 있습니다. 출발선에 서 있는 경주마 중에서 가장 빠르게 앞으로 뛰어나가며, 목적지를 향해 힘차게 나아가는 말은 내가 평상시에도 먹이를 잘 주며, 관리를 잘 해준 말이라는 것입니다. 이처럼 우리의 마음속에는 나오려고 대기하고 있는 수없이 많은 마음들이 있습니다. 이 중에는 선한 마음도 있고, 불선한 마음도 있습니다.

그런데 평상시에 내가 먹이를 잘 주며, 많이 공을 들였던 마음이 무의식 중에서도 가장 먼저 앞으로 튀어나온다는 것입니다. 그것이 선한 마음이면 선한 마음이 먼저 앞으로 튀어나오고, 불선한 마음이면 불선한 마음이 먼저 앞으로 튀어나옵니다.

그러니 우리는 에너지명상을 통해 선한 마음으로 에너지를 보내주며, 선한 마음의 길을 잘 닦아놓아야 합니다. 그래야 무의식 중에도 선한 마음이 가장 먼저 앞으로 나올 수 있을 것입니다. 그러면 이를 통해 명상자는 평온하고, 행복한 길로 잘 갈 수 있게 됩니다. 이것이 경주마의 법칙을 활용하는 에너지명상입니다.

# 제8장

# PT 에너지명상의 실행

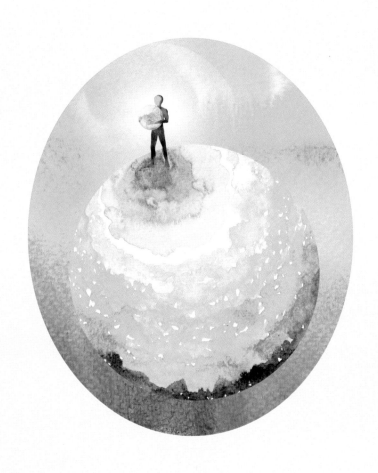

 심신의 건강을 유지하기 위해서는 심신으로 흐르는 생체에너
지의 순환이 원활하도록 해야 합니다. 그렇지 못하고 에너지의
연결통로가 노화되거나 막히면 에너지의 순환이 원활하지 못하
게 되며, 이곳에 노화에너지가 쌓이면 이는 심신에 문제를 발생
시키게 됩니다. 그러니 우주에너지와 심신에너지의 연결통로를
원활하게 뚫어주면서 에너지들의 순환이 원활하게 되도록 해야
합니다. 그래야 우주의 생명에너지를 원활하게 받아들일 수 있
게 되며, 심신의 생체에너지는 활성화되고, 노화에너지는 외부
로 배출되면서 심신은 건강을 유지할 수 있게 됩니다.

 그래서 에너지명상을 통해 우주와 심신의 연결점 및 심신의
연결통로를 활성화시켜야 합니다. 이를 통해 심신은 건강해지
고, 마음의 괴로움은 사라질 것입니다. 그리고 마음에 있는 평온
과 행복은 자신들의 모습을 드러낼 것입니다. 이런 에너지명상
의 실행에 대해 살펴보겠습니다.

# 1
## 광명 에너지명상의
## 실행

　광명 에너지명상은 에너지명상의 본명상입니다. 여기서 광명에너지는 우주에너지이며, 생명에너지이고, 양자에너지이며, 초양자포텐셜입니다. 그래서 이를 인간의 생체에너지와 연결하고, 심신으로 순환시키면 심신은 맑아지고, 밝아지며, 건강하게 됩니다. 이런 광명 에너지명상에는 '자극 에너지명상'과 '진동 에너지명상'이 있습니다. 우선 '자극 에너지명상'에서는 1번부터 11번까지의 연결점을 수축·이완하며 압력을 가해주고, 손을 이용해 이곳을 두드리면서 연결점들을 활성화시킵니다. 그러면 에너지의 연결통로가 활성화되면서 맑게 유지될 수 있습니다. 이를 통해 밝은 빛의 에너지가 연결점을 통해 원활하게 들어올 수 있으며, 심신을 통해 퍼져 나갈 수 있게 됩니다.

　몸에 있는 11곳의 에너지 연결점을 수축·이완하고, 이곳을 두드리며, 자극합니다. 이는 각 18회 실시하며, 3회 반복합니다. 이렇게 에너지 연결점의 통로를 뚫어주며, 에너지 순환을 원활하게 합니다. 이를 통해 우주의 생명에너지인 광명에너

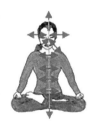

지를 원활하게 받아들이고, 노화에너지는 방출할 수 있게 됩니다.

다음으로는 '진동 에너지명상'이 있습니다. 이때는 심신의 에너지 연결점에 진동을 주며, 이를 활성화시킵니다. 그래서 몸의 회음연결점에서 시작해서 상부의 연결점으로 올라가며, 우주의 밝은 빛은 받아들이고, 노화에너지는 외부로 발산하면서 심신을 밝은 빛으로 채우는 명상을 실행합니다.

우선, 각 연결점에서 18회의 진동과 회전을 감지합니다. 이때 감지하는 회전은 남성은 오른쪽으로 회전을 시작하고, 연결점을 따라 올라가면서 왼쪽과 오른쪽을 반복하며, 회전을 따라 관찰합니다. 그리고 여성은 왼쪽으로 회전을 시작하고, 연결점을 따라 올라가면서 오른쪽과 왼쪽을 반복하며, 회전을 따라 관찰합니다. 이때 발생하는 빛에너지를 감지하고, 생명에너지는 받아들이고, 노화에너지는 우주로 배출합니다. 이렇게 우주의 따뜻하고 밝은 생명에너지를 몸으로 받아들이며, 광명 에너지명상을 실행합니다. 이에 대한 명상 방법은 다음과 같습니다.

| NO | 연결점명 | 광명색 | 기운 | 성취 |
|----|---------|-------|------|------|
| 7번 | 정수연결점 | 보라색 | 영적 신성 연결 | 영성과 깨달음 |
| 6번 | 미간연결점 | 남색 | 통찰·지성 열림 | 통찰과 직관 |
| 5번 | 인후연결점 | 파란색 | 파도의 일렁임 | 소통과 평온 |
| 4번 | 가슴연결점 | 분홍색 | 꽃의 개화 | 기쁨과 만족 |
| 3번 | 배중연결점 | 황금색 | 태양의 찬란함 | 풍요와 무한한 힘 |
| 2번 | 단전연결점 | 주황색 | 수평선의 밝음 | 창조와 생명 |
| 1번 | 회음연결점 | 붉은색 | 물의 소용돌이 | 감사와 사랑 |

우선 '회음연결점'에 의식을 둡니다. 이를 자극하고, 진동하면

서 따뜻한 물의 소용돌이 흐름을 느낍니다. 흐름의 중앙에서 맑고 깊은 붉은색 불꽃을 감지합니다. 그리고 불꽃은 빛으로 변하며, 연결점의 전면에 빛의 구체를 형성합니다. 구체가 열리며, 구체의 빛이 우주로 뻗어나갑니다. 그리고 이는 우주의 중심에 있는 빛의 구체와 연결됩니다. 이는 따뜻하고, 밝으며, 맑은 우주의 생명에너지입니다. 이 빛이 몸으로 흘러들어오며, 몸 전체에 밝은 빛이 가득 찹니다. 그러자 몸의 중심에서 밝은 빛이 일어나며, 몸을 통해 빛이 우주로 방사됩니다. 이를 통해 심신의 노화에너지는 우주로 배출되고, 심신은 우주의 빛과 일체화되면서 이와 교감하게 됩니다. 이렇게 무한한 우주의 힘을 경험할 수 있습니다. 이 힘에 의해 우리는 태어나고, 자라나며, 유지되고 있습니다. 이는 우주를 형성하는 힘과 같은 생명에너지입니다. 이런 에너지에 의해 온몸이 평온하고, 고요하게 되며, 감사와 사랑하는 마음이 채워집니다. 이렇게 '회음연결점'부터 시작해서 '정수연결점'까지 광명 에너지명상을 실행합니다.

그리고 '단전연결점'에서는 주황색 빛이 발산되며, 광선이 수평선의 하늘과 바다에 가득하게 됩니다. 이를 수용하는 창조와 생명의 힘이 내외면을 감쌉니다. 그러면 이들에 의해 기분이 좋아지고, 상쾌하며, 풍부한 삶의 힘을 흡수하고, 충만한 자신감이 일어납니다. 다음으로, '배중연결점'에서는 황금색 빛이 발산되며, 황금색 광선이 찬란한 태양으로 변합니다. 그러면 이들에 의해 평화스럽고, 풍요로우며, 따뜻한 힘과 빛의 무한 힘의 원천이 펼쳐집니다. 이렇게 우리는 빛의 중심이 됩니다.

그리고 '가슴연결점'에서는 분홍색과 녹색 빛이 발산되며, 이때 분홍색 빛은 부드러운 꽃이 피어나는 형상입니다. 이를 통해 많은 개화가 일어납니다. 그러면 이들에 의해 기쁘고, 만족하는 내적 존재와 연결됩니다. 다음으로, '인후연결점'에서는 파란색 빛이 발산되며, 확장되고, 밝아지며, 내외부의 모든 것들과 소통합니다. 그러면 이들에 의해 행복의 밝은 파도가 일렁이고, 무한 공간을 통해 진동하며, 평온하고, 완벽한 고요함을 가져옵니다. 그리고 '미간연결점'에서는 남색 빛이 발산되며, 완전의식과 연결되며, 생각을 초월하는 우주의 통찰과 직관이 열립니다. 그러면 이들에 의해 감수성이 풍부해지고, 마음은 평온해집니다. 그리고 모든 현상의 진실을 이해하게 됩니다.

다음으로, '정수연결점'에서는 보라색 빛이 발산되며, 보라색 빛이 온 세상의 신성한 영적 기운과 일체화됩니다. 그러면 이들에 의해 강한 빛과 사랑 속에 들게 되며, 영성과 깨달음으로 세상은 풍요롭습니다. 이렇게 광명 에너지명상을 시행하면서 온몸으로 광명의 빛을 받아들이고, 몸에 형성된 밝은 빛의 에너지는 노화에너지도 같이 외부로 방사합니다. 이를 통해 심신은 치유의 과정을 거치게 되며, 마음은 정화해나갑니다.

그리고 나서 몸 전체로 에너지 호흡을 합니다. 이를 통해 정수리와 온몸을 통해 생명에너지가 들어오고, 노화에너지가 나가며, 심신을 통해 에너지의 순환이 이뤄집니다. 그리고 팔다리와 온몸을 쭉 살피며, 심신의 평온함을 유지합니다. 이제 고요하고, 맑은 마음의 상태에서 눈을 서서히 뜹니다. 이렇게 광명 에너지명상은 에너지 통로인 연결점에 탁 트인 통로를 만들어줄 것입니다. 이를 통해 생명에너지는 받아들이고, 노화에너지는 외부로 배출하면서 에너지의 순환이 원활하게 되도록 합니다. 이를 통해 심신의 평온과 행복을 유지할 수 있게 될 것입니다.

# 2
# 호흡 에너지명상의
# 실행

인간은 호흡을 안 하고는 살 수 없습니다. 이런 호흡에는 몸의 호흡과 심신의 호흡이 있습니다. 몸의 호흡은 산소로 숨을 쉬는 것이며, 심신의 호흡은 에너지로 숨을 쉬는 것입니다.

그래서 인간은 에너지호흡을 통해 우주의 생명에너지는 받아들이고, 몸속에 축적된 노화에너지는 밖으로 배출하며, 심신의 건강을 유지할 수 있게 됩니다. 이렇게 우주와 심신의 에너지는 에너지호흡을 통해 서로 연결되어 있습니다.

그리고 우리가 쉬는 숨에는 단점숨, 복식숨, 흉식숨, 목숨 등이 있습니다. 그런데 이런 숨은 나이가 들수록 얕아지고, 짧아집니다. 그래서 목숨마저 끊어지면 세상을 하직하게 됩니다. 그러니 에너지호흡을 통해 숨을 깊고, 길게 쉬며, 심신으로 흐르는 에너지의 순환이 원활하며, 활성화되도록 해야 합니다.

이런 호흡 에너지명상에는 '수승화강 호흡명상', '연결점 호흡명상', '복식 호흡명상', '단전 호흡명상', '브라마리 호흡명상', '교호 호흡명상', '이완 호흡명상', '집중 호흡명상', '통찰 호흡명상' 등의 다양한 호흡명상 방법들이 있습니다.

우선 '수승화강 호흡명상'이 있습니다. 이는 회음연결점에서 정수연결점까지 활성화시킵니다. 그래서 신장의 차가운 물의 기운은 몸의 상부로 올리고, 심장의 뜨거운 불의 기운은 몸의 하부로 내리면서 심신으로 흐르는 에너지의 순환이 원활하게 되도록 합니다. 이를 통해 머리 부위는 시원해지고, 배 부위는 따뜻하게 될 것입니다. 그러면 이런 에너지의 순환은 심신에 활력을 주게 되며, 심신의 면역력을 증가시켜줍니다. 그리고 심신은 고요하고, 맑아지며, 청정하게 정화됩니다. 그러나 심신으로 흐르는 에너지의 흐름이 막히게 되면 몸의 상부에 있는 뜨거운 에너지와 하단부의 냉기가 순환되지 않고, 상하부에 머물러 있게 됩니다. 그러면 이는 심신에 문제를 발생시키는 원인이 됩니다. 그러니 심신을 통해 흐르는 에너지의 순환이 원활하게 되도록 해야 합니다. 이를 위해 명상자는 복식호흡, 걷기명상, 하체 훈련, 요가, 스트레칭 등을 병행해주기도 합니다.

이렇게 호흡, 두드림, 마사지 등을 통해 심장에 있는 불의 기운은 몸의 하단부로 내리고, 신장에 있는 물의 기운은 상단부로 올리며, 심신을 통해 흐르는 에너지의 순환이 원활하게 되도록 합니다. 이를 통해 심신으로 흐르는 에너지의 흐름은 활력을 갖게 될 것입니다.

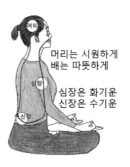

다음으로 '연결점 호흡명상'이 있습니다. 이는 몸에 있는 11개의 연결점을 통해 우주와 에너지호흡을 하는 방법입니다. 이렇게 우리의 심신은 몸에 있는 약 8만여 개소의 연결점을 통해 우주와 연결되며, 몸 전체로 에너지 호흡을 하고 있습니다. 그래서 에너지호흡은 우주의 에너지를 코로 들이쉬고 정수리로 내보냅니다. 그리고 정수리로 들이쉬고, 코로 내보냅니다. 또한 발바닥으로 들이쉬고, 몸을 거쳐 고래가 물을 뿜듯이 정수리로 내쉽니다. 그리고 정수리를 통해 들어와 몸을 거쳐 발바닥으로 나갑니다. 이렇게 정수리와 코, 정수리와 발바닥, 몸 전체를 통해 에너지 호흡을 합니다. 그리고 온몸으로 에너지가 들어오고, 나가는 것을 지켜봅니다. 이렇게 정수리에서 발끝까지 온몸으로 에너지 호흡을 합니다. 그러면 온몸의 근육이 이완되며, 에너지의 흐름이 원활해집니다. 이를 통해 심신은 고요하고, 평온해질 것입니다. 이렇게 심신을 통해 에너지 호흡을 하며, 몸과 마음을 평온하게 유지할 수 있습니다.

그리고 '복식 호흡명상'이 있습니다. 이는 배중연결점을 활성화시킵니다. 우선 편안한 자세로 앉거나, 눕습니다. 그리고 손을 배에 올린 채 양손을 사용해서 이곳을 두드리고, 마사지합니다. 이어서 손과 배의 따뜻함, 배를 통해 들어오는 들숨, 나가는 날숨 등을 관찰합니다. 이때는 배가 개구리 배처럼 불룩 부풀어 오르는 것을 상상하며, 코로 숨을 끝까지 들이마십니다. 그리고 숨을 내쉴 때는 반대로 배를 등 가까이 붙인다고 생각하며, 입으로 길게 내뱉습니다. 이렇게 가슴 위의 손을 움직이지 않은 채 10회 이상 반복하며, 복식호흡을 합니다. 그리고 평상시에도 복식호흡을 활성화하면서 몸을 따라 흐르는 에너지의 흐름이 원활하게 되도록 합니다. 그러면 마음은 고요하고, 편안하게 이완되며, 평온해질 것입니다.

다음으로 '교호 호흡명상'이 있습니다. 이는 배중에서 정수리 연결점까지 활성화시킵니다. 우선 오른손의 집게와 중지를 접고, 엄지로 오른쪽 콧구멍, 약지와 새끼로 왼쪽 콧구멍을 막습니다. 이것이 비슈누무드라 손 모양입니다. 왼쪽 콧구멍을 열고 4초간 들이쉬며, 양쪽의 코를 막고 16초간 숨을 멈추고, 오른쪽 콧구멍을 열고 8초간 내쉽니다. 반대로 오른쪽 콧구멍으로 4초간 들이쉬고, 16초간 숨을 멈추며, 왼쪽 콧구멍으로 8초간 내쉽니다. 이런 방식으로 매일 10~36라운드를 진행합니다. 이때 호흡의 길이는 1:4:2의 비율을 유지하는 것이 좋습니다. 그러나 상황에 따라서는 시간을 줄이거나, 늘릴 수 있습니다.

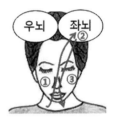

이때는 우뇌와 좌뇌를 활성화시킬 수 있습니다. 그래서 오른쪽 코는 좌뇌와 연결됩니다. 오른(왼)쪽 코의 들숨에 ① 좌(우)뇌로 숨을 보내고, ② 멈춤에 좌(우)뇌를 활성화시키며, ③ 날숨에 왼(오른)쪽 콧구멍으로 노폐물을 배출합니다.

또는 코, 목, 가슴, 배로 숨이 들어가고 나가는 것을 지켜봅니다. 이때는 마음을 편안하게 유지합니다. 그러면 이는 에너지의 흐름을 원활하게 해주며, 마음을 평온하게 해줄 것입니다.

그리고 '이완 호흡명상'이 있습니다. 이는 전체연결점을 활성화시켜줍니다. 우선 숨을 깊이 들이쉬고, 내쉽니다. 그리고 깊이 숨을 들이쉬고, 내쉬기 전에 호흡이 몸의 노폐물을 끌어낼 수 있도록 잠시 숨을 멈춥니다. 그리고 내쉬는 호흡에 모든 불안, 초조 및 우울 등의 노폐물을 연결점들을 통해 몸 밖으로 내보냅니다. 이때는 평온한 마음으로 우주로부터 치유받는다고 느낍니다. 다시 한번 숨을 크게 들이쉬고, 잠시 멈추며 이때는 생명에너지를 온몸으로 보냅니다. 그리고 내쉬면서 내쉬는 호흡에 연결점들을 통해 모든 불안, 초조 및 우울 등을 몸 밖으로 내보냅니다. 이렇게 심신을 이완합니다. 이때는 눕기도 하며, 최대한 편안한 자세를 취합니다. 그리고 0~10 사이의 숫자를 세기도 합니다. 이를 통해 심신의 깊은 곳까지 이완합니다.

마지막으로 '통찰 호흡명상'이 있습니다. 이는 배중에서 정수리연결점까지 활성화시킵니다. 이 방법은 호흡을 통해 일어나는 현상의 실상을 관찰하는 명상법입니다. 이는 붓다의 명상법인 위빠사나 통찰명상법을 활용합니다. 이 중에는 마하시 방법인 몸을 관찰하는 방법이 있으며, 쉐우민 방법인 마음을 관찰하는 방법 등의 사념처 방법이 있습니다. 이런 명상 방법들은 지금까지 2,600여 년의 시간이 흐르면서 수많은 명상자들이 이를 따라 수행하고, 점검하며, 효능을 검증한 통찰명상 방법입니다.

이를 통해 인간의 괴로움은 완전히 소멸시킬 수 있으며, 대자유와 대행복을 증득할 수 있게 됩니다. 그러니 이를 행하는 명상자에게는 무한한 이득이 있을 것입니다. 이외에도 단전을 통해 호흡하는 '단전 호흡명상'과 입과 코를 통해 꿀벌의 날갯짓인 "웅" 하는 소리를 내어, 이때 일어나는 진동과 느낌을 관찰하는 '브라마리 호흡명상'이 있으며, 이때는 산무키무드라를 활용합니다. 그리고 호흡의 한 점에 마음을 집중하는 '집중 호흡명상' 방법이 있습니다. 이런 다양한 호흡명상 방법들을 통해 심신으로 흐르는 에너지의 흐름이 원활하게 되도록 하며, 마음을 치유해 나갈 수 있습니다.

# 3
# 자애 에너지명상의
# 실행

　마음의 괴로움이나, 성냄을 치유하고, 평온을 유지하는 방법으로 자애 에너지명상이 있습니다. 이를 통해 사랑과 연민이라는 교감을 무의식과 함께 이룰 수 있습니다. 그래서 이때는 표면의식과 무의식을 연결하는 연결점들을 활용합니다. 그런데 자애 에너지명상이 효과가 있으려면 자신과 타인에게 자애의 마음을 갖추려는 진실한 마음이 있어야 합니다.

　따라서 당신이 자애를 통해 서원하는 것이 있다면 그것이 진실이어야 하며, 진실로 원해야 하고, 이루어진다고 믿을 수 있어야 합니다. 그래서 자애 에너지명상의 문구는 현실에서 실행이 가능하며, 이루어질 수 있는 것이어야 합니다. 그래야 무의식이 의심을 갖지 않게 되며, 그러면 문구에 대한 믿음이 생기고, 자애심을 갖출 수 있게 됩니다. 그래서 이런 자애 에너지명상에는 '자애의 마음을 키우는 에너지명상'과 '자애의 마음을 연결하는 에너지명상' 등이 있습니다.

　먼저 '자애의 마음을 키우는 에너지명상'을 합니다. 이를 위해서는 자애의 믿음을 갖는 다짐을 먼저 합니다. 마음에 자애를 갖추는 것을 처음부터 잘하는 사람은 없습니다. 지금 잘하는 사람은 오랜 시간 동안 노력한 사람입니다. 그러니 우선 자신의 마음에 자애를 키우며, 이를 받아들이겠다는 '긍정적인 다짐'을 먼저 합니다. "자애의 길을 가는 데 세상의 어떠한 힘도 나를 막을 수는 없습니다. 나는 사랑(자애)스러운 사람입니다. 나만큼 사랑(자애)스러운 사람은 없을 것입니다. 그러니 이렇게 사랑(자애)스러운 사람을 하늘도 반드시 도와줄 것입니다."

그리고 자신의 '소중함을 다짐' 합니다. "나는 소중한 존재입니다. 나는 이를 잘 알고 있습니다. 그래서 나는 사랑(자애)과 행복을 누릴 자격이 있는 소중한 존재입니다. 그러니 이제부터는 마음에 자애심을 갖고 살아가겠습니다." 이처럼 긍정적인 다짐과 소중한 다짐을 합니다. 그리고 이런 다짐을 했을 때 마음에 어떤 느낌이 있는지 살펴보고, 혹시 마음에 공포나 저항감이 일어나는지 살펴봅니다. 그런데 이런 문구를 하는데 마음에 공포나 저항감이 있다면 이와 관련한 '저항이 내재된 기억'이 마음에 있다는 것입니다. 그러니 마음에 저항이 일어나면 가장 먼저 이런 감정을 느꼈던 기억을 떠올립니다. 그리고 마음에 마음스크린을 만들고, 이런 심상들을 마음스크린에 떠올리며, 이를 광명에너지로 치유하고, 따뜻한 자애의 빛으로 치유합니다.

그래도 마음에 저항감이 남아 있다면 이전에 받았던 사랑스러운 이미지와 사랑의 기억들을 마음에 떠올립니다. 그리고 이를 마음스크린에 시각화합니다. 그런데 이것이 떠오르지 않는다면 어머니의 사랑, 반려견의 사랑, 또는 가슴에서 일어나는 따스한 느낌이나 빛 등을 떠올립니다. 그리고 이런 자애의 마음을 마음스크린에 가득 채웁니다. 이렇게 마음스크린에 따뜻한 자애의 마음을 보내며, 자애의 마음을 키워갑니다. 그러면 자애에 저항하는 마음은 점차 사라질 것이며, 이를 통해 마음에 자애가 키워지면 자애가 충만한 삶을 살아갈 수 있게 될 것입니다.

다음으로 '자애의 마음을 연결하는 에너지명상'을 합니다. 이는 표면의식과 무의식을 연결하는 연결점들을 활용합니다.

이는 미간, 인후, 턱끝, 관자연결점입니다. 이렇게 여섯 부분에 있는 마음 연결점을 활용하며, 자애의 마음을 키워갑니다. 여기서 미간연결점 ⑥은 뇌하수체를 관장하며, 정신과 의식을 연결합니다.

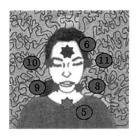

그리고 관자연결점 ⑩, ⑪은 좌우뇌를 관장하며, 정신·마음·의식을 연결합니다. 또한 턱끝연결점 ⑧, ⑨는 반응정서를 관장하며, 정신·마음·의식을 연결합니다. 그리고 인후연결점 ⑤는 척추, 중추신경계, 갑상샘 등을 관장하며, 마음과 의식을 연결합니다. 이런 연결점을 통해 표면의식과 무의식이 연결될 수 있도록 합니다. 그리고 이를 활용해서 표면의식과 무의식에 자애가 가득 채워지도록 에너지명상을 실행합니다.

우선 다섯 손가락을 모으고, 조명을 비추는 것처럼 모은 손의 끝이 연결점으로 향하도록 합니다. 이는 연결점에서 약 5센티미터 떨어져 있어야 충분한 자기장이 형성됩니다. 이를 통해 연결점과 손가락 끝에 에너지장이 형성됩니다. 이렇게 표면의식과 무의식이 에너지로 연결된 상태에서 진실된 언어를 사용하며, 자애의 마음을 무의식에 전달합니다. 연결점의 이동 순서는 ⑥ → ⑤ → ⑧, ⑨ → ⑩, ⑪이며, 이를 3회 정도 반복 시행합니다. 이때 사용하는 자애 문구는 "내가 악의가 없기를.", "내가 괴로움에서 벗어나기를.", "내가 건강하기를.", "내가 평온하기를.", "내가 행복하기를." 등이 있습니다.

이렇게 연결점을 통해 자애의 에너지가 자신에게 형성하는 것을 시작으로 합니다. 그리고 점차 자애의 대상을 확대해나갑니다. 그래서 '우리 가족들', '나와 인연이 있는 존재들' 및 '삼계에 있는 모든 존재들' 등으로 자애의 대상을 넓혀갑니다. 이를 통해 마음속 깊은 곳에 있는 무의식과 자애의 마음을 교감해나갑니다. 이때 귀를 막고 자애 문구, 기도, 소원 등을 말해보기도 하고, 이를 종이에 적어 집 안의 곳곳에 붙여놓기도 합니다. 이를 통해 무의식에도 자애가 심어지도록 합니다. 이렇게 무의식으로 자애의 마음이 전해지게 되면 무의식은 이런 문구를 받아들이게 될 것이며, 그러면 인식작용을 통해 무의식은 자신의 의지를 실행에 옮길 것입니다.

그래도 자애의 마음을 떠올리는 것은 쉽지 않습니다. 이는 무의식에 있는 부정적 기억들이 자신의 생존을 위한다며, 자애를 떠올리는 것을 두려워하기 때문입니다. 그래서 자애를 선택하면 뒤처지고, 후퇴하며, 퇴보하고, 무시당하면서 나의 생존에 나쁜 영향을 줄 것이라고 두려워하는 것입니다. 그러니 '자애의 마음을 키우는 에너지명상'을 통해 건강, 행복 등 성공의 근원적인 문제들을 성취할 수 있다고 무의식을 설득해야 합니다. 이렇게 마음에서 일어나는 무의식적인 갈등을 줄이고, 마음에 자애의 믿음을 키우며, 실제로 주변에 자애를 실천할 수 있어야 합니다. 그래야 마음으로 자애가 자리를 잡을 수 있게 됩니다. 이렇게 꾸준하게 자애의 행을 몸소 실천하는 명상자만이 마음의 자애를 원만하게 성취할 수 있게 됩니다.

우리가 오로지 쾌락을 추구하고, 고통을 회피하려는 삶을 추구한다면 이는 다섯 살짜리의 삶입니다. 그리고 어른이 돼서도 이를 추구한다면 그는 마음이 바이러스에 걸린 것입니다. 그러니 이제는 성숙한 인간으로서 나에게 일어나는 괴로움을 받아들이고, 이를 인정하며, 자애로운 삶을 살 줄 알아야 합니다. 그래야 자애 에너지명상을 통해 행복한 삶을 영위할 수 있습니다.

# 4
# 레이키 에너지명상의
# 실행

레이키(Reiki)는 근원적인 에너지이며, 우주에너지입니다. 이는 주로 손바닥으로 심신의 에너지를 치유하는 '손바닥 요법'을 활용합니다. 그래서 레이키는 주로 손의 에너지를 활용하며, 우주의 생명에너지를 심신으로 순환시키면서 심신을 치유하게 됩니다. 이런 '레이키 에너지명상'에는 '레이키 연결 에너지명상', '레이키 회전 에너지명상', '레이키 전달요법' 등이 있습니다.

우선 '레이키 연결 에너지명상'이 있습니다. 이는 가슴연결점을 활성화합니다. 우선 양팔을 앞으로 펴며, 주먹을 쥐고, 오른쪽 주먹은 하늘의 방향으로 하며, 왼쪽 주먹은 땅의 방향으로 합니다. 그리고 주먹을 쥐었다 폈다를 32회 반복합니다. 이번에는 반대로 오른쪽 주먹은 땅의 방향으로 하며, 왼쪽 주먹은 하늘의 방향으로 합니다. 그리고 다시 주먹을 쥐었다 폈다를 32회 반복합니다. 이를 통해 지구와 우주에너지를 손으로 모읍니다.

그리고 양쪽 손바닥을 마주 보게 합니다. 손이 컵을 쥔 모양으로 만들어, 천천히 가까이하고 멀리하며, 이를 18회 반복하면서 손안으로 우주에너지를 모으고, 이를 활성화시킵니다. 이어서 왼손은 가슴연결점에 놓고, 오른손은 그 앞 15센티미터 떨어진 지점에서 시계 방향과 반시계 방향으로 각각 18회 원을 그리며, 에너지를 전달합니다. 이런 동작을 가슴에서 2.5센티미터 떨어진 지점에서 다시 반복해줍니다. 그리고 왼쪽 손등 위에 오른손을 겹쳐 대고, 시계 방향과 반시계 방향으로 각각 18회 원을 그리며, 가슴연결점을 활성화시키면서 심장을 통해 따뜻하고, 맑고, 밝은 우주의 생명에너지를 받아들입니다.

이제 얼굴 주위의 연결점을 활성화시킵니다. 손을 펴고, 회전하며, 얼굴 주위로 에너지의 순환을 연결합니다. 이를 통해 우주의 에너지를 모읍니다. 그리고 우주와 심신이 일체화되는 것을 느낍니다.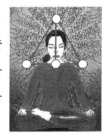

다음으로 '레이키 회전 에너지명상'이 있습니다. 왼쪽 손등 위에 오른손을 겹쳐 대고, 이를 단전연결점에 놓습니다. 그리고 손을 회전하면서 연결점을 활성화시킵니다. 이때는 왼쪽으로 18회 회전하고, 오른쪽으로 18회 회전을 반복합니다. 이런 방식으로 단전연결점부터 정수연결점까지 시행합니다. 이때는 긍정적인 마음을 갖고, 우리의 마음이 빛과 자애로 넘쳐난다고 상상하면서 시행합니다. 이를 통해 연결점의 에너지를 활성화시킵니다. 그러면 각 연결점이 따뜻해지며, 맑아지고, 밝게 풀리는 느낌을 갖게 됩니다. 이어서 정수리와 온몸을 통해 빛이 우주로 방사되는 것을 느낍니다. 그리고 몸 전체로 에너지 호흡을 합니다. 이를 통해 에너지 연결점들을 활성화합니다. 이렇게 각 연결점마다 방향을 바꿔가며, 이를 3회 반복해줍니다.

다음으로 '레이키 전달요법'이 있습니다. 이는 우주에너지가 명상자의 손을 통해 심신으로 흐르도록 하는 전달요법입니다. 그래서 '레이키 연결 에너지명상'이나 '레이키 회전 에너지명상'을 통해 손으로 에너지가 모였다면 이를 치유할 개별 연결점들의 중추에 손을 올려놓습니다. 그리고 잠에 들 때도 두 손을 치유할 연결점이나, 연관되는 연결점에 놓습니다. 이들 연관되는 연결점에는 1번과 7번, 2번과 6번 및 3번과 5번 연결점들이 있습니다. 이들 연결점들을 통해 에너지의 순환이 원활하게 되도록 합니다. 또는 '가슴연결점'에 한 손을 놓고, 다른 손은 치유하려는 신체 부위에 놓으며 에너지를 전송하기도 합니다. 그래서 폐의 에너지를 보강하려면 한 손은 '가슴연결점'에 놓고, 다른 손은 폐의 위치에 놓으며 레이키 에너지를 전송합니다.

우리나라는 많은 부분이 산으로 이루어졌습니다. 그래서 한국인은 기가 세며, 손끝이 매섭습니다. 따라서 한국인의 손에서 나온 에너지는 심신 치유에 탁월한 힘을 발휘할 수 있게 됩니다. 우리나라의 옛말에 '할머니 손은 약손'이라는 말도 있습니다. 그래서 손의 레이키 에너지를 이용해서 치유 부위를 활성화시킬 수 있습니다. 우리는 배가 아플 때 '배중연결점'을 3분간 손으로 마사지하며, 증상이 완화된 경험도 있을 것입니다. 그리고 심장에 이상 조짐이 보일 때는 가슴연결점을 마사지하며, 이곳에 에너지를 넣어주면 이상 증상이 완화되기도 합니다. 이렇게 손을 통해 나오는 레이키 에너지를 통해 스스로의 면역체계를 높일 수 있습니다.

그래서 아픈 부위에 손을 대고 에너지를 넣어주면 심신의 자연치유 능력에 의해 증상이 완화됩니다. 이는 우울증, 초조함,

두근거림 및 허리통증 등에도 효과가 있습니다. 그만큼 레이키의 활용도가 높습니다. 이외에도 중국의 태극권, 한국의 국선도, 인도의 요가 및 쿤달리니 수행법 등이 있습니다.

# 5
# 마음스크린 에너지명상의
# 실행


　마음스크린 에너지명상으로 망상이나 괴로움을 치유할 수 있으며, 마음을 고요하고 평온하게 할 수 있습니다. 우리의 마음은 한시도 쉬지 않고 일을 하고 있습니다. 그런데 마음이 하는 주된 일은 마음에서 대상을 일으키고, 이에 반응하는 것입니다.

　그래서 마음에서 좋은 마음이 일어날 때도 있지만 나쁜 마음이 일어날 때도 있습니다. 그러니 이미 일어난 괴로운 마음은 소멸시키고, 이를 긍정적이며, 따뜻한 마음으로 바꿔주는 방법을 알아야 합니다. 이것이 '마음스크린 에너지명상'입니다.

　이 방법은 망상이나 괴로운 마음이 일어나면 이를 더 이상 진행시키지 않고, 이를 마음의 스크린에 띄우며, 광명에너지를 활용해 소멸시키고, 이곳을 자애의 마음으로 가득 채우는 방법입니다. 그러면 괴로움이 일어나는 횟수는 점차 줄어들 것입니다. 이를 통해 평상시에도 마음을 자애에 두면 자애의 마음으로 생활할 수 있게 될 것입니다.

　그래서 마음에 망상이나 괴로움이 일어나면 먼저 '망상, 망상, 망상'이라며, 마음속으로 되뇌이면서 망상의 진행을 중지시킵니다. 그리고 머리의 상하부로 2단의 마음스크린을 만들고, 상단에 망상 등의 괴로운 이미지를 놓습니다. 그리고 이곳에 따뜻한 광명에너지를 순환시키면서 망상의 이미지를 소멸시킵니다. 이어서 가슴에 따뜻한 자애의 마음을 떠올리고, 이를 상부의 스크린으로 보내며, 따뜻한 자애의 마음을 마음스크린에 가득 채워줍니다. 이렇게 망상 등의 괴로운 이미지들을 소멸시키고, 마음을 자애의 마음으로 가득 채워줍니다.

또한 괴로움이 일어날 때 나타나는 인생의 부정적인 첫 기억이 있습니다. 이것은 괴로움을 일으키는 주된 원인이 됩니다. 그러니 이때는 생각의 확산을 멈추고, 더 이상 생각을 진행시키지 않습니다. 이때 생각이 진행되면 괴로움이 커지기 때문입니다. 그래서 가급적 첫 기억이 일어나면 그 순간에 생각의 확산을 끊습니다. 그리고 첫 기억을 이미지화하며, 이를 상부 스크린에 올려놓고, 위의 '스크린 정화명상'을 실행합니다. 이런 식으로 괴로움을 일으키는 인생의 부정적인 첫 기억을 정화하면 이로 인해 발생하는 괴로움은 사라질 것입니다.

ⓐ 망상 등의 이미지 정화　　　　　　　ⓑ 자애의 마음 채움

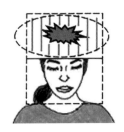  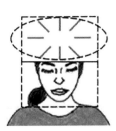

'ⓐ 망상 등의 이미지 정화'는 머리의 상하부로 2단의 마음스크린을 만들고, 상부 스크린에 망상 등의 괴로운 이미지를 놓습니

다. 그리고 망상 등의 이미지가 사라질 때까지 광명에너지로 빛을 보내주며, 이를 정화합니다. 그리고 'ⓑ 자애의 마음 채움'을 합니다. 이는 가슴에 따뜻한 자애의 마음을 띄웁니다. 그리고 따뜻한 자애의 마음을 상부 스크린에 가득 채웁니다. 또한 일상에서도 이런 자애의 마음을 갖고 생활할 수 있도록 합니다.

# 6
## 소리 에너지명상의
## 실행

　소리 에너지명상은 심신의 에너지를 조화롭게 하며, 생체에너지를 활성화시키는 명상입니다. 이는 쉽게 따라 할 수 있으며, 다른 일을 하면서도 할 수 있습니다. 여기에는 '옴찬팅 홈명상'과 '연결점 열기 명상'이 있습니다.

　먼저 '옴찬팅 홈명상'이 있습니다. 이는 우주에너지와 인간의 심신을 연결하는 우주의 신성한 소리이며, 여기서 '옴'은 우주의 첫 소리이며, '홈'은 우주의 마지막 소리입니다. 이를 통해 회음연결점부터 정수연결점까지 활성화시킬 수 있습니다. 우선 여럿이서 얼굴을 마주 보고 앉거나, 원을 그리고 앉습니다. 그리고 눈을 감고, 숨을 깊게 들이쉬며, 입을 크게 벌리고, 큰소리로 첫 음절인 '아'를 음송합니다. 이때는 입을 크게 유지하며, 복부의 배중에서 소리를 시작합니다. 서서히 입술 동그랗게 오므리며, '우' 소리를 냅니다. 그리고 소리가 가슴과 인후를 통해 위로 올라가는 것을 느낍니다. 입술을 꼭 다물며, '음' 소리를 냅니다. 소리가 머리, 얼굴, 코에서 진동합니다. 숨을 천천히 호흡하며 반복하고, 마음이 방황하지 않도록 하며, 음과 진동을 느껴보고,

이를 관찰합니다. 이는 최소 10분간 음송하며, 흥얼거리듯이 될 때까지 부드럽게 하고, 소리는 점점 크게 울립니다.

그리고 '연결점 열기 명상'이 있습니다. 이를 통해 우주와 마음을 연결할 수 있게 되며, 마음을 안정화시킬 수 있습니다. 그러니 평상시에도 법문 등의 좋은 소리를 듣고, 경전, 만트라 등의 좋은 소리로 말합니다. 그러면 이는 주변을 선하게 공명시킬 것입니다. 그래서 고전음악을 틀어놓으면 암탉이 달걀을 잘 낳게 되고, 암소의 우유 생산량은 늘어나며, 식물들의 성장이 좋아지고, 잎과 열매를 잘 맺을 수 있게 됩니다.

이를 위해 만트라의 의미를 마음에 새기면서, 연결점을 따라가며 만트라 주문을 암송합니다. "아음-옴-마-얌-반-밤-홈." 이런 만트라는 우주의 소리이고, 주문이며, 비밀스러운 언어이고, 인간의 영적, 생리학적 언어입니다. 그러니 이렇게 고요하고, 정적인 소리는 나쁜 감정이나 정서는 소멸시키고, 마음을 고요하게 하며, 좋은 감정을 갖도록 마음을 유도할 것입니다.

| 연결점명 | 자리 | 의미 | 주관 | 만트라 | 영향 주는 곳 |
|---|---|---|---|---|---|
| 정수 연결점 | 지혜 자리 | 영성과 깨달음 | 깨달음, 영성 주관 | 아음 (AUM) | 송과선 |
| 미간 연결점 | 통찰 자리 | 통찰과 직관 | 통찰, 예지력 주관 | 옴 (OM) | 뇌하수체 |
| 인후 연결점 | 의사 소통 | 존재의 소통 | 소통, 의지 주관 | 마 (MAH) | 갑상선 |
| 가슴 연결점 | 마음 자리 | 마음의 강화 | 수용, 균형 주관 | 얌 (YAM) | 흉선, 심장, 폐 |
| 배중 연결점 | 힘의 기반 | 존재의 활성 | 삶의 힘 주관 | 반 (VAN) | 비장, 위, 췌장 |

| 단전 연결점 | 창조 자리 | 존재의 강화 | 성, 생명, 창조 주관 | 밤 (VAM) | 부신, 취장 |
|---|---|---|---|---|---|
| 회음 연결점 | 근본 자리 | 존재의 토대 | 삶의 근본적 생기 주관 | 훔 (HUM) | 난소, 생식선 |

# 7
# 기타 에너지명상의
# 실행

　지금까지 살펴본 에너지명상 이외에도 우주와 심신을 연결하며, 연결점을 활성화시키는 다양한 명상들이 있습니다. 이들은 우주의 생명에너지가 심신을 통해 원활하게 순환될 수 있도록 돕는 역할을 합니다. 우선 '걷기명상'이 있습니다. 이 명상은 회음연결점과 단전연결점을 활성화합니다. 그리고 신체의 토대를 견고히 하며, 이를 강화하는 데 도움을 줍니다.

　그래서 '걷기명상' 시에는 가급적 신발을 신지 않는 것이 좋습니다. 이를 통해 지구의 생명에너지는 받아들이고, 심신의 노화에너지는 밖으로 배출합니다. 이렇게 땅에 접지하는 것이나 어칭의 효과에는 수면 개선, 통증 감소, 염증 감소, 긴장 완화, 상처치유 촉진, 심박 변이도 증가, 적혈구 응집 감소 및 혈액순환 등이 있습니다. 그러나 1960년대 이후부터 신발 밑창에 사용한 절연 물질인 고무나 플라스틱 등은 지구 에너지장으로부터 사람을 분

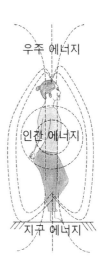

리시키게 됩니다.

그러니 이제는 땅을 밟고, 땅으로부터 오는 생명에너지를 받아들이며, 심신의 건강을 유지할 수 있어야 합니다. 그러면 이를 통해 우리 심신의 자연치유력은 향상될 것입니다. 그리고 단전호흡을 통해서도 단전연결점을 활성화할 수 있습니다.

다음으로 '회전명상'이 있습니다. 이 명상은 배중연결점을 활성화시킵니다. 이 연결점은 인간 중력의 중심점입니다. 그래서 이를 중심으로 심신의 에너지는 회전하고 있습니다. 그러니 잠시 호흡을 가다듬고, 양팔을 교차해서 어깨를 잡습니다. 그리고 눈을 반쯤 뜨고, 반시계 방향으로 회전합니다. 이때 왼쪽 손바닥은 위로 하고, 오른쪽 손바닥은 아래로 하며, 양팔을 쭉 뻗습니다. 이제 회전 속도를 높입니다. 이때는 신체를 유지할 수 있는 범위 내에서 가능한 빠르게 회전합니다. 그러나 넘어지면 배를 바닥에 대고 잠시 엎드려 안정을 취하기도 합니다. 이것을 1~15분 정도 지속합니다. 이때 시간은 자신의 상황에 맞게 조절할 수 있습니다. 이제 회전을 마치면 양팔을 가슴에서 교차하며, 중앙에 바로 섭니다. 그리고 잠시 숨을 고른 후에 좌선을 하며, 몸에서 일어나는 현상 등을 관찰합니다.

다음으로 '공요소명상'이 있습니다. 이 명상은 가슴연결점을 활성화합니다. 이때는 심신으로 흐르는 에너지의 흐름을 알아차리며, 에너지의 변화를 느낍니다. 공요소가 당신 몸의 전체를 거쳐서 나가며, 퍼지는 것을 자각합니다. 몸의 왼쪽, 오른쪽, 뒤쪽, 앞쪽, 상체 및 몸의 모든 방향으로 에너지가 팽창·수축하며, 회전합니다. "나와 우주는 하나이며, 나를 제한하는 것은 아무것도 없다." 이렇게 나와 우주는 하나이며, 공요소임을 느끼면서 마음의 고요함 속에서 무념무상 명상을 합니다.

그리고 '마우나명상'이 있습니다. 이 명상은 인후연결점을 활성화합니다. 이는 행동하는 침묵입니다. 그래서 행동하면서 침묵을 유지하며 행동을 관찰합니다. 우리 마음에는 매 순간 아주 많은 생각들이 일어나며, 사라지고 있습니다. 이는 근심, 걱정, 감정, 느낌 등 다양합니다. 이들은 일어났다가는 이내 사라집니다. 이렇게 이들이 사라지는 것을 고요한 침묵 속에서 관찰합니다. 그러면 이들의 실체가 없다는 것을 알게 됩니다. 하루에 한 시간씩 하며, 일주일에 하루는 완전한 침묵 속에서 지냅니다. 그리고 일주일에 한 번은 완전한 침묵 속에서 식사를 합니다. 이를 통해 심신에서 일어나는 사라짐의 변화를 관찰합니다.

다음으로 '소마 자극명상'이 있습니다. 이 명상은 미간연결점을 활성화합니다. 눈꺼풀을 반쯤 내리고, 코끝을 응시한 후 처음 10초간 응시합니다. 그리고 눈을 감고 이완합니다. 이때 긴장이 되지 않는다면 시간을 늘리며, 1분 간 응시합니다. 다음으로 눈꺼풀을 가능한 내리고, 이마 중앙을 향해 눈을 위로 쳐다봅니다. 이 상태를 긴장 없이 10초간 유지합니다. 그리고 눈을 감고, 이완합니다. 이것도 1분 이내로 합니다. 이때는 반드시 인솔자와 함께 수행을 해야 합니다.

그리고 미간연결점을 활성화하는 '트라탁명상'인 '촛불 응시하기 명상'도 있습니다. 이를 위해 팔이 닿을 만한 위치에 촛불을 눈높이 정도에 놓습니다. 방은 어둡게 하고, 외풍이 없도록 해서 촛불이 흔들리지 않도록 합니다. 그리고 불꽃에 자신의 시선을 고정시킵니다. 이때는 사시가 되거나, 초점을 잃지 않도록 합니다. 그리고 불꽃을 들여다봅니다. 그러면 불꽃 속에 다른 색으로

된 몇 개의 원이 있는 것을 알게 됩니다. 이를 1분간 응시합니다. 그리고 눈을 천천히 감으며, 눈 근육을 이완합니다. 그러면서 불꽃의 이미지를 마음속으로 심상화합니다. 이제 불꽃을 마음의 눈으로 볼 수 있습니다. 이를 1분간 유지합니다. 이렇게 명상의 유지가 가능하다면 응시하는 시간을 점차 늘려갑니다. 2단계는 2분간 눈을 뜬 상태를 유지합니다. 3단계는 3분간 유지합니다. 이렇게 응시하는 시간을 점차 늘려갑니다.

그리고 '시르샤사나명상'이 있습니다. 이 명상은 정수연결점을 활성화합니다. 이때는 물구나무서기 자세를 유지합니다. 그래서 양쪽 팔꿈치를 반대쪽 손으로 잡고, 이를 바닥에 놓습니다. 그리고 손을 풀고 양손을 깍지를 낍니다. 양쪽 팔꿈치와 깍지 낀 손을 삼각대로 만듭니다. 깍지 낀 손을 뒤통수에 밀착합니다. 천천히 무릎을 피며, 엉덩이가 일직선이 될 때까지 앞으로 걷습니다. 그리고 무릎을 굽히며 발을 들어올립니다. 이를 천장으로 들어올립니다. 그리고 무릎을 곧게 펴서, 몸 전체가 일직선이 되도록 합니다. 이를 30초간 유지합니다. 이때는 양쪽 팔꿈치에 체중이 균등하게 실리도록 합니다. 그리고 시간을 늘리며, 이를 1~3분까지 유지합니다. 이때는 깊게 호흡하면서 '정수리 연결점'으로 의식을 가져갑니다. 잠시 후에 천천히 다리를 내리고, 머리를 바닥에 대고 심신의 긴장을 풀면서 마음을 이완합니다. 그리고 천천히 좌선하며, 호흡을 유지하고, 심신의 변화를 관찰합니다.

또한 정수연결점을 활성화하는 '빛 심상화명상'도 있습니다. 이는 신성한 빛의 명상이며, 타인과 자신의 빛을 심상화합니다. 양쪽 손바닥을 위로 하며, 왼손 위에 오른손을 겹칩니다. 그리고 넓적다리 위에 이를 놓습니다. 이는 에너지를 받기 위한 무드라입니다. 그러니 눈을 감고 천천히 호흡을 합니다. 정수리 위에 무수한 꽃잎의 연꽃을 심상화합니다. 꽃잎이 서서히 피어나 강렬한 광명에너지가 드러납니다. 정수리로 에너지가 흘러들어와 나선형으로 회전하면서 온몸으로 퍼집니다. 그리고 정수리를 통해 에너지가 퍼져 나갑니다. 이어서 믿음의 확언을 합니다. "따뜻한 광명에너지가 몸으로 스며든다. 세포 속으로 스며든다. 이는 의식의 모든 부분을 빛나게 한다. 나는 따뜻한 광명에너지에 둘러싸여 있다. 나는 빛의 순수한 통로가 되었다. 나는 광명에너지와 하나가 되었다. 광명에너지가 나의 존재를 더욱 평온하게 한다. 나는 광명에너지 속에서 평온하다. 나는 보호받고 있다. 나는 따뜻한 빛의 존재에 감사함을 느낀다. 나는 평온하고, 행복하다." 이렇게 광명에너지에 대한 믿음의 확언을 합니다. 이어서 좌선을 한 후에 깊게 호흡하며, 마음을 평온하게 합니다. 이외에도 호흡, 분출, 소리, 정지, 생기 등을 활용하며 연결점들을 활성화시키는 다이나믹명상 등이 있습니다. 이렇게 명상자는 위에서 살펴본 명상 방법들을 활용하면서 내 마음을 평온하고, 행복하게 치유할 수 있게 됩니다.

# 에필로그: 명상은 숙명

같은 날, 같은 장소, 같은 시에 태어난 쌍둥이들의 운명은 같을까요? 이들은 자라온 시간 동안 받게 되는 우주에너지와 지구에너지가 다르고, 만나게 되는 주변 환경도 다르게 됩니다. 그래서 어떤 이는 건강하게 장수할 것이고, 어떤 이는 고통 속에서 단명할 수도 있습니다. 그러니 인생의 항로에서는 심신을 통해 흐르는 에너지의 흐름이 중요합니다.

그래서 심신으로 흐르는 에너지를 관리하지 않고, 무심코 지나간 행동들이 모여 평생의 차이를 만들게 됩니다. 그러니 우주에너지와 지구에너지들의 효용을 간과하지 마시고, 에너지명상을 꾸준하게 활용하면서 심신을 건강하고, 평온하게 유지해야 합니다. 이렇게 건강한 삶을 위해서는 에너지명상을 해야 합니다. 이것이 우주인으로 태어난 인간의 숙명입니다.

그리고 여기에는 다양한 에너지명상 방법이 있습니다. 그러니 명상자는 자신이 치유하려는 명상 방법을 선정하고, 이를 통해 꾸준하게 정진해야 합니다. 그러면 이는 명상자를 고요하고, 평온하며, 행복한 곳으로 인도할 것입니다. 지금까지 마음치유의 여정을 함께하시느라 수고 많으셨습니다. 이제는 마음에서 괴로움을 훌훌 털어버리시고, 평온하고 행복한 삶을 영위하시길 바랍니다. 이렇게 행복을 추구하는 인간에게 명상은 숙명입니다.

C. A. F. Rhys Davids (Ed.)(1985), *Visuddhi-Magga*, London: PTS.

E. Hardy(1976), *Aṅguttara-Nikāya vol. III*, London: PTS.

E. Hardy(1958) , *Aṅguttara-Nikāya vol. IV*, London: PTS.

F. L. Woodward(1977), *Saṃyutta-Nikāya Aṭṭhakathā*, London: PTS.

F. L. Woodward(1977), *Saṃyutta-Nikāya Aṭṭhakathā*, London: PTS.

F. L. Woodward(1977), *Saṃyutta-Nikāya Aṭṭhakathā*, London: PTS.

GA. Somaratne(2005), *"CITTA, MANAS & VINNANA" DHAMMA-VINAYA*, Sri Lanka: Sri LankaAssociation for Buddhist Studio.

Hammalawa Saddhatissa(1989), *Abhadhammaṭṭhasaṅgaha*, Oxford: PTS.

M. Leon Feer(1975), *Saṃyutta-Nikāya vol. III*, London: PTS.

M. Leon Feer(1990), *Saṃyutta-Nikāya vol. IV*, London: PTS.

Paul Steinthal(1982), *Udāna*, London : PTS.

Robert Chalmers(1977), *Majjhima-Nikāya vol. II*, London: PTS.

T. W. Rhys Davids·William Stede(1972), *The Pali Text Society's Pali-English dictionary*, London: The pāli text society.

T. W. Rhys Davids(1975), *Dīgha-Nikāya vol. I*, London: PTS.

V. Trenckner(1979), *Majjhima-Nikāya vol. I*, London: PTS.

大正藏 1, 中阿含經, 大正新修大藏經.

대림 옮김(2012), **맛지마 니까야 제1권**, 울산: 초기불전연구원.

대림 옮김(2012), **맛지마 니까야 제3권**, 울산: 초기불전연구원.

대림·각묵 역주(2017), **아비담마 길라잡이 제1권**, 울산: 초기불전연구원회.

대림·각묵 역주(2017), **아비담마 길라잡이 제2권**, 울산: 초기불전연구원회.

전재성 역주(2013), **앙굿따라니까야 제4권**, 서울: 한국빠알리성전협회.

전재성 역주(2013), **앙굿따라니까야 제6권**, 서울: 한국빠알리성전협회.

전재성 역주(2013), **앙굿따라니까야 제9권**, 서울: 한국빠알리성전협회.

전재성 역주(2011), **디가 니까야 제1권**, 서울: 한국빠알리성전협회.

전재성 역주(2011), **디가 니까야 제3권**, 서울: 한국빠알리성전협회.

전재성 역주(2014), **쌍윳따니까야 제1권**, 서울: 한국빠알리성전협회.

전재성 역주(2014), **쌍윳따니까야 제2권**, 서울: 한국빠알리성전협회.

전재성 역주(2018), **청정도론-비쑷디막가**, 서울: 한국빠알리성전협회.

Alain de Botton(2023), **불안**, 정영목 옮김, 서울: 은행나무.

Alexander Loyd(2019), **러브코드**, 신예경 옮김, 서울: 시공사.

Alexander Loyd(2022), **메모리코드**, 신동숙 옮김, 서울: 시공사.

Alexander Loyd·Ben Johnson(2022), **힐링코드**, 이문영 옮김, 서울: 시공사.

Buddhapāla(2006), **Buddha 수행법**, 경남: Sati school.

Brenda Davies(2021), **차크라힐링워크북**, 박애영 옮김, 서울: 학지사.

Bruce H. Lipton(2016), **당신의 주인은 DNA가 아니다**, 이창희 옮김, 서울: 두레.

Emile Coue(2023), **자기암시**, 김동기 옮김, 서울: 하늘아래.

Giovanni Dienstmann(2021), **명상에 대한 거의 모든 것**, 서종민 옮김, 서울: 불광.

James L. Oschman(2020), **에너지의학**, 김세현·하태국외, 서울: 한솔의학.

Jon Kabat-Zinn(2019), **왜 마음챙김 명상인가**, 엄성수 옮김, 서울: 불광.

Ken A. Verni(2020), **마음챙김에 대한 거의 모든 것**, 박지웅 옮김, 서울: 불광.

Marsha M. Linehan(2007), **다이어렉티컬 행동치료**, 조용범, 서울: 학지사.

Rene Descartes(1997), **성찰**, 이현복 옮김, 서울: 문예.

Richard Gerber(2021), **파동의학**, 최종구·양주원 옮김, 서울: 에디터.

Rupert Sheldrake(2016), **과학의 망상**, 하창수 옮김, 서울: 김영사.

Steven C. Hayes·Spencer Smith(2010), **마음에서 빠져나와 삶 속으로 들어가라**, 문현미·민병배 공역, 서울: 학지사.

Swami Saradananda(2022), **차크라의 힘**, 김재민 옮김, 서울: 판미동.

Z. V. Segal·J. M. G. Williams·J. D. Teasdale, **마음챙김 명상에 기초한 인지치료**, 이우경·조선미·황태연 공역, 서울: 학지사.

강길전·홍달수(2013), **양자의학**, 서울: 돋을새김.

김태은(2023), **차크라 명상**, 서울: 아유르베다 라이프.

남일회(2016), 불교명상에서 의식의 역할에 대한 연구, **서울불교대학원대학교 석 사학위논문**.

남일회(2017), 의식의 확립과 소멸에 관한 상관관계 연구, **불교상담학연구 제9호**, 3-32, 서울: 한국불교상담학회.

남일회(2018), 의식과 열반의 상관관계 연구, **문화와 융합 제40권 7호**, 913-940, 서울: 한국문화융합학회.

남일회(2019), 마음작용에서 촉발의 역할에 대한 연구, **서울불교대학원대학교 박 사학위논문**.

남일회(2020), **바라만 봐도 치유되는 마음**, 서울: 북랩.

남일회(2021), **쉬어가는 인생 이야기(인생 편, 수행 편)**, 서울: 북랩.

남일회(2022), **내 마음을 챙기는 실전 명상**, 서울: 북랩.

미산(2009), 변화무쌍한 마음을 어떻게 바로잡아야 하는가?, **마음, 어떻게 움직이 는가**, 37-91, 서울: 운주사.

박세니(2022), **당신은 생각보다 멘탈이 강한 사람입니다**, 경기도: 다산북스.

박희준·박두연(2012), **레이키의 신비 속으로**, 서울: 건강다이제스트.

백도수 역주(2009), **법의 분석 1**, 서울: 해조음.

이필원(2014), 초기불교의 정서 이해, **불교와 사상의학의 만남**, 85-106, 서울: 올리 브그린.

이필원외 6인(2021), **의지 자유로운가 속박되어 있는가**, 서울: 운주사.

임승택(2002), 선정(jhāna)의 문제에 관한 고찰, **불교학연구 제5호**, 247-277, 서울: 불교학연구회.

선재광(2021), **척추만 잘 자극해도 병의 90%는 낫는다**, 서울: 전나무숲.

전현수(2022), **생각사용설명서**, 서울: 불광.

전현수(2022), **마음치료이야기**, 서울: 불광.

정준영(2009), 대념처경에서 나타나는 심념처에 대한 연구, **한국불교학 제53집**,

203-250, 서울: 한국불교학회.

정준영(2010), **위빠사나**, 서울: 민족사.

정준영(2019), **있는 그대로**, 서울: 에디터.